Herbert Willems

Psychotherapie und Gesellschaft

Studien zur Sozialwissenschaft

Band 133

Herbert Willems

Psychotherapie und Gesellschaft

Voraussetzungen, Strukturen und Funktionen von Individual- und Gruppentherapien

Westdeutscher Verlag

Der Westdeutsche Verlag ist ein Unternehmen der Verlagsgruppe Bertelsmann International.

Umschlaggestaltung: Christine Nüsser, Wiesbaden

Gedruckt auf säurefreiem Papier

ISBN 978-3-531-12496-4 ISBN 978-3-663-01415-7 (eBook)
DOI 10.1007/978-3-663-01415-7

Meinen Eltern in Dankbarkeit

Inhalt

Vorbemerkung

Die vorliegende soziologische Arbeit wurde im Dezember 1990 fertiggestellt und im März 1991 am Fachbereich IV der Universität Trier zur Erlangung des akademischen Grades Dr.phil. eingereicht und angenommen.

Ein Wort des Dankes gilt an dieser Stelle meinem Lehrer Alois Hahn für die vielfältigen Unterstützungen der letzten Jahre. Wie sehr ich seinen Gedanken verpflichtet bin, geht aus der Arbeit hervor.

Herzlich danken möchte ich auch Roland Eckert, dessen wohlwollende Kritik mir sehr geholfen hat. Wegweisend waren Roland Eckerts Anregungen vor allem für meine Analyse der Gruppentherapien.

Hans-Edwin Friedrich war mir durch die aufmerksame und verständige Lektorierung des Textes behilflich.

Nicht zuletzt danke ich Elke Dimmig, die die unterschiedlichen Fassungen des Manuskriptes unter oft erschwerten Bedingungen schnell und immer sorgfältig schrieb. Darüber hinaus war mir Elke Dimmig durch ihre uneingeschränkte Zuverlässigkeit und Hilfsbereitschaft eine wertvolle Stütze.

H.W.

1 Einleitung

Die vorliegende Arbeit stellt psychotherapeutische Verfahren in den Zusammenhang zivilisationstheoretischer Überlegungen, die den Fragen der Genese und der Transformation des modernen Menschen nachgehen. Wie vor allem Norbert Elias (vgl. 1980, 2 Bde.; 1983) und Michel Foucault (vgl. 1973; 1976a; 1977a) gezeigt haben, ist der Prozeß der Zivilisation mit vielfältigen sozialen Kontrollen verbunden, die unter bestimmten gesellschaftlichen Voraussetzungen verinnerlicht werden und schließlich als Selbstkontrollen wirken. Alois Hahn (vgl. 1982; 1984b) bildet eine Art kleinsten gemeinsamen Nenner diverser sozialer Institutionen und Prozesse, bei denen es immer auch darum geht, "daß zunächst über sei es religiöse, sei es weltliche Außenhalte gesicherte Überwachung vom Individuum selbst übernommen wird" (Hahn 1984b, 201). Das im folgenden untersuchte therapeutische Feld setzt eine in diesem Sinne fortgeschrittene Zivilisation voraus, d.h. Menschen, die sich selbst überwachen, kontrollieren und thematisieren. Die "repressionsfreien" Psychotherapien stehen also in der Reihe der institutionellen Verfahren, die wie die Beichte "durch den gesteigerten Einsatz von Bekenntnisritualen charakterisierbar" sind (Hahn 1982, 407). Die als Interaktionslogik zu bestimmende therapeutische Berücksichtigung, Inanspruchnahme und (Trans-)Formation von Subjektivität erfolgt auf zwei Ebenen. Zum einen geht es um das Ich als "Habitusensemble (...), um ein eher >implizites< Selbst, das sich durch sein Handeln zeigt, festigt und verwirklicht, das aber nicht deshalb schon im eigentlichen Sinne selbstreflexiv ist" (Hahn 1987c, 10). Gemeint ist hier z.B. der kognitive Habitus, den das psychoanalytische Verfahren erfordert und entwickelt. Zum anderen reflektieren und (trans-)formieren Psychotherapien ein "explizites Selbst", ein "Ich, das seine Selbstheit ausdrücklich macht, sie als solche zum Gegenstand von Darstellung und Kommunikation erhebt" (Hahn 1987c, 10). Auf beiden Ebenen wird das Individuum mit verfahrensspezifischen Bedingungen konfrontiert, z.B. mit Darstellungsformen, Zensuren und Konsistenzpostulaten (vgl. Hahn 1987c, 16f), die die Identitätsentwicklung strukturieren. Es kommt daher darauf an, die differentiellen Eigenlogiken der Therapieformen zu beschreiben und hinsichtlich struktureller Ähnlichkeiten und Differenzen zu vergleichen (vgl. Hahn et al. 1986; Hahn/Kapp (Hrsg.) 1987; Riegel 1985). Damit verbinden sich Fragen nach den sozialen und habituellen Voraussetzungen der Selbstthematisierung.

Dieser Ansatz legt es nahe, die Perspektiven von Modernitäts- bzw. Zivilisationstheorien mit Goffmans Rahmentheorie (vgl. 1977) zu verbinden, die sowohl die Sinnstrukturen von Interaktionssystemen und Weltbildern erfaßt, als auch den Vergleich der "Interaktionsordnung" der Therapien mit der des Alltags erlaubt. Im folgenden wird Goffmans Ansatz zunächst kurz dargestellt und dann auf die vielleicht (immer noch) wichtigste und jedenfalls ursprüngliche und modellgebende Therapieform der Psychoanalyse angewendet. Diese "Individualtherapie" (Dyade) untersuche ich wie die anschließend thematisierten Therapien zunächst auf der Ebene der "technisch" gerahmten Interaktion, wobei die Alltagsinteraktion als Vergleichsreferenz dient. Im Vordergrund steht hier, was "diskurstypisch" für die Psychoanalyse ist, nämlich "das »setting« (im Sinne einer besonderen Gesprächssituation), das »Deuten« des Analytikers (im Sinne einer sprachlichen Handlungsform) und (...) andere kommunikative Aktivitäten" (Flader/Schröter 1982, 11). Die strukturellen Eigenschaften der therapeutischen Interaktionssysteme werden aber nicht nur formal bestimmt, sondern auch als voraussetzungsvolles System der Beeinflussung, Kontrolle und Steuerung beschrieben, und zwar z.T. im Vergleich mit anderen Institutionen. So lassen sich z.B. Parallelen zum Schamanismus (vgl. Lévi-Strauss 1981, 183ff) ziehen. Die Ebene des Verfahrens wird dabei im Zusammenhang mit der des Deutungsmusters gesehen, das diesseits und jenseits des therapeutischen Interaktionssystems fungiert. Deutungsmuster wie die psychoanalytische "Metapsychologie" erscheinen hier als "soziale Tatsachen", die sich durch eine spezifische Eigenlogik auszeichnen. Die Weltbilder, die auf dieser Basis entstehen, sind zum einen hinsichtlich ihrer "organisatorischen" Bedeutung für die Psychotherapieverfahren und zum anderen im Hinblick auf gesellschaftlich bedingten oder erzeugten Sinnbedarf zu betrachten. Dessen Genese ist ein zentraler Aspekt der Grundfrage nach den Eigenschaften und Erzeugungsbedingungen des psychischen "Unterbaus" der therapeutischen Verfahren. Im Vergleich der diversen Verfahren und Deutungsmuster zeigen sich sowohl Parallelen und Kontinuitäten als auch strukturelle Differenzen, Diskontinuitäten und Transformationen. Die psychoanalytische Variante der für die Moderne charakteristischen Techniken der Selbstkonfrontation wird im folgenden mit der als "Antagonist" der Psychoanalyse geltenden "konstruktivistischen Therapie" verglichen, weil dies einerseits zur Bildung eines "kleinsten gemeinsamen Nenners" beiträgt. Andererseits läßt sich der Erfolg von Therapieformen wie der Paul Watzlawicks (vgl. z.B. 1982; 1984) als "Symptom" der Veränderung der Gesellschaft und des Bewußtseins

Gesellschaft und des Bewußtseins interpretieren. Im Hinblick auf die Psychoanalyse beziehe ich mich in diesem Zusammenhang auf Dörte von Drigalskis (1980) autobiographische Beschreibung ihrer Lehranalyse, von der Tilman Moser meint, daß sie "Aufarbeitung" verlangt und "ein Meilenstein in der Erhellung vieler Probleme während des therapeutischen Prozesses werden wird" (Moser 1984, 22; vgl. Adler 1984, 1009). Vor dem Hintergrund der Analyse des individualtherapeutischen Rahmens geht es in einem weiteren Teil meiner Arbeit um die Untersuchung der Gruppentherapie, deren spezifische Strukturmerkmale, Systemprobleme, Möglichkeitsbedingungen und Funktionen zu thematisieren sind. Abschließend betrachte ich das psychotherapeutische Feld im Kontext von Modernisierungsprozessen, die Potentiale, Effekte und Grenzen der Therapien konstituieren.

Der therapeutische Diskurs wird im folgenden "als manifester Inhalt behandelt (...), der genau wie jeder andere 'ideologische' Diskurs die objektiven Gründe, die ihn herbeigeführt haben, sowohl ausdrückt als auch verschleiert" (Castel 1976, 60). Das "soziale Unbewußte" (Castel 1976, 60) der Therapien zu analysieren heißt dann, die "Frage nach der 'Wahrheit' und dem Recht einer Tradition" (Joas 1978, 52ff), wie sie im Umkreis der "Kritischen Theorie" gestellt wird, systematisch auszuklammern (vgl. Joas 1978, 52ff) und andere Beschreibungskategorien als die des therapeutischen Diskurses zu verwenden; "denn jenes Unbewußte spricht weder die Sprache des Triebes noch die des Wunsches. Durch seine Entschleierung werden andere Widerstände hervorgerufen" (Castel 1976, 60). Peter Berger formuliert die methodologischen Prämissen (m)einer soziologischen Psychologieanalyse:

> Nicht Aufgabe des Soziologen ist es auch, bei derartigen Untersuchungen die wissenschaftliche Validität des psychologischen Modells zu überprüfen. Dies könnte zwar zu den Aufgaben der soziologischen Theorie oder der Sozialpsychologie gehören, jedoch wäre es nur eine unnötige Belastung, wenn man das empirische Phänomen selber untersuchen will. Der Soziologe als solcher braucht nicht zwischen den verschiedenen konkurrierenden Psychologien als Schiedsrichter aufzutreten, genauso wie sich der Religionssoziologe nicht um die Frage zu kümmern braucht, ob Gott existiert (...). Ideen setzen sich in der Geschichte nicht deshalb durch, weil sie wahr sind, sondern weil sie zu gewissen sozialen Prozessen in einer bestimmten Beziehung stehen. Diese Binsenwahrheit der Wissenssoziologie macht es zu einer absoluten Notwendigkeit, daß man sich bei der Erforschung von Problemen wie dem vorliegenden jedes erkenntnistheoretischen Urteils darüber streng enthält (Berger 1972, 159).

2 Der Ansatz Goffmans

Da sich die folgende Untersuchung wesentlich an der "Rahmen-Analyse" Goffmans orientiert (1977)*, ist es zunächst notwendig, die Grundzüge des Goffmanschen Ansatzes deutlich zu machen (vgl. MacCannel 1983; Williams 1988; Giddens 1988a). Die "Rahmen-Analyse. Ein Versuch über die Organisation von Alltagserfahrungen" (Goffman 1977) stellt das "Hauptwerk" Goffmans dar (vgl. Collins 1988, 57ff; Jameson 1976; Gonos 1977; Manning 1980; Giddens 1988b), in dem er zum ersten Mal systematisch Bezug auf frühere Arbeiten nimmt (vgl. 1967; 1969; 1971a; 1971b; 1973a; 1973b; 1974; 1981b), die bereits als Analysen von "Rahmen" gelesen werden können. Mit diesem Begriff meint Goffman "Grammatiken" der Konstruktion und Transformation von Wirklichkeiten (vgl. Goffman 1977, 96f), die er im Anschluß an den wie folgt definierten Rahmenbegriff Batesons konzipiert:

> (a) Psychologische Rahmen sind exklusiv, d.h. dadurch, daß gewisse Mitteilungen (oder sinnvolle Handlungen) in einem Rahmen eingeschlossen sind, werden andere ausgeschlossen.
> (b) Psychologische Rahmen sind inklusiv, d.h. durch den Ausschluß bestimmter Mitteilungen werden andere eingeschlossen.
> (...)
> (c) Psychologische Rahmen sind auf das bezogen, was wir als »Prämissen« bezeichnet haben. Der Bilderrahmen sagt dem Betrachter, daß er bei der Interpretation des Bildes nicht dieselbe Art des Denkens anwenden soll, die er bei der Interpretation der Tapete außerhalb des Rahmens einsetzen könnte.
> (...)
> (d) Im Sinne des vorigen Abschnitts ist ein Rahmen metakommunikativ. Jede Mitteilung, die explizit oder implizit einen Rahmen definiert, gibt dem Empfänger *ipso facto* Anweisungen oder Hilfen bei seinem Versuch, die Mitteilungen innerhalb des Rahmens zu verstehen.
> (...)

* Meine Idee, den Goffmanschen Ansatz in der Analyse therapeutischer Verfahren anzuwenden, geht auf ein Goffman-Seminar zurück, das Alois Hahn durchführte.

(f) Die Relation zwischen psychologischem Rahmen und Wahrnehmungsgestalt muß näher untersucht werden, und hier ist die Analogie des Bilderrahmens hilfreich. In einem Gemälde von Rouault oder Blake sind die menschlichen Figuren und andere Gegenstände konturiert. »Weise Menschen sehen Konturen und zeichnen sie deshalb.« Aber außerhalb dieser Linien, die die Wahrnehmungsgestalt oder »Figur« begrenzen, findet sich ein Hintergrund oder »Grund«, der seinerseits durch den Bilderrahmen eingegrenzt ist. Ähnlich ist in mengen-theoretischen Diagrammen das größere Universum, innerhalb dessen die kleineren Mengen gezeichnet sind, seinerseits in einen Rahmen eingeschlossen. Diese doppelte Rahmung ist unserer Ansicht nach nicht bloß eine Angelegenheit von »Rahmen in Rahmen«, sondern ein Hinweis darauf, daß geistige Prozesse der Logik ähneln, indem sie einen äußeren Rahmen *benötigen*, um den Grund abzugrenzen, vor dem die Figuren wahrgenommen werden sollen (Bateson 1985, 254f).

Goffman bezieht den Rahmenbegriff vor allem auf Interaktionssysteme (vgl. Luhmann 1972, 52), deren Fähigkeit zur (Re-) Aktualisierung und Transformation von Sinngrenzen ihn primär interessiert (vgl. Kendon 1988; Collins 1988). Ausgangspunkt der "Rahmen-Analyse" sind die Schemata, die einem Handelnden hier und jetzt die Frage beantworten, "was eigentlich los ist" (vgl. Goffman 1977, 12f; Mac Cannel 1983, 9). Diese "primären Rahmen" machen "einen sonst sinnlosen Aspekt der Szene zu etwas Sinnvollem" (Goffman 1977, 31) und geben die "Vorlagen" für Transformationen ab. So kann z.B. "ein Stück Kampfverhalten in ein Stück Spiel verwandelt" werden (Goffman 1977, 52). Jede Sinntransformation setzt nach Goffman einen primären Rahmen, ein "Urbild und Vorbild, als ausführliche nachzuahmende Vorlage, als Formgrundlage" voraus (Goffman 1977, 52), die im Zusammenhang einer (gruppen-)kulturspezifischen "Kosmologie" steht (Goffman 1977, 37). Von universaler und zentraler Bedeutung ist die Unterscheidung zwischen zwei großen Klassen primärer Rahmen: natürlichen und sozialen" (Goffman 1977 31). In natürlichen Rahmen werden Ereignisse als "rein physikalisch", d.h. als dem Willen und damit der Verantwortlichkeit entzogen, gesehen. Ein Beispiel ist die Definition von Taten als Krankheitssymptome. Im Gegensatz zu dieser "deterministischen" Sichtweise implizieren soziale Rahmungen die Unterstellung eines Willens und eines Zieles (vgl. Goffman 1977, 32).

2.1 Moduln und Modulationen

Das Hauptziel Goffmans (vgl. Giddens 1988b, 254) ist nicht die "Katalogisierung" von Rahmen (vgl. Goffman 1977, 13f; Mac Cannel 1983, 10), sondern die Beschreibung der Strukturen ihrer Transformation (vgl. Giddens 1988a, 111ff). Das "System von Konventionen", das anweist, "primären" Sinn "sekundär" zu verstehen, nennt Goffman einen "Modul" (key). "Den entsprechenden Vorgang nennen wir Modulation" (Goffman 1977, 55f). Die Psychotherapie stellt einen Modul dar (vgl. Winter 1986), der Ähnlichkeiten mit der spielerischen Transformation einer "fundamentaleren Realität" (eines "primären Rahmens") aufweist.

> Die Ähnlichkeit zwischen dem Prozeß der Therapie und dem Phänomen des Spiels ist in der Tat groß. Beide treten innerhalb eines abgegrenzten psychologischen Rahmens auf, einer räumlichen und zeitlichen Eingrenzung einer Menge von Interaktionsmitteilungen. Sowohl im Spiel wie auch in der Therapie haben die Mitteilungen eine spezielle und besondere Beziehung zu einer konkreteren oder fundamentaleren Realität. Genau wie der Pseudokampf des Spiels kein tatsächlicher Kampf ist, so sind auch die Pseudoliebe und der Pseudohaß der Therapie nicht wirklich Liebe und Haß. Die "Übertragung" wird von wirklicher Liebe und wirklichem Haß durch Signale unterschieden, die auf den psychologischen Rahmen verweisen; und in der Tat ist es dieser Rahmen, der es der Übertragung ermöglicht, ihre volle Intensität zu erreichen und zwischen Patient und Therapeut diskutiert zu werden (Bateson 1985, 259).

Das Modulationskonzept beantwortet die Frage, "was man mit 'es geschieht wirklich'" meint (Goffman 1977, 15), auf der Ebene der "intersubjektiven" Sinntransformation, der Goffman die Formen der Täuschung gegenüberstellt (vgl. Kendon 1988, 38; Williams 1988, 71ff; Giddens 1988b, 250). Für die therapeutische Modulation gilt also:

a. Es handelt sich um eine systematische Transformation eines Materials, das bereits im Rahmen eines Deutungsschemas sinnvoll ist, ohne welches die Modulation sinnlos wäre.
b. Es wird vorausgesetzt, daß die Beteiligten wissen und offen aussprechen, daß eine systematische Umwandlung erfolgt, die das, was in ihren Augen vor sich geht, grundlegend neu bestimmt.

c. Es gibt Hinweise darauf, wann die Transformation beginnen und enden soll, nämlich zeitliche »Klammern«, auf deren Wirkungsbereich die Transformation beschränkt sein soll. Entsprechend zeigen räumliche Klammern gewöhnlich das Gebiet an, auf das sich die Modulation in dem betreffenden Fall erstrecken soll.
d. Die Modulation ist nicht auf bestimmte Ereignisse beschränkt, die unter bestimmten Blickwinkeln gesehen werden. Ganz so, wie man völlig zweckorientierte Handlungen spielen kann, etwa die Tätigkeit eines Zimmermanns, kann man auch Rituale spielen wie Hochzeitszeremonien, ja sogar, im Schnee, einen fallenden Baum; jedoch ist zuzugeben, daß Ereignisse, die in einem natürlichen Bezugssystem gesehen werden, der Modulation weniger zugänglich zu sein scheinen als Ereignisse in einem sozialen Bezugssystem.
e. Für die Beteiligten erscheint etwa das Spielen des Kampfes und das Herumspielen mit Damesteinen weitgehend als das gleiche - ganz anders, als wenn diese beiden Tätigkeiten im Ernst ausgeführt werden. Die einer bestimmten Modulation entsprechende systematische Transformation verändert die entsprechende Tätigkeit vielleicht nur geringfügig, doch sie verändert entscheidend, was in den Augen der Beteiligten vor sich geht. In unserem Beispiel scheint es so, als würde gekämpft oder Dame gespielt, doch die Beteiligten würden vielleicht sagen, es sei in Wirklichkeit die ganze Zeit bloß gespielt worden. Wenn also eine Modulation vorliegt, so bestimmt sie ganz entscheidend, was in unseren Augen eigentlich vor sich geht (Goffman 1977, 57).

2.2 Rahmenränder

Die Rahmen-Analyse differenziert "einfache" und mehrfach "vertiefte" ("reflexive") Modulationen, d.h. Modulationen, die Modulationen, Modulationsmodulationen usw. modulieren. Hinsichtlich der Steigerung der "Rahmen-Komplexität" stellt Goffman fest:

> Da es Rahmen geben kann, in denen Modulationen von Modulationen enthalten sind, empfiehlt es sich, sich jede Transformation als Hinzufügung einer Schicht zu dem Vorgang vorzustellen. Und man kann sich mit zwei Seiten des Vorgangs beschäftigen. Eine ist die innerste Schicht, in der sich ein dramatisches Geschehen abspielen kann, das den Beteiligten gefangennimmt. Die andere ist die äußerste Schicht, gewissermaßen der *Rand* des Rahmens, der uns sagt, welchen Status das ganze eigent-

> lich in der äußeren Welt hat, wie kompliziert auch die Schichtung nach innen sei.
>
> (...)
>
> Das Proben eines Stückes ist eine erneute Modulation, ebenso eine auf der Bühne aufgeführte Probe, die zum drehbuchmäßigen Inhalt eines Stückes gehört; doch in den beiden Fällen ist der Rand des Vorgangs ganz verschieden, im ersten Fall ist es eine Probe, im zweiten ein Stück. Offensichtlich haben die beiden Proben grundverschiedenen Status als Bestandteile der wirklichen Welt (Goffman 1977, 96).

Dem "Hinauf-" und "Heruntermodulieren" sind also insofern Grenzen gesetzt, als soziale Vorgänge einen bestimmten sozialen Wirklichkeitsstatus haben und haben müssen. Denn die Interaktion und die "Serialität des sozialen Lebens" (Giddens 1988a, 127ff), d.h. die Abfolge von Episoden der Interaktion, beruhen auf Übereinstimmungen darüber, "was eigentlich vorgeht" und vorgehen sollte (vgl. R.H. Turner 1976, 116ff). Goffman schlägt daher vor, "einen Rahmen anhand seines Randes zu bezeichnen, also als 'Probenrahmen', 'Aufführungsrahmen'" (Goffman 1977, 97), "Therapierahmen" usw. Rahmen wie diese sind Grenzarten, die Systeme definieren und System/Umwelt-Verhältnisse strukturieren (vgl. Luhmann 1971, 77f; Goffman 1977, 31). Wie die neueren Systemtheorien (vgl. z.B. Luhmann 1984) geht Goffmans Rahmentheorie davon aus, daß sich Systeme durch ihre Grenzen definieren. Damit ist nicht gesagt, daß es keine grenzüberschreitenden Prozesse gäbe, sondern vielmehr daß diese Prozesse "beim Überschreiten der Grenzen unter andere Bedingungen der Fortsetzung (...) gestellt werden" (Luhmann 1984, 35f). "Handelt es sich z.B. um eine Information, so ist typischerweise ihre Bedeutung in bezug auf ihre Akzeptabilität, ihr Verständnis, ihre Weiterverwendung, ihren Neuheitswert und die von ihr ausgelösten Handlungs- oder Erwartungsfolgen 'vor' und 'hinter' der Grenze nicht dieselbe" (Hahn 1987e, 25).

Die sinnstiftenden und -transformierenden Grenzen der therapeutischen Interaktionssysteme sind auf die "normativen Rahmen" von Rollen bezogen (Goffman 1973b). Daher soll zunächst die Rollenbeziehung von Psychoanalytiker und Analysand skizziert werden, die die Arzt/Patient-Beziehung kontinuiert und abwandelt.

3 Individualtherapien

3.1 Rollen

3.1.1 Der Therapeut

Die Rolle des Arztes geht "von dem 'technischen' Inhalt der Funktion aus", ist nach fachlichen Leistungskriterien "'erworben'", "universalistisch, funktional spezifisch und emotional neutral. Im Gegensatz etwa zur Rolle des Geschäftsmannes ist die Arztrolle kollektivitäts- und nicht selbst-orientiert" (Parsons 1970, 14). Die Rolle des Psychoanalytikers, die mit diesen normativen Orientierungen grundsätzlich übereinstimmt, stellt darüber hinaus Sonderanforderungen an die Persönlichkeit, Gesundheit und Moral des Rollenträgers, dessen Kompetenz in diesen Hinsichten nur begrenzt "erworben" werden kann. Die wichtigste Funktion des analytischen Therapeuten besteht darin, den Analysanden zu beobachten und zu verstehen. Dabei beansprucht er, im Prinzip für alle Angelegenheiten des menschlichen Lebens zuständig zu sein. Der Analytiker hat insofern eine "diffuse" Kompetenz (Parsons 1970, 15). Die Persönlichkeitsgebundenheit der Therapeutenrolle relativiert ihren "Universalismus". Das Recht des Analysanden, behandelt zu werden, wird vom "Passen" der Persönlichkeiten und der persönlichen Beziehung der therapeutischen Akteure abhängig gemacht. Aufgrund dieser und anderer "technischer" Bedingungen steht es in der relativ unbestimmten Macht des Analytikers, ob er einen Patienten akzeptiert bzw. eine Therapie fortsetzt (vgl. Parsons 1970, 15).

3.1.2 Der Patient

Die Rolle des Analysanden unterscheidet sich in wesentlichen Hinsichten von der Patientenrolle im Rahmen einer körperlichen Krankheit. Während letztere eine gewisse "Befreiung von den normalen Rollenverpflichtungen" begründet (Parsons 1970, 16), entbindet das Etikett "Neurose" prinzipiell nicht von normalen Pflichten (vgl. Parsons 1970, 16f). Im analytischen Prozeß wird dem Patienten generell ein weitgehender Verzicht auf "sekundäre Krankheitsgewinne" und gleichzeitig ein extrem hohes Maß an Investition, Engagement und Leistung abverlangt (vgl. Parsons 1970, 17). Die Rolle des neurotisch Kranken ist im Gegensatz zur Rolle des "Normalkranken" keine "'kontingente' Rolle" (Parsons 1970, 18), insofern Freuds Theorie die qualitative Differenz von gesund und krank aufhebt. Während im Bezugsrahmen somatischer Krankheiten "objektive Kriterien darüber entscheiden, ob und wie schwer jemand krank ist und welcher Art die Krankheit ist" (Parsons 1970, 18), beruht das analytische Symptomverständnis auf einer relativ unbestimmten Deutung und Biographisierung des Analysanden. Dessen Rolle ist einerseits "funktional spezifisch" orientiert, "nämlich beschränkt auf den Bereich der Gesundheit, auf bestimmte Beschwerden und Funktionsunfähigkeiten innerhalb dieses Bereichs" (Parsons 1970, 18). Andererseits wird dem Patienten die Kompetenz der Selbstdefinition existenzumfassend, und zwar auch im Hinblick auf sein "Problem", aberkannt. Diagnostisch zentral ist daher nicht das "Meinen" des Analysanden, sondern dessen "freie Assoziation", ein Verfahren, das gewisse Selbstkontrollen aufhebt und zugleich eine hochgradige Selbstbeherrschung voraussetzt. Diese "technische Rolle" übernimmt der Analysand im Rahmen seiner basalen Rollenverpflichtung, als Patient mit dem Therapeuten "zusammenzuwirken, um das gemeinsame Ziel zu erreichen" (Parsons 1970, 18), das sich im Falle der Analyse erst im Laufe der Behandlung konkretisiert.

3.2 Das Setting der psychoanalytischen Therapie

Die psychoanalytische Interaktion setzt nicht nur normative Rollendefinitionen voraus, die teilweise im therapeutischen Prozeß konkretisiert werden, sondern sie erfordert auch Formen der räumlichen Ausgrenzung und der "Einklammerung" von alltäglichen Interaktionsnormen. Deren Außerkraftsetzung wird von Grenzen markiert, die als Wahrnehmungsschranken zugleich die Gefahr der Störung durch Außenstehende reduzieren. Hinsichtlich der Selbstthematisierungsverfahren gilt generell:

> Typischerweise ist eine solche Thematisierung durch besondere Vorkehrungen abgesichert. Man kann nicht im normalen Alltag ständig seine Gesamtbiographie als mehr oder minder deutlichen Horizont aller Handlungen vor Augen haben. Es geht erst einmal um Näher- oder Nächstliegendes. Die Beichte oder die Psychoanalyse entrücken das Beichtkind oder den Analysanden deshalb auch schon räumlich aus seiner normalen Umgebung. Beichtstuhl oder Couch sind in gewisser Weise extraterritoriale Bezirke der Biographie. Hier wird nicht gelebt, sondern vergangenes

> Leben nacherlebt, dargestellt, reflektiert. Natürlich ist auch dieses Erleben ein Moment des Lebens und insofern ist die vorige Formulierung zu undialektisch. Aber es ist doch wichtig, diese Differenz zwischen dem durch die konkrete Bewältigung von Situationen absorbierten Dasein in "natürlicher" Einstellung und seiner Reflexion zu sehen (Hahn et al. 1989, 496).

Die "Klammern" der "Settings" stellen also Problemlösungen dar (vgl. z.B. Yalom 1974, 232), und zwar nicht nur in bezug auf die äußere Umwelt, sondern auch als innere Struktur des jeweiligen Interaktionssystems. Dessen Formation läßt sich im Falle der psychoanalytischen Therapie zurückverfolgen.

Sigmund Freud begann seine therapeutische Praxis in den 80er Jahren des vorigen Jahrhunderts mit Elektro-, Wasser- und Ruhetherapien, den seinerzeit üblichen Verfahren eines Nervenarztes (vgl. Freud 1975, 15), um sich danach "ganz auf die Hypnosetechnik zu konzentrieren" (Freud 1975, 15). Seit 1896 übte Freud keine Hypnose mehr zu therapeutischen Zwecken aus (vgl. 1975, 16), behielt aber den "äußeren Rahmen" der hypnotischen Therapie bei. Das "Setting" steht seither im Dienst der psychoanalytischen Ziele, die in folgender Positionierung erreicht werden sollen:

> Er (Freud, H.W.) behandelt gegenwärtig seine Kranken, indem er sie ohne andersartige Beeinflussung eine bequeme Rückenlage auf einem Ruhebett einnehmen läßt, während er selbst ihrem Anblick entzogen, auf einem Stuhle hinter ihnen sitzt. (...) Eine solche Sitzung verläuft also wie ein Gespräch zwischen zwei gleich wachen Personen, von denen die eine sich jede Muskelanstrengung und jeden ablenkenden Sinneseindruck erspart, die sie in der Konzentration ihrer Aufmerksamkeit auf ihre eigene seelische Tätigkeit stören könnten" (Freud 1975, 102; vgl. ders. 193).

Das therapeutische "Zeremoniell der Situation" (Freud 1975, 193) fungiert aus Freuds "technischer" Sicht primär als eine Art Neutralisierungsmethode (vgl. Freud 1975, 194f; Laplanche/ Pontalis 1980, Bd. 1, 169-174). Diese "Regel der Unsichtbarkeit" bildet mit einer Reihe komplementärer Vorschriften einen quasi-experimentellen Regelkomplex (de Swaan 1979, 389), der die Sichtbarmachung der ("unbewußten") "anderen Szene" bezweckt (vgl. Bleger 1966, 516; Giovacchini 1972, 291ff). Indem das Setting äußere und innere Grenzen zieht, Geheimnisse schützt, Handlungspotentiale festlegt und Sinndifferenzen markiert (vgl. Bleger 1966, 512), gibt es der therapeutischen Interaktion auch jenseits des Therapiezwecks die notwendige

Form. Das Setting fungiert zudem gleichsam als Erkennungszeichen der Institution (vgl. Goffman 1977, 70).

3.2.1 Asymmetrien des psychoanalytischen Settings

"Liest" man das therapeutische Setting mit Goffman als eine Form "symbolischer Praxis", so erscheint es als ein Komplex von "Ritualen" (Goffman 1981a, 327), der einen latenten Sinn impliziert (vgl. Goffman 1981a, 119). Das "Coucharrangement" ist dann als eine rituelle Subordination und Selbstauslieferung des Analysanden zu verstehen. Denn:

> Bett und Fußboden stellen in sozialen Situationen Orte dar, wo die dort liegenden Personen niedriger erscheinen als jemand, der auf einem Stuhl sitzt oder aufrecht steht. (...) Außerdem ist die liegende Stellung am wenigsten geeignet, um aus ihr zur physischen Selbstverteidigung überzugehen, und daher macht sie einen vom Wohlwollen der Umgebung abhängig. (Natürlich ist das Liegen am Fußboden oder auf einem Sofa oder Bett auch ein konventioneller Ausdruck sexueller Verfügbarkeit.) (Goffman 1981a, 169).

Dem Liegen des Analysanden entspricht die Positionierung des Therapeuten als komplementäres Ritual. In seiner Analyse der Reklamefotografie interpretiert Goffman die hier gemeinte "ökologische" Stellung in verschiedenen Zusammenhängen:

> Die aufrechte Körperhaltung ist dementsprechend ein stereotypes Zeichen der Schamlosigkeit, Überlegenheit und Verachtung (Goffman 1981a, 165).

> Ein geeignetes Mittel, um gesellschaftliches Gewicht - Macht, Autorität, Rang, Amt oder Ruhm - in sozialen Situationen überzeugend auszudrücken, ist die relative Größe, besonders der erhöhte Standort der zentralen Figur (Goffman 1981a,120).

> Physikalische Höhe hat in unserer Gesellschaft, wenn auch in geringerem Maß als in anderen, die Funktion eines Zeichens, wobei ein erhöhter räumlicher Standort einen hohen sozialen Rang symbolisiert. (Der Sitzungssaal im Gericht ist ein Beispiel dafür.) (Goffman 1981a, 175).

Der rituellen Ungleichheit (vgl. Goffman 1981a, 184) korrespondiert die gleichsam panoptische Asymmetrie der Transparenz und Wahrnehmungsfähigkeit (vgl. Goffman 1981a, 275). Diese (Doppel-)Struktur schützt und verstärkt die Idealisierungs-

und Mystifikationstendenz (vgl. Goffman 1969) des Patienten, schränkt dessen Möglichkeiten der (Verstehens-)Kontrolle ein (vgl. Goffman 1981a, 134ff) und verstärkt quasi-infantile Verhaltensweisen, wie z.B. die "Regression". Daß der Analysand die rituelle und kognitive Asymmetrie des Settings akzeptiert, setzt sein Vertrauen auf die Institution als Wissenschaft und Heilkunst voraus (vgl. de Swaan 1979, 369ff; Freud 1975, 140ff). Der Analytiker steht aufgrunddessen weniger als andere Beratertypen unter Kontroll- und Handlungs- bzw. Darstellungsdruck (R. Turner 1976, 172). Als Repräsentant der analytischen Wissenschaft weist sich der Therapeut vor allem durch die fachsprachliche "Verschlüsselung" der Patientenäußerungen aus. Er übersetzt gleichsam den "restringierten Code" des Analysanden in den "elaborierten Code" der Analyse und erfüllt damit eine fundamentale Erwartung des Laien. Roy Turner beschreibt diesen Aspekt der komplementären Experte/Laie-Beziehung:

> Ich halte es für ein Charakteristikum derartiger Situationen, zum einen, daß von dem Laien erwartet wird, und auch daß es ihm gestattet ist, eine laienhafte Fassung seines »Problems« oder Anliegens vorzubringen, und zum anderen, daß man es als die Verpflichtung des Fachmanns ansieht, diese Erklärung in die Sprache des entsprechenden Fachwissens zu transformieren (R. Turner 1976, 169).

Das therapeutische Verfahren, insbesondere das Setting und das Deutungsmuster, verschafft dem Analytiker eine spezifische Selbstdarstellungs- und Kontrollmacht. Die "technischen" Asymmetrien erleichtern die Selbstidealisierung des Therapeuten, steigern dessen "natürliche" Autorität und verhindern gewisse "negative Erfahrungen" des Patienten, z.B. die Einsicht in das Routinehafte des therapeutischen Handelns, die angesichts des individuellen Anspruchs, in seiner Einzigartigkeit erkannt und anerkannt zu werden, "destruktiv" wäre (vgl. Goffman 1969, 179). Das Verfahren fungiert zudem im Verein mit anderen "dramaturgischen" Ressourcen als Deckung und Sicherung "untechnischer" Tatsachen, die nach außen und innen kontrolliert werden müssen. Halmos zufolge operieren die diversen Beratertypen in dieser Hinsicht aufgrund ähnlicher Probleme auf ähnliche Weise:

> Professionalisierung hat sich als hervorragende Tarnung für die *agape* des Beraters erwiesen, und der technologische Jargon, das unpersönliche, klinische Auftreten, das sozialwissenschaftliche Drumherum und so fort tragen dazu bei, den Berater dar-

über zu beruhigen, daß er einen Job ausführt und weiter nichts (Halmos 1972, 52).

3.3 Die Anforderungen des therapeutischen Verfahrens als Selektionsmechanismen der Patientenrekrutierung

Therapeutische Verfahren stellen Anforderungen (vgl. v. Schlieffen 1983, 109ff), die zu spezifischen Publikumsexklusivitäten führen. Die Zulassung zur Analyse setzt nach Freud bestimmte Persönlichkeitseigenschaften voraus: Der Patient sollte nicht älter als 50 Jahre sein, über "ein gewisses Maß natürlicher Intelligenz" (vgl. Freud 1975, 106) und "einen einigermaßen verläßlichen Charakter" (Freud 1975, 115) verfügen. Sprachliche Ausdrucksfähigkeit, moralische Integrität (vor allem Ehrlichkeit), Motivation, Erziehbarkeit und Vertrauen (vgl. 1975, 115) sind weitere Therapiebedingungen*. Daneben gelten die "Sympathie" des Therapeuten und seine "persönliche Teilnahme für den Kranken" (vgl. Freud 1975, 59) als unbedingt notwendig. Der therapeutische Prozeß beruht darüber hinaus auf einer implizit vorausgesetzten "Selbstkontrollapparatur" (Elias), die den "technisch" zentralen kontrollierten Kontrollverlust des Analysanden ermöglicht. Die unverzichtbare Fähigkeit, die heterogenen Wirklichkeiten "vor" und "hinter" der Settinggrenze zu unterscheiden, zu handhaben und zu verkraften, zeugt ebenfalls von einer bestimmten Habitusausstattung. Freud setzt diese voraus, wenn er über den "optimalen Patienten" schreibt: "...das für unsere Zwecke ideale Verhalten wäre, wenn er (der Analysand, H.W.) sich außerhalb der Behandlung möglichst normal benähme und seine abnormen Reaktionen nur in der Übertragung äußerte" (Freud 1975, 416). Die Unterscheidung zwischen alltagsweltlichen und analytischen "Deutungen", das Wechselspiel zwischen symptomatischem "Agieren" und analytischem Reflektieren, die permanente (Selbst-)Emotionalisierung und (Selbst-)Verdächtigung, die zwangsläufige Verschlimmerung des Leidens und andere Aspekte der Behandlung ("talking cure") erfordern psychische Dispositionen, die schichtspezifisch wahrscheinlich sind. Viele der "relativ wenigen Patienten aus der sozialen Unterschicht, die überhaupt zu einem Psychoanalytiker kommen" (Schröter 1979, 179), haben schon mit den elementaren Verfahrensregeln Probleme.

---

* Dieser Anforderungskatalog erinnert z.T. an ein älteres Modell: "'Der Kranke', so heißt es im alten Indien, 'sei mitteilsam, dem Arzte ergeben, von gutem Charakter und reich'" (Seidler 1975, 149).

> Sind viele dieser Patienten schon dadurch in ihren Erwartungen enttäuscht, daß bei der psychoanalytischen Behandlung "nur geredet" wird, und voller Zweifel, daß "bloßes Reden" ihnen helfen könnte, so wird an vielen ihrer Reaktionen deutlich, daß sie darüber hinaus die spezifische Form des Gesprächs mit dem Psychoanalytiker als fremd und befremdlich erleben (Schröter 1979, 179).

Das psychoanalytische Verfahren basiert auf der sozial differentiell verteilten Fähigkeit, mit dem "alltäglichen Verhalten zur Welt" (Bourdieu 1982, 23) zu brechen und die Dinge und sich selbst distanziert und mit einem Sinn für Doppelsinn zu betrachten. Der Analysand muß in der Lage und motiviert sein, scheinbar Selbstverständliches und Gemeintes in Frage zu stellen und sich als "Fall" in einem psychologischen Rahmen gegenüberzutreten und zu relativieren. Patienten aus unteren Schichten "passen" typischerweise nicht auf dieses Anforderungsmuster und reagieren dann z.B. folgendermaßen:

> Als der Patient seiner Analytikerin Blumen mitgebracht hatte, sie sich bedankte, dann aber ihn dazu zu bewegen versuchte, mit ihr gemeinsam zu verstehen, warum und warum gerade zu diesem Zeitpunkt er ihr dieses Geschenk machte, war er so maßlos gekränkt, daß sie mit ihm darüber überhaupt nicht reden konnte: "Und wenn ich Ihnen Blumen mitbringe, dann muß ich auch noch Rechenschaft ablegen"; einige Zeit später, darauf zurückkommend: "Da haben Sie auch noch so an mir herumgezackert." Nun sind Motive, die hinter einem Geschenk stehen mögen, sicher ein diffiziler Gegenstand von Deutungen; aber Reaktionen des Sich-Angegriffen- oder Gekränkt-Fühlens waren bei vielen Patienten zu beobachten, auch wenn es um weniger "verfängliche" Dinge ging; gelegentlich schienen diese Reaktionen gar nicht auf spezifische Inhalte von Deutungen bezogen zu sein, sondern vielmehr auf das Deuten "an sich" (Schröter 1979, 181).

Die Lebensbedingungen (Lebensstile), die die Kompetenzen und Einstellungen generieren, die die Therapie erfordert, erzeugen auch Therapiebedürfnisse und -motive. (Aus-)Bildung, Etikettezwänge, Prestigekonkurrenz und andere innere und äußere Existenzbedingungen (vgl. Kuzmics 1986) führen zum einen zu Kompetenzen, wie z.B. Selbstbeherrschung, Ausdrucksvermögen, Kontingenzbewußtsein, Ambiguitätstoleranz und Selbst-Distanz, und bringen zum anderen therapietechnisch zu befriedigende Bedürfnisse nach Aufrichtigkeit, Selbstthematisierung, Regression, Achtung, Verständnis, Solidarität, Spiel u.a.m. hervor. Daneben läßt sich mit Freud vermuten, daß die Leiden, die

die Analyse behandelt, ebenso wie die therapeutischen Erfolgsaussichten von schichtspezifischen Daseinsumständen abhängen (vgl. Freud 1975, 249):

> Vielleicht hat die viel verbreitete Behauptung recht, daß der weniger leicht der Neurose verfällt, wer durch die Not des Lebens zu harter Arbeit gezwungen ist. Aber ganz unbestreitbar steht die andere Erfahrung da, daß der Arme, der einmal eine Neurose zustande gebracht hat, sich dieselbe nur sehr schwer entreißen läßt. Sie leistet ihm zu gute Dienste im Kampfe um die Selbstbehauptung; der sekundäre Krankheitsgewinn, den sie ihm bringt, ist allzu bedeutend (Freud 1975, 192).

Das Krankheitsbild stellt neben der "technischen Persönlichkeit" die zentrale formale Zulassungsbedingung der Therapie dar. Bestimmte Krankheiten sind der Analyse Freud zufolge zwar zugänglich, tolerieren aber die Anforderungen des analytischen Verfahrens nicht:

> Am günstigsten für die Psychoanalyse sind die chronischen Fälle von Psychoneurosen mit wenig stürmischen oder gefahrdrohenden Symptomen, also zunächst alle Arten der Zwangsneurose, Zwangsdenken und Zwangshandeln, und Fälle von Hysterie, in denen Phobien und Abulien die Hauptrolle spielen, weiterhin aber auch alle somatischen Ausprägungen der Hysterie, insoferne nicht, wie bei der Anorexie, rasche Beseitigung der Symptome zur Hauptaufgabe des Arztes wird. Bei akuten Fällen von Hysterie wird man den Eintritt eines ruhigeren Stadiums abzuwarten haben; in allen Fällen, bei denen die nervöse Erschöpfung obenan steht, wird man ein Verfahren vermeiden, welches selbst Anstrengung erfordert, nur langsame Fortschritte zeitigt und auf die Fortdauer der Symptome eine Zeitlang keine Rücksicht nehmen kann (Freud 1975, 105f).

Neben den zivilisatorischen und pathologischen Persönlichkeitsattributen fungieren verschiedene Ressourcen als Selektionsmechanismen. So ergibt sich eine gewisse Exklusivität des Publikums schon aus dem Preis (vgl. Freud 1975, 192f, 248f) und dem Zeitaufwand der Analyse sowie aus den alltäglichen Existenzbedingungen, die die psychischen Kosten und "Nebenwirkungen" der Behandlung - das zunächst verschärfte Leiden, die Verunsicherung des Identitätsgefühls, die Tendenz zur Selbstzentrierung u.a.m. (vgl. Drigalski 1980, 140, 67, 102, 111f, 43, 152, 127, 73) - ertragen müssen und erträglich machen müssen.

Die manifesten und latenten Anforderungen der Psychoanalyse führen also zu einer systematischen Verknappung und Homogenisierung ihres Publikums.

3.3.1 Anforderungsprofile von Selbstthematisierungsverfahren

Die kontextspezifischen Selbstthematisierungsprozeduren stellen unterschiedliche Anforderungen an das Selbst. So ist die innere Anerkennung des Verfahrens und des mit ihm verknüpften Deutungsmusters in der Psychoanalyse - im Gegensatz etwa zum gerichtlichen Prozeß - eine Voraussetzung legitimer und sinnvoller Partizipation. Neben bestimmten Überzeugungen und Bereitschaften wie dem Willen zur Ehrlichkeit (vgl. Hahn 1982) setzen die therapeutischen Selbstthematisierungsrituale "technikspezifische" Kompetenzkomplexe voraus (vgl. Kruse 1986, 142, 146; Saup 1986, 47f; Liebau 1987, 83f), die teils kanonisch formuliert und teils selbstverständlich sind (vgl. Castel 1976, 119). Die jeweiligen Kompetenzanforderungen beziehen sich zum einen auf definitiv feststehende Praktiken und zum anderen auf verfahrensspezifisch strukturierte Kontingenzen, die auf der Basis fungierender Habitus reduziert werden (vgl. Hahn 1987c, 10). Das relativ offene Ritual der Psychoanalyse (vgl. Schülein 1978, 63; Castel 1976, 119; Halmos 1972, 81, 148) erfordert eine entsprechend "starke", "ambiguitätstolerante" und souveräne Patientenpersönlichkeit. Verfahrensspezifische (Habitus-)Qualifikationen braucht natürlich auch der "Diskursverwalter", der durch Ausbildung (z.B. die "Lehranalyse") und Berufspraxis normalerweise verfahrensangemessen disponiert und damit seinem Handlungspartner überlegen ist. Generell muß zwischen den faktischen Anforderungen einerseits und deren institutioneller (Selbst-)Reflexion und (Selbst-)Darstellung andererseits unterschieden werden.

> Das Bild, das zahlreiche Psychoanalytiker von ihrer Praxis haben entwerfen wollen, ähnelt (...) dem eines ästhetischen Rituals, das nicht durch vulgäre Erwägungen therapeutischer Effizienz verunreinigt ist. Schon für Freud trägt der Analytiker weniger die Züge eines Technikers als eines begnadeten Künstlers. Er soll >einen klaren Blick<, >Geschmack<, >Feinhörigkeit<, >Takt< und >Fingerspitzengefühl< besitzen; er soll >eingeweiht< und >inspiriert< sein (Béjin 1982, 236).

Welche habituellen Dispositionen im einzelnen notwendig sind, hängt vom Typ des Verfahrens ab. Von generellem Belang ist die Differenz zwischen "bipolaren" und "multipolaren" Interaktionssystemen. Die "multipolare" gruppentherapeutische Interaktion basiert auf einem Komplex psychischer Eigenschaften, der sich von dem Qualifikationsprofil der "bipolaren" Individualtherapien wesentlich unterscheidet. Geser beschreibt den "Persönlichkeitsbedarf" der sozialen Systemklasse, zu der die therapeutische Gruppe gehört:

> Der Zwang, eine heterogene Vielfalt von Handlungserwartungen und Rollenfunktionen auf eine geringe absolute Zahl von Systemmitgliedern zu verteilen, kann zu einem Bedarf nach Individuen führen, die auf Grund ihrer relativ komplexen Persönlichkeitsstruktur dazu disponiert sind
> - relativ diffus umschriebene Rollen auszufüllen, die im Gegensatz zu bürokratisch routinisierten oder funktionsspezifisch-professionellen Rollen vom Inhaber verlangen, den jeweils relevanten Tätigkeitsbereich selbständig zu spezifizieren und bei der Suche nach optimalen Lösungsstrategien auf intraindividuelle Strukturierungskapazitäten abzustellen;
> - unvorhersehbare Verschiebungen und Umgewichtungen ihres Pflichtenkreises in Kauf zu nehmen, und ihre Teilnahmemotivation und die Definition ihrer funktionalen Identität an entsprechend abstrakten (z.B. von einem konkreten Ausbildungswissen oder der Identifikation mit einer bestimmten Berufsgruppe unabhängigen) Kriterien festzumachen;
> - auf Grund internalisierter Mechanismen der Selbstkontrolle auch dann zuverlässig und berechenbar zu handeln, wenn keine organisatorischen Mechanismen für externe Verhaltenssteuerung und Sozialkontrolle (z.B. auf der Basis hierarchischer Überwachung) verfügbar sind (Geser 1980, 227f).

3.4 Die modellhaften Rahmungskonventionen der Psychotherapie

Psychotherapien beruhen auf Verhaltens- und Verhältnisbeschreibungen (vgl. Goffman 1977, 134), die ein Sich-Einstellen und ein "Sich-hinein-Steigern" des Patienten (vgl. Goffman 1977, 134) in erwartete oder vorgeschriebene psychische Zustände und Reaktionsweisen ("Übertragungsneurose", "Regression" etc.) ermöglichen. Diese "Skripts" stehen im Rahmen fundamentaler "modellhafter Rahmungskonventionen" (Goffman 1977, 134), die die therapeutischen Interaktionssysteme strukturieren und legitimieren.

3.4.1 Das Dreiecksschema der Psychoanalyse

Die analytische Therapie ist "auf drei Pole ausgerichtet: auf ein praktisches Transformationsprojekt (a), durch das ein als wissend angesehenes Subjekt (b) mit einem Patienten vereint wird, der Träger einer Frage ist (c)" (Castel 1976, 68; vgl. Goffman 1973a, 309; R. Turner 1976, 169-172). Das psychoanalytische Deutungsmuster "lokalisiert" das zu transformierende "reparaturbedürftige Objekt" (Goffman 1973a) im Inneren des Klienten (vgl. Goffman 1973a, 313ff), der dem Therapeuten und sich selbst sowohl als Selbsttäuscher (vgl. Armstrong 1987, 195) wie (in "Anteilen") als "zurechnungsfähiges" Subjekt erscheint. Auf der Ebene des "Arbeitsbündnisses" gilt der Analysand mit allen Implikationen als rationales und (selbst-)verantwortliches Wesen (vgl. Halmos 1972, 114; Goffman 1973a, 313; Goffman 1971b, 10ff).

Im Rahmen des Dreiecksschemas (vgl. Goffman 1973a, 313; Manning 1980, 269) bestimmt letztlich der Therapeut, "was eigentlich vorgeht" bzw. vorging. Der Therapeut behält die "Deutungsoberhand" (vgl. Moser 1984, 42), weil, so das analytische Argument, die "Patienten, außer dem Leiden an ihren Symptomen, ja wirklich nicht wissen, was ihnen in der Tiefe fehlt, und also auf die Entzifferungsarbeit des Therapeuten angewiesen sind" (Moser 1984, 33). Der analytische "Vormund" (vgl. Castel 1976, 119f; Halmos 1972, 114, 24) handelt daher als Diagnostiker ("Spiegelplatte") und als Stratege, der Emotionen steuert, verdächtigt, Deutungen im Sinne der "Widerstandsüberwindung" plaziert usw. (vgl. Freud 1975, 76, 93). Dies setzt voraus, daß der Analytiker durch die "Lehranalyse" zu einem von Selbsttäuschungen befreiten "Instrument" geworden ist (vgl. Freud 1975, 146f; von Wedel 1984, 247, 250; Schmidbauer 1984), das aufgrund seines Wissens und seiner Persönlichkeit ("Selbstzucht", "Taktgefühl" etc.) Erkenntnis und Selbsterkenntnis ermöglicht (vgl. Freud 1975, 310f). Die Psychoanalyse stellt also ihrem Anspruch nach eine (asymmetrische) Beziehung zwischen einem sich selbst täuschenden und zugleich erkenntnisfähigen Wesen einerseits und einem allseitig überlegenen Aufklärer andererseits dar (vgl. Goffman 1973a, 79; Foucault 1976b, 102ff). Freud beschreibt dessen voraussetzungsvolle "Kunst":

> Wenn Sie eine gewisse Selbstzucht gewonnen haben und über bestimmte Kenntnisse verfügen, werden Ihre Deutungen von Ihren persönlichen Eigenheiten unbeeinflußt sein und das Richtige treffen. Ich sage nicht, daß für diesen Teil der Aufgabe die Persönlichkeit des Analytikers gleichgültig ist. Es kommt eine gewisse Feinhörigkeit für das unbewußte Verdrängte in Betracht, von der nicht jeder das gleiche Maß besitzt. Und vor

> allem knüpft hier die Verpflichtung für den Analytiker an, sich durch tiefreichende eigene Analyse für die vorurteilslose Aufnahme des analytischen Materials tauglich zu machen. Eines bleibt freilich übrig, was der »persönlichen Gleichung« bei astronomischen Beobachtungen gleichzusetzen ist; dies individuelle Moment wird in der Psychoanalyse immer eine größere Rolle spielen als anderswo. Ein abnormer Mensch mag ein korrekter Physiker werden können, als Analytiker wird er durch seine eigene Abnormität behindert sein, die Bilder des seelischen Lebens ohne Verzerrung zu erfassen.
>
> (...)
>
> Übrigens ist auch in der Deutungskunst der Analyse manches wie ein anderer Wissensstoff zu erlernen, zum Beispiel, was mit der eigentümlichen indirekten Darstellung durch Symbole zusammenhängt (Freud 1975, 310f).

Das Dreiecksschema rahmt und stabilisiert die therapeutischen Interaktionsspiele (vgl. Moser 1984, 30ff; Goffman 1973a, 309, 317; Wurm 1982, 109), und zwar durch die strategische Kombination von relativer Unzurechnungsfähigkeit und technischer "Einklammerung" einerseits mit professioneller Superiorität andererseits. Auf dieser Basis kann die therapeutische Beziehung ihren hochgradig anomischen, "diffusen" und "partikularistischen" Charakter entfalten, den Paul Halmos an zahlreichen Beispielen deutlich macht:

> Der Berater muß seine Persönlichkeit einsetzen, um zu enthüllen, zu verstehen und zu lernen. Mit den Worten des Psychoanalytikers S.H. Foulkes: «Der Therapeut ist selbst das Werkzeug der Beobachtung und der Behandlung, und Psychotherapie beruht auf <Erfahrung>, Verständnis und Gemeinschaft (sic), wie sie nur zwischen zwei durch und durch aneinander interessierten Personen möglich ist» (Halmos 1972, 145).
>
> Es zeigt sich, daß die <Object-Relations>-Theorie und -Therapie von W.R.D. Fairbairn ihre Thesen oft im Sprachraum von Martin Buber ansiedelt, worüber Passagen wie die folgende kaum Zweifel übriglassen: <Was ich unter <Beziehung zwischen dem Patienten und dem Analytiker> verstehe, ist nicht nur die in der Übertragung enthaltene Beziehung, sondern die totale Beziehung, die zwischen dem Patienten und dem Analytiker als Person besteht> (Halmos 1972, 73f).

Das Dreiecksschema begründet auch die Beeinflussungs- und Steuerungsmacht des Therapeuten, der charismatische und funktionale Autorität, Intimität und Distanz, Moral und Wahrheit, Emotion und Sinn ins Spiel zu bringen vermag (vgl.

Vaughn/Burgoon 1976, 264; Halmos 1972, 39, 51; Castel 1976; 56, 73ff).

3.4.2 Selbsttäuschung, Selbstenthüllung und Selbsterkenntnis

Das psychoanalytische "Zugangsdispositiv zum Unbewußten" (Castel 1976) verpflichtet nicht nur zu bedingungsloser Ehrlichkeit im Sinne von "Sagen, was man meint", sondern auch zu "spontaner Assoziation", d.h. zum Verzicht auf die "teleologisch gelenkte, aussparende und wieder zusammensetzende Umformung des Inneren" (Simmel 1908, 341), die die normale Selbstdarstellung charakterisiert. Die "Grundregel" der Psychoanalyse soll gerade den "vom Standpunkt der Logik, der Sachlichkeit, des Sinnes aus ganz inkohärenten und unvernünftigen Verlauf unserer Seelenvorgänge" (Simmel 1908, 341) sichtbar machen und damit Zugänge zur unterstellten verborgenen Identität des Analysanden eröffnen. Freud formuliert den "technischen" Schlüssel der analytischen Selbsterkenntnis:

>Noch eines, ehe Sie beginnen. Ihre Erzählung soll sich doch in einem Punkte von einer gewöhnlichen Konversation unterscheiden. Während Sie sonst mit Recht versuchen, in Ihrer Darstellung den Faden des Zusammenhangs festzuhalten, und alle störenden Einfälle und Nebengedanken abweisen, um nicht, wie man sagt, aus dem Hundertsten ins Tausendste zu kommen, sollen Sie hier anders vorgehen. Sie werden beobachten, daß Ihnen während ihrer Erzählung verschiedene Gedanken kommen, welche Sie mit gewissen kritischen Einwendungen zurückweisen möchten. Sie werden versucht sein, sich zu sagen: Dies oder jenes gehört nicht hierher, oder es ist ganz unwichtig, oder es ist unsinnig, man braucht es darum nicht zu sagen. Geben Sie dieser Kritik niemals nach und sagen Sie es trotzdem, ja gerade darum, weil Sie eine Abneigung dagegen verspüren. Den Grund für diese Vorschrift - eigentlich die einzige, die Sie befolgen sollen - werden Sie später erfahren und einsehen lernen: Sagen Sie also alles, was Ihnen durch den Sinn geht. Benehmen Sie sich so, wie zum Beispiel ein Reisender, der am Fensterplatze des Eisenbahnwagens sitzt und den im Inneren Untergebrachten beschreibt, wie sich vor seinen Blicken die Aussicht verändert. Endlich vergessen Sie nie, daß Sie volle Aufrichtigkeit versprochen haben, und gehen Sie nie über etwas hinweg, weil Ihnen dessen Mitteilung aus irgendeinem Grunde unangenehm ist< (Freud 1975, 194f).

Im Geheimnisraum der Analyse (vgl. Hahn 1982, 428f) wird also die alltägliche, mit (Dis-)Simulationen verbundene habituelle Selbstkontrolle und Eindrucksorientierung der Selbstdarstellung (vgl. Goffman 1969, 20; 1981b, 66) zugunsten einer zensurlosen, gleichsam umweltblinden Spontaneität aufgegeben. Der Analysand stellt seine ihm selbst partiell intransparenten Erlebnisse und Geheimnisse zur Verfügung und degradiert sich zu einem willentlichen und *symptomatischen* Selbstverräter. Freud tritt daher der Auffassung entgegen, die Psychoanalytiker streben "nur die Stellung eines weltlichen Beichtvaters an. Aber der Unterschied ist groß, denn wir wollen von ihm (dem Analysanden, H.W.) nicht nur hören, was er weiß und vor anderen verbirgt, sondern er soll uns auch erzählen, was er nicht weiß" (Freud 1975, 413). Die sozial wie psychisch voraussetzungsvolle Selbstdarstellung des Analysanden soll die Informationen generieren, die ihn als Selbsttäuscher analytisch "überführbar" machen:

> Die Wirkung der Grundregel besteht nicht darin, dem Primärvorgang freie Bahn zu geben und so einen unmittelbaren Zugang zu den unbewußten Assoziationsketten zu vermitteln. Sie begünstigt lediglich das Auftauchen eines Kommunikationstypus, bei dem der unbewußte Determinismus durch das Erhellen neuer Verknüpfungen oder bedeutsamer Lücken in der Rede besser zugänglich ist (Laplanche/Pontalis 1980, Bd. 1, 173).

Die Grundregel bringt Wissen zum Vorschein und produziert als ("Sei spontan"-)Struktur der Selbstdarstellung (vgl. Watzlawick 1969, 229f; Halmos 1972, 26f, 96, 142f, 96, 102f; Thomä 1977, 38) Reaktionen (Irritationen, Selbstkontrollverluste, Abwehrversuche), die analytische (Selbst-)Deutungsgegenstände werden können. Das "Material" (Laplanche/Pontalis 1980, Bd. 1, 173), das dem Analytiker zugänglich wird, besteht zum einen aus selbstreflexiven Berichten des Analysanden (von Träumen, Alltagsproblemen, Fehlleistungen etc.) und zum anderen aus aktuellen Verhaltensweisen (vgl. z.B. Freud 1975, 87), die der Analytiker "hier und jetzt" beobachtet, als willkürlich oder unwillkürlich (symptomatisch) etikettiert und mit der biographischen Selbstbeschreibung des Analysanden verknüpft (vgl. Laplanche/Pontalis 1980, Bd. 1, 174). Dieser "begibt sich, je mehr (er, H.W.) sich der Regel unterwirft, auf den Weg, alles zu sagen und nur zu sagen. Seine Erregungen, seine körperlichen Eindrücke, seine Einfälle finden durch die Sprache ihren Ausdruck" (Laplanche/Pontalis 1980, Bd. 1, 173) und nehmen damit eine neue (Trans-)Form an, auf die die analytische Deutung in einem erneuten Reflexionsschritt rekurriert. Der Prozeß dieser (Sinn-)Transformation und sein Ergebnis, bis zu dem der Analysand unter Selbsttäuschungsverdacht bleibt (vgl. Freud

1975,88), gewinnen durch die Tendenz des Kranken an Überzeugungskraft, Krankheitssymptome als Identitätssymptome zu deuten. Denn:

> Wie gerade die Forschungen von Herzlich und Pierret zeigen, neigen viele Kranke dazu, ihre Krankheit nicht als bloßen Unfall aufzufassen, der mit ihrer Identität nichts zu tun hat. Vielmehr tendieren sie dazu, das Leiden als geheimnisvolle Auskunft über ihre Existenz und deren Wahrheit zu interpretieren, die bislang Verborgenes oder Verheimlichtes erschließt, so als wollten sie sich auch vor der Soziologie als jene wundervollen Wesen erweisen, »die, was nicht deutbar, dennoch deuten, was nie geschrieben wurde, lesen, Verworrenes beherrschend binden. Und Wege noch im Ewig-Dunklen finden«. Krankheit wird so zur mémoire involontaire (Hahn 1988e, 673).

3.4.3 Das Selbst im Gespräch der Psychoanalyse

Das therapeutische Gespräch stellt eine systematische Transformation der Struktur der alltäglichen Konversation dar, in der Akteure, als Subjekte geltend, sich und die Interaktion gestalten. Im therapeutischen Interaktionsrahmen dagegen soll der pathologisierte oder symptomverdächtige Analysand in bezug auf sich selbst als "Sender" fungieren und seine normalen Gestaltungsfunktionen gleichsam abschalten. Für die Spontaneität, Ehrlichkeit, Vollständigkeit und Genauigkeit dieser Sprecherrolle wird er als "Ich" verantwortlich gemacht. Dagegen darf ihm im Rahmen der "Grundregel" nicht zugerechnet werden, daß er sich "auf den Standpunkt gestellt hat, den die Aussage ausdrückt" (Goffman 1977, 554). "Maßgebende Subjektivität" wird dem Analysanden auch als biographische "Figur" abgesprochen, insofern diese als Wesen erscheint, das nicht anders handeln konnte ("Triebschicksal", "Verdrängung" usw.), also nicht eigentlich gehandelt hat. Wenn man die Analysandenrolle annimmt, relativiert man sich einerseits als biographisches und "sprechendes Ich" und gilt sich selbst und dem Therapeuten zum (zunächst unbekannten) Teil als jemand, der einen Verhaltensstrom produziert, für dessen Rahmen er blind ist (vgl. Goffman 1977, 130). Andererseits werden dem Patienten die analytischen Funktionen der Selbstbeobachtung, Selbstreflexion und Selbstbeschreibung (eine Art Hyper-Subjektivität) zugewiesen, die er im Rahmen des "Arbeitsbündnisses" zu erfüllen hat. Der Analysand spielt also auf allen Gesprächsebenen eine spezifische Doppelrolle als Ich und Nicht-Ich. Auf der Basis dieser Beziehungsdefinition fungiert der Therapeut als partieller Vertreter der Subjektivität des Analysanden. Goffman nennt die Spezialisten, die derartige Funktionen erfüllen, "strategische Planer". D.h.:

> Wer in der gewöhnlichen Unterhaltung einen Standpunkt einnimmt, wer für das, was er sagt oder tut, - als maßgebendes Subjekt - verantwortlich ist, der hat im allgemeinen auch entschieden, welchen Standpunkt er einnehmen will. Doch natürlich gibt es eine Vielzahl von Interaktionssystemen, in denen die Aufgabe der Beurteilung der Situation und der Findung einer Vorgehensweise teilweise oder ganz gewissen Spezialisten zufällt (Goffman 1977, 561).

3.5 Die Strukturierung des therapeutischen Prozesses

Die Voraussetzung, Bildung und Transformation von Erwartungen strukturiert den therapeutischen Prozeß, dessen Prämissen jenseits der therapeutischen Interaktion gesetzt werden.

3.5.1 Vorerwartungen

Patienten aller Art hegen vor Beginn der Behandlung Erwartungen und Hoffnungen (vgl. Freud 1975, 23ff), die Rahmen ihrer "Wirklichkeitskonstruktion" abgeben und zur "Selbstverwirklichung" tendieren (vgl. Watzlawick 1969, 95f; 1985, 73f). Der analytische Patient verfügt zudem normalerweise über ein spezifisches theoretisches und "technisches" Vorwissen (vgl. Drigalski 1980, 51, 85, 16, 82), an das sich mit dem Beginn der Therapie Lernprozesse und damit Erwartungsbildungen anschließen (vgl. Drigalski 1980, 115, 138, 86, 28f, 9).

Die heilsame oder unheilsame Kraft der Erwartung ist hinlänglich bekannt und im Zusammenhang mit dem "Placebo-Effekt" vielfach nachgewiesen worden (vgl. Frank 1985, 195ff). Die "gläubige Erwartung" (Freud 1975, 24), der "Wille zum Glauben" (James 1975, 128ff), durch den sich die erste Phase der Therapiekarriere typischerweise auszeichnet, stellt eine Beeinflussungs- und Interventionsressource des Therapeuten dar, deren Wichtigkeit kaum überschätzt werden kann. Die Psychotherapie kehrt damit die psychiatrische Zwangsbehandlung, aus der sie sich entwickelt hat, genau um (vgl. Goffman 1973a). Schon als Praktiker der Hypnose wußte Freud (vgl. 1975, 17ff) um die Kraft der Erwartung, "mit der wir strenggenommen bei allen unseren Behandlungs- und Heilungsversuchen zu rechnen haben" (Freud 1975, 23), und er (1975, 128) erhoffte nach der allgemeinen Anerkennung der Psychoanalyse entsprechend viel von der "Suggestion der Gesellschaft" (Freud 1975, 128).

> Ich sagte, wir hätten viel zu erwarten durch den Zuwachs an Autorität, der uns im Laufe der Zeit zufallen muß. Über die Bedeutung der Autorität brauche ich Ihnen nicht viel zu sagen. Die wenigsten Kulturmenschen sind fähig, ohne Anlehnung an andere zu existieren oder auch nur ein selbständiges Urteil zu fällen. Die Autoritätssucht und innere Haltlosigkeit der Menschen können Sie sich nicht arg genug vorstellen. Die außerordentliche Vermehrung der Neurosen seit der Entkräftung der Religionen mag Ihnen einen Maßstab dafür geben (Freud 1975, 127f).

Die Autoritätsbedürftigkeit und die Gläubigkeit des Patienten sind von entscheidender Bedeutung, weil sie "Weichen" des Erwartens, Erhoffens und Interpretierens stellen (vgl. Freud 1975, 29, 130, 280), die die therapeutischen Sozialisationsprozesse stützen und sich im "Medium" des Therapeutenverhaltens heilsam auswirken (Freud 1975, 265).

3.5.2 Erwartungsbildungen

Im Laufe der Therapie expliziert der Therapeut Definitionen und Erwartungen in Form von Erklärungen, Feststellungen (vgl. Drigalski 1980, 29), Prognosen (vgl. Freud 1975, 373), Deutungen u.a.m. Daneben informiert er implizit und teilweise "blind" für das Verständnis des Patienten unter anderem durch folgende "Instruktoren":

- selektive Mitteilungen (vgl. Drigalski 1980, 172, 25, 32),
- Formulierungsweisen (bzw. "Übersetzungen") von Deutungen, Fragen usw. (vgl. Drigalski 1980, 8, 36, 53, 137, 61),
- Zeit- und Aufmerksamkeitsinvestitionen (vgl. Drigalski 1980, 71, 156, 32, 64),
- Entziehungen und Gewährungen von Zuwendung und Achtung (vgl. Drigalski 1980, 79, 71, 103, 161, 68, 28f, 36, 80, 102, 146f, 154, 109) sowie
- Selbstkontrollverluste (vgl. Drigalski 1980, 14, 36, 141, 67, 163).

Orientiert am (expliziten und impliziten) Verhalten des Analytikers und an Informationsquellen jenseits des therapeutischen Interaktionssystems (Fachliteratur, Klatsch etc.) (re-)konstruiert der Analysand die Erwartungen des Therapeuten (vgl. Drigalski 1980, 143, 85, 12f, 112, 141) und baut Bezüge der "Evaluation" auf, die die strukturelle Anomie des Interaktionsrahmens partiell kompensieren (vgl. Drigalski 1980, 158f, 69, 110, 172, 129, 136). Dabei "erzeugt das Bedürfnis, aus der Konfusion herauszukommen und einen neuen Sinnbezug zu entdecken, im Betroffenen eine besonders starke Bereitschaft, sich an die nächste, konkrete Information zu klammern, die er erhält" (Watzlawick 1984, 124).

Im analytischen Sozialisationsprozeß des Patienten bildet sich ein zunehmend komplex und stabil werdendes Hintergrundwissen, das wesentlich theoretischer und biographischer Art ist. Der Analysand entwickelt sich mehr und mehr zu einer Art Analytiker, der sich selbst und den Therapeuten "deutet". Diese "Diskursivierung" des Analysandenbewußtseins, die die therapeutische Beziehungsgeschichte begleitet und rahmt, stellt einen zentralen Sozialisationseffekt (Habituseffekt) der Therapie dar, die, indem sie in den "Hintergrund" tritt, maßgebend wird. Das Hintergrundswissen und die Hintergrundserwartungen des Patienten sind Effekte und zugleich zunehmend bestimmte und bestimmende Bedingungen der therapeutischen Beeinflussung.

3.6 Faktoren der therapeutischen Beeinflussung

Im folgenden skizziere ich zunächst wesentliche generelle Resultate der experimentellen Erforschung therapeutischer Beeinflussung, um anschließend den speziellen Beeinflussungslogiken der Psychoanalyse und anderer Verfahren nachzugehen:

- Die "Behandlung" von psychischen Verfassungen, die durch Desorientierung, Angst- und Ohnmachtsgefühle gekennzeichnet sind, ist als solche hilfreich (vgl. Frank 1985, 159). Die Therapie reduziert "unheilsame" und produziert "heilsame" Kontingenz, indem sie das problematische Sosein und Soverstehen als (doppel-)sinnhaft und anders möglich darstellt. Durch Deutung und Umdeutung können "negative" Gefühle, wie Ärger und Angst, abgebaut und "positive" Gefühle, wie Selbstachtung und Hoffnung, erzeugt werden. Dieser Sinneinfluß (vgl. Frank 1985, 160f) spielt in jeder Psychotherapie eine Schlüsselrolle (vgl. Textor 1990).

- Die therapeutischen (Inter-)Aktionsfreiheiten und die individuelle Anpassung von therapeutischen Maßnahmen erleichtern die gewünschte Selbstveränderung und steigern die "Folgebereitschaft" des Patienten. Dessen "dramatischer Dominanz" entspricht die subtile "Regiedominanz" des Therapeuten, die sich wesentlich auf Autorität gründet und interaktiv wie sozialisatorisch wirksam wird (vgl. Frank 1985, 161f).

- Das psychische (habituelle) "Passen" und Sich-Ergänzen der Akteure ist ebenso eine Voraussetzung der therapeutischen Beeinflussung (vgl. Frank 1985, 171) wie die Suggestibilität des Patienten, die mit dem Schwinden von Orientierung, Distanz und Selbstachtung zunimmt (vgl. Frank 1985, 166ff).

- Der mehr oder weniger unterlegene, unterordnungs- und selbstveränderungsbereite Patient "liest" die Therapeutenreaktionen im Hinblick auf erwünschtes Verhalten (vgl. Frank 1985, 177). Das Leiden und die Achtung vor dem Therapeuten sind starke Motive eines Gefallenwollens, das zu immer auch indirekt orientierten Selbstbeeinflussungen führt und Beeinflussungschancen eröffnet (vgl. Frank 1985, 170ff). Je mehr sich der Therapeut anonymisiert, desto wichtiger wird dessen unwillkürlich scheinender oder impliziter Ausdruck als Bezug der Wirklichkeitskonstruktion des Patienten (vgl. Frank 1985, 173f).

- Die Reaktionen des Therapeuten (vgl. Frank 1985, 179f), instruieren, "verstärken" und (de-)sensibilisieren. Je dominanter die (Angst-)Gefühle und die Orientierungsverluste des Patienten sind, desto empfänglicher wird dieser für die restrukturierende Reaktivität des Therapeuten (vgl. Frank 1985, 181f).

- Der Explizitheitsgrad der Therapeutenreaktionen ist für ihren Er- oder Entmutigungseffekt unmaßgeblich:

> Ein unauffälliger Ausdruck der Zustimmung, etwa zu zeigen, daß man ein Gefühl des Patienten verstanden habe, war ebenso ermutigend wie offen erklärte Zustimmung, und den aggressiven Gehalt einer Bemerkung einfach zu ignorieren, entmutigte den Patienten ebenso wirksam wie ein Vorschlag, das Thema zu wechseln (Frank 1985, 186).

- Die Habitus des Therapeuten sind gleichsam Programme seiner Reaktivität und damit der "Bildung" des Patienten. Die (Psycho-)Logik der Therapeutenreaktionen wirkt sich z.B. folgendermaßen aus:

  > Bei denen (den Therapeuten, H.W.), die Aggressivität offen äußern konnten, waren ermutigende Reaktionen auf aggressive Äußerungen eines Patienten wahrscheinlicher als bei denen, die ihrer Aggressivität keinen Lauf lassen konnten oder um Zustimmung bemüht waren. Die Patienten gingen auf die Hinweise der Therapeuten ein. Auf ermutigende Reaktionen folgten in 92 Prozent der Fälle weitere aggressive Äußerungen, auf entmutigende nur in 43 Prozent (Frank 1985, 186).

- Therapeuten tendieren dazu, die "Direktivität" und den Sanktionswert ihres Verhaltens zu unterschätzen. Im Gegensatz zu den Einschätzungen ihrer Beobachter erleben sich "nichtdirektive" Therapeuten typischerweise als eher neutral (vgl. Frank 1985, 186). Auch in der Therapie zeigt sich also, daß der "einzelne sich anscheinend nur eines Kommunikationsstroms bewußt ist, während die Beobachter neben diesem noch einen zweiten Kommunikationsstrom wahrnehmen" (Goffman 1969, 10f).

- Die Er- und Entmutigungen des Therapeuten können das Patientenverhalten massiv beeinflussen, und zwar auch bei relativ geringer Aus- und Nachdrücklichkeit. Frank referiert ein Untersuchungsergebnis:

  > Ferner wurden die Äußerungen des Patienten durch diese beiläufige Zustimmung oder Ablehnung stark beeinflußt. Die Äußerungen der vom Therapeuten abgelehnten Kategorien fielen von 45 Prozent der Gesamtzahl der Äußerungen in der zweiten Stunde auf 5 Prozent in der achten, während in etwa dem gleichen Zeitraum die Äußerungen der gebilligten Kategorien von 1 Prozent auf 45 Prozent stiegen (Frank 1985, 186f).

Die Bestimmung von therapeutischen Beeinflussungsfaktoren läßt die Frage nach der Stabilität von Therapieeffekten offen (vgl. Frank 1985, 188). Zu vermuten ist in dieser Hinsicht zum einen, daß die psychischen Konditionen ("Ich-Schwäche", Angst, Handlungsohnmacht usw.), die die Suggestibilität des Patienten steigern, die therapeutischen Effekte instabilisieren. Zum anderen dürfte die Nachhaltigkeit therapeutischer Veränderungen von den "verifizierenden" oder "falsifizierenden" Bedingungen des Alltags abhängen (vgl. Frank 1985, 164f), in dem sich der Patient während und nach seiner Behandlung "Tests" aussetzen und bewähren muß.

3.7 Die latente Beeinflussungslogik der Psychoanalyse und die konstruktivistische Therapietechnik

Die psychoanalytischen Beeinflussungen und Beeinflussungschancen verdanken sich systematischen Knappheiten und Verknappungen (vgl. Hahn 1987b, 123), die der therapeutische Rahmen als "Medien" der Steuerung und Selbstveränderung des Patienten erzeugt oder verstärkt. Die meisten der im folgenden beschriebenen *latenten* Strukturen des psychoanalytischen Rahmens stellen Techniken der "konstruktivistischen Therapie" dar, was als Hinweis auf eine inhaltsunabhängige "Grammatik" der therapeutischen Beeinflussung verstanden werden kann.

3.7.1 Isolierungen und Entsubjektivierungen

Der Exklusion durch das analytische Setting entspricht die den Raum transzendierende Isolation durch die analytischen Deutungen. Diese koppeln den Patienten von Kontrollmöglichkeiten ab (vgl. Drigalski 1980, 36, 43, 62, 63, 65, 72, 75, 78, 81, 111, 122, 154) und ermöglichen es dem therapeutischen Deuter, jeden subjektiven Geltungsanspruch zu entwerten. Diese Struktur und der Glaube an die Wahrheit der Deutung (Pathologisierung) entziehen dem Analysanden die Basis seiner kognitiven und moralischen Autonomie und verschaffen dem Therapeuten einen tendenziell totalen Einfluß, der durch ein System von Isolationen gesteigert und stabilisiert wird (vgl. Drigalski 1980, 44, 49, 56, 68, 89, 115, 130, 150). Der räumlichen, sozialen und kognitiven Isolation und Ohnmacht des Patienten korrespondiert die "technische" Anweisung, eine Thematisierung der Therapie außerhalb des therapeutischen Raums zu unterlassen. Dessen Geschlossenheit wird zudem durch die rahmenexterne Unvermittelbarkeit der zentralen Inhalte der analytischen Selbstthematisierung sichergestellt (vgl. Drigalski 1980, 50, 87, 111). Die therapeutische Sozialisation führt schließlich zu einer individualisierten Wirklichkeitskonstruktion (vgl. Drigalski 1980, 63, 85, 87, 140), die alltagsweltliche Inkommunikabilitäten und Distanzen ebenso wie eine hochgradige Immunität der analytischen "Innenausstattung" impliziert.

3.7.2 Distanzverlust, Suggestibilisierung und Mystifikation

Die Bedingungen der Freudschen Therapie (Setting, Grundregel, Therapeutenrolle etc.) führen dazu, daß der Analysand die Distanz zu sich selbst und zur Umwelt verliert. Die damit verbundene Suggestibilität, die schamanische und hypnotische Praktiken auf ähnliche Weise erzeugen, wird durch die Selbstzentrierungs- (vgl. Drigalski 1980, 69, 85, 30) und Selbstzurechnungstendenz des Patienten verstärkt (vgl. Drigalski 1980, 17, 28, 58, 62, 122, 131, 134, 150, 156, 162). Darüber hinaus steigern die z.T. verfahrensbedingten Ordnungs- und Verarbeitungsprobleme des Analysanden (vgl. Drigalski 1980, 12f, 46, 112, 141, 143, 172) dessen Beeinflußbarkeit, "Gläubigkeit" und Empfänglichkeit für Instruktionen und Verstärkungen. In diesem Zusammenhang spielt die "Spiegelhaltung" des Therapeuten eine Rolle (vgl. Drigalski 1980, 68, 87, 77, 156), die die alltagsweltliche "Methode" der Mystifikation variiert (vgl. Drigalski 1980, 5, 12, 57, 71, 78, 87, 162). Denn:

> Allgemein gilt Einschränkung des Kontakts, also die Wahrung der sozialen Distanz, als Methode, um beim Publikum Ehrfurcht zu erzeugen, eine Methode, wie Kenneth Burke es formulierte, um den Darsteller beim Publikum in einem Zustand der Mystifikation zu halten (Goffman 1969, 62f).

Der Psychoanalytiker befindet sich im Setting in einer Position, die der des Helden einer von Watzlawick zitierten Anekdote ähnelt:

> Der Held der Geschichte (ein Offizier, H.W.) ist bis über beide Ohren (...) verliebt, weiß aber, daß er im Wettbewerb mit seinen Kameraden keine Chance hat, solange er dasselbe oder mehr desselben versucht wie sie. Er wählt daher eine Strategie betonter Unaufmerksamkeit: er sitzt allein an seinem Tisch, mit dem Rücken gegen sie, und wenn er weggeht, zahlt er seine Rechnung mit gespielter Gleichgültigkeit. Dies macht ihn zum einzigen Offizier, der nicht hinter ihr her ist, und wie die menschliche Natur nun einmal ist, erweckt dies solches Interesse in ihr, daß sie ihm schließlich nachstellt. Zum fassungslosen Staunen seiner Kameraden, die jede ihnen bekannte Verführung versuchten und ihn absolut <nichts> tun sahen, gewinnt er ihre Gunst (Watzlawick 1984, 174).

In diesem Sinne verwendet Watzlawick (vgl. 1984, 172f) die "betonte Unaufmerksamkeit" als Strategie der therapeutischen Gewinnung und Kontrolle der Patientenaufmerksamkeit, die der

Analytiker durch generelle Distanz, Anonymität und Passivität auf sich zieht.

3.7.3 Emotionalisierung und Überzeugung

Die Selbstthematisierung im Rahmen der analytischen "Grundregel" und der komplementäre Handlungsstil des Therapeuten bewirken eine Art Gefühlsüberflutung des Patienten. Angst, Verdacht, Wut, Scham, Dank, Trauer, Erschöpfung, Verzweiflung, Hoffnung und andere sich ablösende und mischende Gefühle, die sich unter der Voraussetzung des therapiemotivierenden Leidens in der "Behandlung" einstellen (vgl. Laplanche/ Pontalis 1980, Bd. 1, 178), setzen die Urteils- und Kritikfähigkeit herab, suggestibilisieren und führen zu einer erhöhten Anpassungsbereitschaft des Patienten, der danach trachtet Distanz, Orientierung und (Selbst-)Kontrolle zurückzugewinnen. Der Therapeut gibt unter diesen beeinflussungsgünstigen Umständen Sinn, den er der Selbstdarstellung des Analysanden flexibel und damit "überzeugend" anzupassen vermag. Im Zusammenspiel mit dem genannten und noch zu nennenden Rahmenbedingungen kann sich so die Gläubigkeit gegenüber dem Therapeuten zum Glauben an den analytischen Diskurs und an die in seinem Sinne angefertigten biographischen Beschreibungen entwickeln. Für die Annahme, daß die *Überzeugung* des Patienten als solche ein therapeutischer Zentralfaktor ist, spricht nicht nur die soziologische (Rahmen-)Analyse der Psychoanalyse, sondern auch (der späte) Freud (1937):

> Oft genug gelingt es nicht, den Patienten zur Erinnerung des Verdrängten zu bringen. Anstatt dessen erreicht man bei ihm durch korrekte Ausführung der Analyse eine sichere Überzeugung von der Wahrheit der Konstruktion, die therapeutisch dasselbe leistet wie eine wiedergewonnene Erinnerung. Unter welchen Umständen dies geschieht und wie es möglich wird, daß ein scheinbar unvollkommener Ersatz doch die volle Wirkung tut, das bleibt Stoff für spätere Erforschung (Freud 1975, 403).

3.7.4 Infantilisierung und Identifikation

Das aus Freuds hypnotischer Praxis stammende "Zeremoniell der Situation" und der distanzierte, passive und irritierende Kommunikationsstil des Erlösung versprechenden Therapeuten legen dem Hilfesuchenden unbedingten "inneren Anschluß" und Unterordnung nahe. Diese Haltungen, die auch von der "grundgeregelten" Selbstentblößung und Selbstdegradierung gefördert werden, können sich (als sozial erzeugte psychische Reaktionen) bis zur absoluten Hingabe und Identifikation mit dem Therapeuten steigern. Die hier gemeinte Befindlichkeit, die die Psychoanalyse "positive Übertragung" nennt, gleicht dem Zustand, den (der frühe) Freud wie folgt beschreibt:

> Nebenbei bemerkt, eine solche Gläubigkeit, wie sie der Hypnotisierte für seinen Hypnotiseur bereit hat, findet sich außer der Hypnose im wirklichen Leben nur beim Kinde gegen die geliebten Eltern, und eine derartige Einstellung des eigenen Seelenlebens auf das einer anderen Person mit ähnlicher Unterwerfung hat ein einziges, aber dann vollwertiges Gegenstück in manchen Liebesverhältnissen mit voller Hingebung. Das Zusammentreffen von Alleinschätzung und gläubigem Gehorsam gehört überhaupt zur Kennzeichnung des Liebens (Freud 1975, 30).

3.7.5 Blockierung, Disponierung und Umstellung

Der psychoanalytische Interaktionsrahmen bewirkt (latent) strukturell, was in Watzlawicks Therapiekonzeption den Status einer Strategie hat: "Rahmenfallen", Kognitions- und Handlungsohnmachten. Die analytische Paradoxierung der Selbstreferenz (als Ich und Nicht-Ich, Selbstaufklärung und Selbsttäuschung) blockiert den Analysanden ebenso wie die "'Sei spontan!' - Paradoxie" (Watzlawick 1982, 76) der "Grundregel". Durch sie gerät der Analysand in eine "unmögliche" Situation. Denn:

> Das Wesen dieser Paradoxieform besteht darin, daß in einer zwischenmenschlichen Situation ein Partner vom andern ein Verhalten fordert oder voraussetzt, das seiner Natur nach sich nur spontan ergeben kann, nicht aber, wenn es verlangt wird: die Forderung macht das Geforderte unmöglich (Watzlawick 1982, 76).

Der "Grundregel" zu folgen bedeutet also nicht nur, die "kritisch-analysierende, logische Zensur der Vernunft" (Watzlawick 1982, 71) zu reduzieren, sondern auch sich als inkompetent, ungenügend und scheiternd zu erleben und im Versuch, das Unmögliche zu tun, ständig mit sich beschäftigt zu sein.

> Nicht wesentlich anders ergeht es dem Schlaflosen, der sich ebenfalls bemüht, das Spontanphänomen Einschlafen willentlich zu erreichen. Auch er versetzt sich in eine «Sei spontan!»-

Paradoxie, die gerade das Gewünschte unmöglich macht (Watzlawick 1982, 76).

Mit den strukturellen Blockaden und Degradierungen des psychoanalytischen Reglements (Watzlawick 1982, 70ff) verbinden sich die inferiorisierenden "technischen" Scham- und Schuldgefühle des Analysanden, der "die Paradoxie auf sich selbst anwendet und die ursprünglich von Außen gekommene Forderung nach Spontanität damit verinnerlicht" (Watzlawick 1982, 76). Der Analysand, der sich in der Analyse zusätzlich zu seinem "symptomatischen" Leiden als "schlecht funktionierend" und moralisch defizient erfährt, ist besonders anpassungs- und glaubensbereit, autoritätshörig und kritikunfähig. Entsprechend wirksam sind die knappen und überwiegend eher impliziten Verstehensanweisungen, die vom Therapeuten "im Nebel der Konfusion" gegeben werden, "so daß sich der Intellekt an sie als einzig greifbaren und daher besonders überzeugenden Anhaltspunkt klammert" (Watzlawick 1982, 72).

Die Erzeugung "unmöglicher" Situationen und überhaupt die Blockierung fundamentaler fungierender Habitus mag auch als solche zu einer Umstellung der Prämissen des Selbst- und Welterlebens führen können. Watzlawick bezweckt diese in der Psychoanalyse latent gegebene Möglichkeit.

> Was dann ins Bewußtsein treten kann, dürfte das Begreifen des eigenen Weltbildes eben als ein Bild der Wirklichkeit und nicht als die Wirklichkeit sein. Überhaupt liegt die Vermutung nahe, daß die sogenannten mystischen Durchbruchserlebnisse Augenblicke sind, in denen wir - aus welchem Grunde auch immer - aus der Selbstrückbezüglichkeit unseres Weltbilds heraustreten und es blitzartig «von außen» und damit in seiner Relativität und seiner Möglichkeit des Andersseins sehen (Watzlawick 1982, 74).

3.7.6 Verwirrungen, Ohnmacht und Allmacht

Der Psychoanalytiker wechselt in der Verfolgung von "Spuren" permanent und in hohem Maße unvorhersehbar und uneinsehbar die Ebenen zwischen der Zuschreibung von Symptomen bzw. Symptomverdachtsmomenten einerseits und der Anerkennung von Subjektivität und (Selbst-)Verantwortlichkeit andererseits. Watzlawick nennt dies mit Searles eine "Methode, den anderen verrückt zu machen" (Watzlawick 1982, 84):

So kann man z.B. einen Partner <verrückt machen>, indem man ein und dasselbe Thema einmal in spaßhafter und das nächste Mal in todernster Weise behandelt und den Partner entweder beschuldigt, keinen Sinn für Humor oder nicht den nötigen Ernst zu haben; oder indem man sich in einer gesellschaftlichen Situation, die erotisches Verhalten ausschließt, sexuell provokant benimmt und den Partner, je nach seiner Reaktion, als sexuell gehemmt oder unverschämt bezeichnet - tertium non datur (Watzlawick 1982, 84).

Der Verwirrung und Ohnmacht des Analysanden steht die (All-) Macht des Therapeuten gegenüber, jeden Geltungsanspruch ("gemeinten Sinn") zu entwerten (zu pathologisieren), Kommunikationen zu verweigern und sich interpretativ ins Recht zu setzen. Im Hinblick auf die Deutungspotenz des Analytikers läßt sich eine Parallele zum Hypnotiseur ziehen. Hat dieser "...z.B. vergeblich versucht, eine Handlevitation zu erreichen, und bleibt die Hand regungslos und schwer, so kann er dies als einen Beweis dafür bezeichnen, daß der Patient bereits tiefer als er dies vermutet, in Trance ist. Theoretisch kann damit jeder Mißerfolg zum Beweis eines Erfolgs umgedeutet werden; praktisch liegt auch hier die Grenze bei der Findigkeit und der Geistesgegenwart des Therapeuten" (Watzlawick 1982, 89). Der Analytiker nutzt seine noch eingehend zu behandelnde Sinnübermacht als interpretations- und interaktionstechnischer Spezialist und (überzeugter) "Überzeugungsarbeiter".

3.7.7 Alternativenillusionen

Der analytische Diskursrahmen etabliert einen für die therapeutischen Akteure nicht zur Disposition stehenden Deutungsraum, dessen "Grammatik" im Laufe der Zeit (Praxis) verinnerlicht wird und *innerhalb* dessen die Kontingenzen der individuellen Biographisierung "abzuarbeiten" sind. Der therapeutische Weg zur "Selbsterkenntnis" führt also in der Auseinandersetzung mit vorgegebenen Alternativen zum kognitiven Habitus der Psychoanalyse. Diese entscheidende Modifikation des Analysanden erinnert an eine Strategie der konstruktivistischen Therapie. Dabei wird "ein bestimmter Rahmen gesetzt, der das Unerwünschte ausschließt. Innerhalb dieses Rahmens wird dann eine illusorische Wahl zwischen zwei Möglichkeiten geboten, die *beide*, jede für sich, Aspekte des gewünschten Behandlungszieles sind" (Watzlawick 1982, 88).

Eine andere Art Alternativenillusion resultiert aus Freuds Technik der Vorhersage, die es unter anderem ermöglicht, "Übertragungs-" und "Abwehrreaktionen" des Analysanden zu entwerten und in eine Bestätigung der Analyse und des Analytikers zu verwandeln. Freud schreibt:

> Der Analytiker hat die Aufgabe, den Patienten jedesmal aus der gefahrdrohenden Illusion zu reißen, ihm immer wieder zu zeigen, daß es eine Spiegelung der Vergangenheit ist, was er für ein neues reales Leben hält. Und damit er nicht in einen Zustand gerate, der ihn unzugänglich für alle Beweismittel macht, sorgt man dafür, daß weder die Verliebtheit noch die Feindseligkeit eine extreme Höhe erreichen. Man tut dies, indem man ihn frühzeitig auf diese Möglichkeiten vorbereitet und deren erste Anzeichen nicht unbeachtet läßt (Freud 1975, 415f).

Diese Strategie fungiert ebenso wie die selbstverständliche Voraussetzung des analytischen Deutungsmusters als eine "Rahmenfalle" (Goffman 1977), die den Patienten unterläuft, kognitiv entmachtet und distanzierungsunfähig macht. Jeder "Widerstand" wird zwecklos und paradoxerweise zu einem Grund, sich dem Therapeuten anzuschließen.

> Die Vorwegnahme fordert (...) ein Einverständnis dadurch geradezu heraus, daß durch sie mangelndes Einverständnis indirekt als Beweis von Begriffsstutzigkeit, Phantasielosigkeit oder beschränktem Verständnis hingestellt wird (Watzlawick 1982, 113).

3.8 Widerstände

3.8.1 Widerstandsdeutung und Widerstandsverwendung

Allen Institutionen, die die Kontrolle und Änderung von Personen bezwecken, stellt sich das Problem, die Intransparenz und Intransigenz des Bewußtseins zu kompensieren (vgl. Luhmann 1987b, 28) und zu ehrlichen Selbstbeschreibungen und Selbstbeeinflussungen zu motivieren. Die Gesundheit ist das wichtigste Motiv des modernen Menschen, sich selbst zu erforschen, sich freiwillig zu offenbaren und an der Ausforschung und Modifikation seiner selbst mitzuwirken. Die Psychoanalyse motiviert die Kooperation des Patienten durch ein bedingtes Heilungsversprechen, das ein persönliches Identitätsversprechen impliziert. Im Rahmen des analytischen Verfahrens verschwindet zugleich jegliche Interessendiskrepanz zwischen dem Kontrollierten und dem Kontrolleur, der sich als "Medium" der Aufklärung und Entfaltung des Selbst versteht und präsentiert. Die Distanzen und Dissense, die sich im therapeutischen

Transformationsprozeß manifestieren und nicht durch Beeinflussungen und Überzeugungsarbeit auszuräumen sind, werden durch die "Deutung" zu einem symptomatischen Problem des Patienten. Der Analytiker erscheint also als neutraler Partner und Instrument auf dem Weg zum Innersten, den ein Gegen-Ich versperrt, dessen "Widerstand" zu überwinden Selbsterkenntnis und Gesundheit bedeutet:

> Im Verlaufe einer psychoanalytischen Behandlung nennt man all jenes 'Widerstand', was in den Handlungen und Worten des Analysierten sich dem Zugang zu seinem Unbewußten entgegenstellt (Laplanche/Pontalis 1980, Bd. 2, 622).

Mit dem Etikett "Widerstand" verunmöglicht die Psychoanalyse Distanzen und Distanzierungen. Diese verlieren ihren "primären" Sinn und werden zum "Königsweg" der Erkennung und Veränderung des Analysanden. Widerstand gilt als "eine Manifestation, die zur Behandlung und zur Erinnerung gehört, die die Behandlung fordert. Eine Manifestation, deren Kraft die gleiche ist wie diejenige, die vom Ich auf die peinlichen Vorstellungen ausgeübt wird" (Laplanche/Pontalis 1980, Bd. 2, 624). Als individuelle Symptome, deren Sinn erst am Ende der Analyse voll transparent erscheint, stellen die zugeschriebenen Widerstände Objekte der Beeinflussung, Ziele der Selbstüberwindung und Orientierungen der analytischen Biographisierung dar (vgl. Ricoeur 1977). Der Analysand wird in diesem Rahmen vollständig kontrollierbar und zum vorbehaltlosen Subjekt seiner Veränderung, das keinerlei Autonomie außerhalb der Analyse besitzt.

Auch die konstruktivistischen "Lösungen" machen den Widerstand gegen eine Veränderung zu einem Ansatzpunkt für eine Veränderung, und zwar dadurch, daß der Therapeut den Widerstand "umdeutet" (vgl. Watzlawick 1984, 159; 1982, 108) oder "verschreibt", so daß sich der Patient (wie in der Analyse) selbst ad absurdum führt. Daß dies funktioniert, zeugt von der außerordentlichen Autorität des Therapeuten, die eine generelle Bedingung therapeutischer Interventionen darstellt. Watzlawick nennt als Beispiel

> ...die nicht allzu seltene Lage, die dann besteht, wenn einerseits ein Fortschritt in der Therapie seitens dritter Personen (Ehepartner, Eltern, Lehrer, behandelnde Ärzte, Sozialarbeiter) gemeldet wird, der Patient selbst aber beharrlich darauf besteht, daß ihm die Therapie nicht helfe. In diesem Falle kann es ihm, ohne Erklärung des Grundes, zur Auflage gemacht werden, auf keinen Fall jemals auch nur die leiseste Besserung zu erwähnen, sondern, welchen Verlauf auch immer die Behandlung nehme, nur zu melden, daß sich nichts geändert habe. Gleichgültig, ob

er auf die Verhaltensverschreibung eingeht oder nicht, kann ihn der Therapeut nun jedesmal für seine willige Mitarbeit loben, wenn er sich weiterhin über das Ausbleiben von Fortschritten beschwert - denn gerade dann, wenn er darauf besteht, daß wirklich keinerlei Fortschritt eingetreten sei und er sich wirklich darüber beschwere (und nicht nur, weil der Therapeut aus irgend welchen absurden Gründen dies so wolle), läßt sich dies als besonders gewissenhafte und erfindungsreiche Befolgung der Verhaltensverschreibung hinstellen. Auch hier spielt die schon zum Thema der Umdeutungen und der Illusion der Alternativen erwähnte Setzung eines Rahmens herein: Der Patient pocht darauf, daß seine Beschwerde außerhalb des Rahmens der Verhaltensverschreibung stehe; der Therapeut schließt die Beschwerde in den Rahmen ein, indem er die Äußerung, «Meine Beschwerde ist nicht die Befolgung Ihres Auftrags, sondern eine wirkliche Beschwerde», zu einer Befolgung seines Auftrags deklariert" (Watzlawick 1982, 112).

Das Beispiel macht deutlich, daß auch die konstruktivistische Widerstandsverwendung eine "Rahmenfalle" darstellt, die Subjektivität "einklammert" und außer Kraft setzt (vgl. Watzlawick 1984, 164). Dem "gemeinten Sinn" des Patienten zu folgen heißt für Watzlawick wie für Freud, das Symptom zu perpetuieren, "mehr desselben" (Watzlawick 1984, 51ff) zu bewirken. Der konstruktivistische Therapeut ersetzt zwar das Spiel des Unbewußten durch "Spiele" auf der "Beziehungsebene" (vgl. z.B. Watzlawick 1984, 159, 167); aber er bleibt beim Konstrukt des "'reparaturbedürftigen Objekts'" und operiert wie der Analytiker in einem a priori asymmetrischen und strategischen Verhältnis zum Patienten (vgl. Watzlawick 1984, 160). Wie dem analytischen "Spiegel" gelten dem konstruktivistischen Therapeuten intuitive "Allerweltsformen" der Hilfe als kontraproduktiv:

> Wenn sich eine Veränderung nur zögernd ergibt, legt uns der gesunde Menschenverstand eine ermutigende Haltung und vielleicht auch etwas sanftes Nachhelfen nahe. Wenn der gewünschte Wandel sich dann einstellt, scheint in ähnlicher Weise Lob und Optimismus angebracht, um weiteren Fortschritt zu fördern. Nichts trifft meist weniger zu (Watzlawick 1984, 161).

Die Prämissen der kognitiven Überlegenheit des Therapeuten und der inferiorisierenden Autonomie der Krankheit, von denen die "Antagonisten" Psychoanalyse und konstruktivistische Therapie ausgehen, legitimieren "kontraintuitive" Interventionen, wie die Mitteilung "'Ihre Situation ist hoffnungslos'" (Watzlawick 1984, 165) und Interventionsverzichte wie die analytische "Spiegelhaltung". Aus seiner Außen- und Meta-Stellung operiert der Therapeut (als Analytiker oder Konstruktivist) generell in einem zumindest teilweise verdeckten (Doppel-)Sinn mit fallangepaßten Taktiken und ("paternalistischen") Täuschungen. So verschweigen die analytischen Therapeuten bestimmte Symptomverdächtigungen und Deutungen, und sie evozieren "Fehlrahmungen" des Patienten (z.B. "Übertragungen"), die sie zum Gegenstand ihrer kontrollierten "Spiegelungen" machen. In der konstruktivistischen Therapie wird auf ähnliche Weise "Widerstand zuerst provoziert und dann verwendet" (vgl. Watzlawick 1982, 109). Ein Beispiel für diese strategische Verwendung des Widerstands läßt sich mit Watzlawick anhand

> ...des in der Familienpsychotherapie häufig anzutreffenden Interaktionsmusters zwischen dem renitenten Jugendlichen und seinen Eltern geben, die entweder mit ihrem Latein am Ende sind oder ihn ununterbrochen mit wirkungslosen Strafen zu bessern versuchen. In Anwesenheit des Jungen kann hier der Therapeut unter Berufung auf die Autorität seiner «langjährigen klinischen Erfahrung in solchen Fällen» die Lage dahin umdeuten, daß der Junge nicht wirklich frech ist, sondern aus einer tiefsitzenden, existenziellen Angst vor dem Erwachsenwerden und dem Verlust der Sicherheit des Kindesalters handelt. Diese Umdeutung bezweckt zweierlei. Erstens mobilisiert sie fast unweigerlich die Trotzhaltung des Jungen, da für ihn die Unterstellung von Angst unannehmbar ist; in seiner eigenen Sicht handelt er ja aus einer Position von Stärke und Wagemut. Da er aber diesmal nicht gegen ein Verbot anrennt, sondern gegen das Urteil eines «Fachmanns» darüber, was «in Wirklichkeit» in ihm selbst vorgeht, kann er dieses Urteil nur dadurch *ad absurdum* führen, daß er den Nachweis erbringt, keineswegs ein hilfloser Spielball unbeherrschbarer Kräfte zu sein. Dies läßt sich nur dadurch erreichen, daß er sich weniger renitent benimmt, während der Therapeut jedes neuerliche freche Verhalten als «Beweis» für die Richtigkeit seiner Deutung hinstellen kann" (Watzlawick 1982, 109).

Das Beispiel zeigt eine Form strategischen Handelns, die nicht durch Verfahrensregeln und Deutungsmuster eingeschränkt ist. Dagegen erzeugt die institutionalisierte Interaktionsform der Psychoanalyse "automatisch" Abwehrreaktionen (vgl. Flader u.a. (Hrsg.) 1982), die der Therapeut strategisch kontrollieren muß. Aber in jedem Fall laufen die "gemeinten" Widerstände des Patienten durch die psychologische "Klammerung" systematisch ins Leere. Dies impliziert die Aufhebung symmetrischer Diskursformen. So hat der Patient im konstruktivistischen Rahmen "immer recht (außer, daß er eventuell noch 'rechter' haben könnte), und der Therapeut läßt sich daher nie auf einen offenen Machtkampf mit ihm ein" (Watzlawick 1982, 114). Ebensowenig vermag sich der Analysand als argumentierendes Subjekt selbstbestimmt ins Spiel bringen.

Die innere Wahrheit des Selbst zu entdecken erfordert nach Freud eine fremdgesteuerte Selbstöffnung und Selbstüberwindung des Patienten auf der Basis des therapeutischen "Arbeitsbündnisses". Psychoanalyse ist ein gemeinsamer "Kampf gegen Widerstände" (Ricoeur 1977, 849), der mit der Überwindung kostenden "freien Assoziation" des Analysanden beginnt. Diesem "verordneten" Verhalten entspricht in der konstruktivistischen Therapietechnologie (gleichsam als entfernte Verwandte) die "Verhaltensverschreibung" "Propagieren statt verheimlichen" (Watzlawick 1984, 150ff). Der Sinn dieser "Verschreibung" besteht in einem verhaltensmodifikatorischen (Lern-)Effekt. Sprechangst z.B. soll sich folgendermaßen therapieren lassen:

> Es wird dem Betroffenen zur Auflage gemacht, seine Ansprache mit der Bemerkung einzuleiten, daß er äußerst nervös sei und sein Lampenfieber ihn wahrscheinlich überwältigen werde. Diese Verhaltensverschreibung kommt einer völligen Veränderung seiner bisherigen Lösungsversuche gleich. Statt sein Symptom zu verheimlichen, macht er es publik. Da aber die versuchte Lösung sein Problem *ist*, verschwindet sein Problem zusammen mit dem Aufgeben des Lösungsversuchs, und damit verschwindet auch die dem Problem zugrundeliegende Annahme, ohne irgendeine Einsicht in ihr Wesen und ihren Ursprung (Watzlawick 1984, 151f).

Im Prinzip ähnlich wie diese Verhaltensverschreibung führt die "Grundregel" als solche zu (Selbst-)Erfahrungen, psychischen Reaktionen (Be- und Entlastungen) und Lernprozessen. So mag der (standardisierte) analytische Selbstthematisierungsmodus als eine Art Desensibilisierungsprogramm für Scham und Peinlichkeit fungieren und die Kompetenz und Stabilität verleihen, Peinliches mitzuteilen und sozial zu vertreten.

3.8.2 Basen der psychoanalytischen Widerstandskontrolle

Die psychoanalytische Kontrolle und Überwindung des Widerstands erfolgt im Rahmen der "technischen" Beziehungsdefinition. Im Kampf zwischen den psychologischen Identitäten des Analysanden (als "Ich" und Selbsttäuscher) erscheint der Therapeut als neutraler Stellvertreter und Unterstützer des "Ichs", dessen "Einsicht" in die Realität seiner Innen- und Außenwelt (vgl. Greenson 1982, 151ff) er durch ein dem Experiment nachgebildetes Verfahren befördern soll (vgl. Freud 1975, 417f). Der Analysand, der das Verfahrens- und Deutungsmuster der Analyse internalisiert, tritt sich dabei als einem "Anderen der Vernunft" (Foucault) gegenüber und betrachtet sich zunehmend "mit dem Interesse des Forschers" (Freud 1975, 75). Die mit dieser Perspektive verbundene (Selbst-) Distanz erleichtert die konsequente Übernahme der Analysandenrolle, z.B. die Thematisierung von sonst "Uneingestehbarem". Die Selbstdefinition des Patienten als Forscher in eigener Sache ist im Verbund mit dem psychologischen Selbst-Modell auch eine entscheidende Basis im analytischen "Widerstandskampf". Freud beschreibt die Entwicklung der "Assistentenrolle" des Analysanden, die den Durchbruch der therapeutischen Sozialisation bedeutet:

> Sodann darf man auf das intellektuelle Interesse rechnen, das sich nach kurzer Arbeit beim Kranken zu regen beginnt. Indem man ihn aufklärt, ihm von der wundersamen Welt der psychischen Vorgänge Mitteilungen macht, in die man selbst erst durch solche Analysen Einblick gewonnen hat, gewinnt man ihn selbst zum Mitarbeiter, bringt ihn dazu, sich selbst mit dem objektiven Interesse des Forschers zu betrachten, und drängt so den auf affektiver Basis beruhenden Widerstand zurück (Freud 1975, 75).

Die "dosierte" Aufrechterhaltung des Analysandenleidens ist eine weitere Basis der analytischen Widerstandskontrolle. Jede Verbesserung des subjektiven Befindens demotiviert nach Freud die Investition in die aufwendige und schmerzhafte Selbsterkenntnis:

> Wir müssen, so grausam es klingt, dafür sorgen, daß das Leiden des Kranken in irgend einem wirksamen Maße kein vorzeitiges Ende finde. Wenn es durch die Zersetzung und Entwertung der Symptome ermäßigt worden ist, müssen wir es irgendwo anders als eine empfindliche Entbehrung wieder aufrichten, sonst laufen wir Gefahr, niemals mehr als bescheidene und nicht haltbare Besserungen zu erreichen (Freud 1975, 245).

Neben und im Zusammenhang mit dieser "Handhabung" des Leidens wirkt das therapeutische "Surrogat von Liebe" (Freud 1975, 93). Dessen systematische Verknappung, die "technische" Tatsache, daß "die feineren Weisen der Befriedigung wie Bevorzugung, Intimität usw. (...) vom Analytiker nur in spärlichem Ausmaß gewährt" (Freud 1975, 415) werden dürfen, steigert ihre motivierende, konditionierende und sanktionierende Kraft, die der Therapeut strategisch zur Kontrolle und Beeinflussung des Patienten einsetzt. Im Kampf gegen Widerstände muß das Ich zudem "beständig angeeifert und beschwichtigt werden, um sich uns nicht zu verweigern" (Freud 1975, 417). Freud betont immer wieder die "wichtige Rolle der Person des Arztes bei der Schöpfung von Motiven (...), welche die psychische Kraft des Widerstands besiegen sollen" (Freud 1975, 93). Dank dieser "persönlichen" Komponente und ihrer eigentümlichen Verbindung mit der funktionalen Autorität des Experten kann es gelingen, die Abwehrmotive des Analysanden "zu entwerten oder selbst sie durch stärkere zu ersetzen" (Freud 1975, 76). Freud hält dies für wichtiger als die Deutung:

> Der Kampf gegen alle diese Widerstände ist unsere Hauptarbeit während der analytischen Kur, die Aufgabe der Deutungen verschwindet dagegen (...) Es kommt mehr darauf an, ob der Weg frei ist (Freud 1975, 315).

Dem entspricht der Rat, die Deutung "nicht eher mitzuteilen, als bis der Patient knapp davorsteht, so daß er nur noch einen kurzen Schritt zu machen hat, um sich dieser Lösung selbst zu bemächtigen" (Freud 1975, 200). Freuds Beobachtung, daß "eine sichere Überzeugung von der Wahrheit der Konstruktion therapeutisch dasselbe leistet wie eine wiedergewonnene Erinnerung" (Freud 1975, 403), läßt nun den Schluß zu, daß nicht die (Deutungs-)"Lösung" sondern der analytische (Sozialisations-)Prozeß, der durch die Überwindung von "Widerständen" zum *Glauben* an die Deutung führt, das Wesen der "Behandlung" und ihres Erfolgs ausmacht.

3.9 Deutungen

3.9.1 Definitionen

Die Psychoanalyse ist eine "Kunst der Deutung" (Freud), die "eine Symmetrie zwischen dem theoretischen Apparat und seiner subjektiven Aneignung durch das Bewußtsein des Patienten" zustandebringt (Berger/Luckmann 1969, 122), und zwar auf der Basis psychologischer Beschreibungen und Erklärungen, die, als wissenschaftliche Wahrheiten geltend, nicht zur Disposition stehen. Der Therapeut gilt andererseits als eine Art Moderator, der alternative Deutungselemente wählen und der Individualität des "Falles" anpassen soll. Sinngebung, Wahrheitsglaube und Deutungsspielraum ermöglichen die Erfahrung der

"Selbsterkenntnis", deren therapeutische "Programmierung" Robert Castel beschreibt:

> Die Rolle des Analytikers besteht darin, der konkreten Situation gewisse Bedeutungen anzupassen, die ihm aus dem analytischen Korpus zur Verfügung stehen. Ich sage damit weder, daß er sie erfindet noch, daß er sie dem Einzelfall einfach auferlegt: das Subjekt "erkennt sich darin selbst" wie man sagt (zumindest in den günstigen Fällen), d.h. daß der Sinn, der ihm vom Analytiker im Spiegelbild gezeigt wird, damit zu Beginn des Prozesses gegeben ist; dieser spricht also die Wahrheit des Subjektes aus oder wird als dazu berechtigt angesehen (Castel 1976, 72).

Der analytische Therapeut lizensiert zunächst die "Diskurswelt" (Flader/Grodzicki 1982, 186f) des Analysanden, der im Bund mit dem Therapeuten eine "Entschlüsselung" seiner selbst beabsichtigt. Mit dieser "Resymbolisierung" (Lorenzer) soll schließlich das Geheimnis des leidenden Selbst, "das 'dahinter Stehende' zu Bewußtsein gebracht werden" (Flader/Grodzicki 1982, 142), was eine kognitive und moralische Vormachtstellung des Therapeuten impliziert. Die als "Muster" zusammenhängenden Deutungselemente der Analyse ("Übertragung", "Rationalisierung", "Projektion" etc.) fundieren diese Position und immunisieren darüber hinaus gegen Zweifel und Kritik. Berger und Luckmann:

> Die Theorie kann noch vervollkommnet werden. Sie kann zum Beispiel jeglichen Zweifel an der Therapie, seitens des Patienten oder des Therapeuten, in einer Weise theoretisch vorwegnehmen, die einer Liquidation solcher Zweifel gleichkommt. Für diejenigen des Patienten steht dann etwa eine Theorie des »Widerstandes«, für die des Therapeuten eine Theorie der »Gegenübertragung« zur Verfügung (Berger/Luckmann 1969, 122).

Die theoretische Vorstellung eines individuellen "Unbewußten", das als ein konstantes, gesetzmäßig operierendes und sich redundant repräsentierendes System existiert, berechtigt den therapeutischen Deuter, in einer unbestimmt "gleichschwebenden Aufmerksamkeit" auf eine systematische (schriftliche) Fixierung und Auswertung seiner (Selbst-)Beobachtungen zu verzichten. Darüber hinaus begründet die analytische Gegenstandsbeschreibung die relative Anomie der therapeutischen Interaktion und die eher intuitiven Bezugnahmen des Therapeuten auf die "Materiallieferungen" des Analysanden. Freud schreibt über "die Führung des Unbewußten" (Freud 1975, 154) als Prinzip der Deutung:

> Man verzichtet also auf nichts Erreichbares, wenn man die Absicht einer vollständigen Traumdeutung aufgibt. Man verliert aber auch in der Regel nichts, wenn man die Deutung eines älteren Traumes abbricht, um sich einem rezenteren zuzuwenden. Wir haben aus schönen Beispielen voll gedeuteter Träume erfahren, daß mehrere aufeinanderfolgende Szenen desselben Traumes den nämlichen Inhalt haben können, der sich in ihnen mit etwas steigender Deutlichkeit durchsetzt. Wir haben ebenso gelernt, daß mehrere in derselben Nacht vorfallende Träume nichts anderes zu sein brauchen als Versuche, denselben Inhalt in verschiedener Ausdrucksweise darzustellen. Wir können ganz allgemein versichert sein, daß jede Wunschregung, die sich heute einen Traum schafft, in einem anderen Traume wiederkehren wird, solange sie nicht verstanden und der Herrschaft des Unbewußten entzogen ist. So wird auch oft der beste Weg, um die Deutung eines Traumes zu vervollständigen, darin bestehen, daß man ihn verläßt, um sich dem neuen Traume zu widmen, der das nämliche Material in vielleicht zugänglicherer Form wiederaufnimmt (Freud 1975, 153f).

In der diskursiven Selbstdefinition der Analyse und im Erleben des "erfolgreich" sozialisierten Analysanden gilt der Analytiker als "distanzierter Dritter" und als Hilfsmittel auf dem Weg "zum Kerne der pathogenen Organisation" (Freud 1975, 84), um die die aufzuklärenden "Themen" ("Gruppierungen gleichartiger Erinnerungen") "konzentrisch geschichtet" sind (Freud 1975, 82).

> Es sind *Schichten* gleichen, gegen den Kern hin wachsenden *Widerstandes und damit Zonen gleicher Bewußtseinsveränderung*, in denen sich die einzelnen Themen erstrecken. Die periphersten Schichten enthalten von verschiedenen Themen jene Erinnerungen (oder Faszikel), die leicht erinnert werden und immer klar bewußt waren; je tiefer man geht, desto schwieriger werden die auftauchenden Erinnerungen erkannt, bis man nahe am Kerne auf solche stößt, die der Patient noch bei der Rekonstruktion verleugnet (Freud 1975, 82).

Die Psychoanalyse erscheint also als eine Art psychologisch-biographische Rahmenanalyse, die sich auf ein "reparaturbedürftiges Objekt" bezieht. Freud verglich die Deutungsarbeit des Analytikers mit der Arbeit des "Archäologen", "der eine zerstörte und verschüttete Wohnstätte oder ein Bauwerk der Vergangenheit ausgräbt" (Freud 1975, 397). Diese Metaphorik unterstreicht die ontologischen Prämissen des analytischen Deuters, der über die latenten Bedeutungen des Analysandenverhaltens zu einem inneren (Selbst-)Sein vorstoßen und Zugang verschaffen will. Letzteres wird im Rahmen der individuell angepaßten Strategie der Widerstandsüberwindung versucht.

Die Symptomverdächtigung und Deutung des Analytikers setzt bei Inkonsistenzen an, die er den Mitteilungen und Ausdruckselementen des Patienten zuschreibt. Dies impliziert Normalitäts- und Stimmigkeitsvorstellungen, die den Deutungsexperten als "Jedermann" auszeichnen. Gleichzeitig "hört" der Analytiker aufgrund diskursiver Konsistenzvorstellungen und fallspezifischer Biographisierungen, die zusammen mit seinen eher intuitiven Normalitätsverständnissen Hintergründe seines Interpretierens und Intervenierens abgeben. Ein therapeutischer Praktiker schreibt:

> »Solange der Patient Mitteilungen macht, die >schlüssig< sind, d.h. die keine (...) Bruchstellen aufweisen, ist der Analytiker Zuhörer. Seine Aktionen beschränken sich auf die Bemühung, das Erfahrene (...) in das ihm schon Bekannte zu integrieren« (Grodzicki, zit. n. Flader/Grodzicki 1982, 182).

Der Analytiker operiert zunächst mit "normalen" kognitiven Mitteln und auf umgangssprachliche Weise, z.B. um Beobachtungen zu klären. Die auf dieser Ebene nicht lösbaren Rätsel werden zu Gegenständen der eigentlich analytischen Rekonstruktion (Flader/Grodzicki 1982, 182f), die nicht nur auf einem (Erkenntnis-)Verfahren sondern auch auf fungierenden Habitus beruht. Diese erzeugen stilidentische Handlungen, etwa Deutungsmitteilungen, deren Formen und Prinzipien wie andere Komponenten der therapeutischen Praxis noch weitgehend ungeklärt sind und es für die Therapeuten bleiben können. Denn:

> Die verbalen und interaktiven Prozesse, die der Ausführung einer Deutung zugrundeliegen, werden dabei als »geläufig« oder »bekannt« vorausgesetzt, da die Beherrschung dieser Prozesse zu dem praktischen Wissen von Analytikern über die Durchführung der Therapie als ein Gespräch (besonderer Art) gehört. Dieses praktische Diskurswissen wird implizit im Verlauf der Ausbildung (der Lehranalyse) und in Seminaren zur »Technik« erworben und im Verlauf der eigenen therapeutischen Praxis vervollkommnet (Flader/Grodzicki 1982, 146).

3.9.2 Deuter

Therapeutische Deutungen beruhen auf Deutungsschemata (Normalitätsbegriffen, "Symptomatologien", "Ätiologien" etc.) und auf einer Spezialistenrolle, die mit einer "diffusen" Autorität gepaart ist. Der institutionellen Asymmetrie der Kompetenz entsprechen Mystifikationen und Idealisierungen (vgl. Goffman 1969) des deutungsbedürftigen Publikums und komplementäre, institutionell gestützte Strategien der Deuter. Dem Psychoanalytiker, der sowohl einen wissenschaftlichen als auch einen "existenztechnischen" Geltungsanspruch erhebt, bringt der "Normalfall" eine besondere Gläubigkeit entgegen, weil er sich von dem geheimnisvollen Kennen und Können dieses Experten die Lösung seines Rätsels und damit Erlösung verspricht:

> Dem Deutenden haftet daher auch der Nimbus des Besonderen, des über mehr Möglichkeiten Verfügenden als andere Menschen an, er bekommt einen Allmachtsaspekt, der verknüpft ist mit dem ambivalenten Gefühl des Unheimlichen wie auch dem des Helfen- und Schützenkönnenden, d.h., er rückt dicht an die Sphäre des Göttlichen heran.
>
> Diese Aura von Macht, die den Deutenden umgibt, ist die Folge einer Asymmetrie, die zwischen ihm und seinem Publikum besteht: Er allein verfügt über die Mittel, Unverstandenes verständlich und damit handhabbar zu machen (Flader/Grodzicki 1982, 141).

Der Analytiker ist ein "Hüter unserer Kosmologie" (Goffman 1977), der im Falle von Abweichungen, Orientierungs- und Kontrollverlusten Erklärungen und Hilfen anbietet. Deren erster Schritt besteht im "fallinhaltlich" zunächst noch unbestimmten Verweis auf die geheime Ordnung des Inneren, die im analytischen Prozeß zunehmend in Definitionen gefaßt wird. Dem durch Wissenschaftlichkeit, situative "Dramaturgie" und besondere Persönlichkeitsattribute ausgezeichneten Therapeuten wird umso mehr Hoffnung entgegengebracht und Charisma zugeschrieben, je mehr er Leiden und Schaden abzuwenden und wiedergutzumachen verspricht.

Der Analytiker stützt sich gleichzeitig auf den Ausweis der Lehranalyse, die nicht nur für eine spezifische Qualifikation des Therapeuten steht, sondern auch eine Art Modellrolle begründet. Frank verweist auf Parallelen zur primitiven Heilkunst:

> Nach Spiro (1967) sind die burmesischen Heiler teils Schamanen, die sich aus den Trägern pathogener Symptome rekrutieren und die gegen schädliche Geister nicht mehr vermögen, als sie günstig zu stimmen, teils Exorzisten und Mitglieder magisch-

> religiöser Sekten, die Geister beherrschen können. Das burmesische Beispiel weist auf mindestens zwei Gründe hin, aus denen ein Heiler fähig sein kann, beim Patienten Vertrauen zu erwecken: daß er selbst ähnliche Probleme gut überwunden hat (was auch die Einklangbeziehung stärken dürfte), und daß er Mitglied einer kulturell angesehenen Heilsekte ist. Für den analysierten Psychoanalytiker gilt beides (Frank 1985, 91).

Deutungsspezialisten wie den Psychoanalytikern, die subjektiv und sozial höchst relevante Definitionen anfertigen und so z.B. entscheiden, "ob man das Verhalten eines Menschen (...) unter einem voluntaristischen oder einem deterministischen Blickwinkel sehen soll" (Goffman 1977, 340), wird eine besondere moralische Qualität (Redlichkeit, Fairness, Wahrhaftigkeit, Unabhängigkeit usw.) zugeschrieben (vgl. Goffman 1977, 503). Die Psychoanalytiker befinden sich damit in einer Rolle, die eine spezifische soziale Kontrollmacht impliziert und die die Anerkennung der Elemente des Deutungsmusters nahelegt, das die Autorität des Therapeuten "inhaltlich" fundiert. Das Konzept des Unbewußten spielt in diesem Zusammenhang eine strategische Schlüsselrolle:

> Da der Patient der Definition entsprechend nicht wissen kann, was er unbewußt tut oder sagt, muß er darauf vertrauen, daß ihm der Analytiker entdecken hilft, was er in Wirklichkeit meint und in Wirklichkeit tut. Er muß also zwangsläufig dem Analytiker die Autorität einräumen, die Geschehnisse zu definieren und damit die Kontrolle über die Beziehung zu übernehmen.
>
> (...)
>
> Die meisten Techniken der Psychoanalyse dienen dem Zweck sicherzustellen, daß sich der Patient mit der sekundären Position in einer komplementären Beziehung begnügt. Falls der Patient symmetrische Manöver versucht und in einer Frage offen eine andere Meinung vertritt als der Therapeut, dann wird der Analytiker seine Manöver als Produkt eines unbewußten Wunsches bzw. als eine Manifestation von Widerstand gegen seine Genesung definieren. Symmetrie als Beziehungsform ist, falls überhaupt, erst nach Abschluß der Behandlung gestattet (Haley 1987, 104).

Auf der Basis seiner sozial erzeugten Definitionsmacht und Autorität kann der Analytiker dem Analysanden außergewöhnliche Kommunikationsfreiheiten zugestehen und die Darstellung von Gefühlen zulassen, die jede andere Beziehung sprengen würden (vgl. Flader/Grodzicki 1982, 191). Und dies wiederum steigert die Autorität und die Wirksamkeit des Therapeuten.

3.9.3 Neutralität, Spielraum und Autonomie

Das strikte Neutralitätsgebot der Psychoanalyse entspricht ihrem Selbstverständnis als Wissenschaft (quasi-experimentelles Verfahren) und ihrem Verständnis des ("reparaturbedürftigen") Objekts. Laplanche und Pontalis nennen die Dimensionen der analytischen Neutralitätsnorm, die einen einmalig toleranten Kommunikationsraum etabliert und daher von vielen neueren Therapieformen mehr oder weniger tradiert wird:

> Der Analytiker soll neutral sein im Hinblick auf religiöse, moralische und soziale Werte, das heißt die Behandlung nicht aufgrund irgendeines Ideals lenken und sich jedes Rats enthalten; neutral in bezug auf Übertragungsmanifestationen, was man gewöhnlich durch die Formulierung ausdrückt: »nicht in das Spiel des Patienten eindringen«; neutral schließlich gegenüber den Worten des Analysierten, das heißt nicht dieses Fragment oder jenen Bedeutungstypus von vornherein aufgrund theoretischer Vorurteile bevorzugen (Laplanche/Pontalis 1980, Bd. 1, 331).

Der analytische Deuter fungiert auf dieser Grundlage als "Biographiegenerator" (Hahn), der die "Metapsychologie" auf das vom Analysanden teils willkürlich und teils unwillkürlich (symptomatisch) ausgebreitete Wissen bezieht und abhängig von der psychischen Verfassung des Analysanden "Deutungsangebote" macht. Diese gelten bis zum Abschluß der Behandlung prinzipiell als unsichere und unvollständige Konstruktionen. Erst wenn die analytische Rekonstruktion nach Ansicht des Therapeuten zu einem "lückenlosen" Gesamttext (Biographie) geführt hat, kann Gewißheit über die "Wahrheit des Subjekts" herrschen (vgl. Freud 1975, 396). Deren Inhalt steht insofern schon vor der Behandlung fest, als die Verfahrensweisen und Deutungsmuster (z.B. Identitätsschemata) feststehen, von denen die Zuschreibung von Bedeutung, Relevanz, Konsistenz usw. abhängt. Die individuelle Biographie, die in der Therapie angefertigt wird, ist also im wesentlichen vor dem und für den Analysanden und nicht *vom* Analysanden "geschrieben". In Habermas' Worten: "Nur die *metapsychologisch begründete, systematisch verallgemeinerte Historie* der frühkindlichen Entwicklung mit ihren typischen Entwicklungsvarianten setzt den Arzt instand, die im analytischen Gespräch gewonnenen bruchstückhaften Informationen so zusammenzusetzen, daß er die Lücken der Erinnerung rekonstruieren und die Erfahrung der Reflexion, derer der Patient zunächst unfähig ist, hypothetisch vorwegnehmen kann" (Habermas 1979, 318).

Der "nondirektive" Therapeut verweigert dabei die Annahme der ihm angesonnenen Komplementärrolle und überträgt dem Patienten, der normalerweise vom Experten Rat und "tätige" Hilfe erwartet, die interaktionelle Führung. Der Patient soll reden und die Gesprächsthemen bestimmen, und er gilt als eigentlich maßgebend für den therapeutischen Erfolg. Umgekehrt präsentiert sich der Therapeut als "Spiegelplatte", die für direkte Unterstützungen unzuständig ist (vgl. Haley 1987, 101f). Vor allem der unvorbereitete Patient befindet sich damit (und durch die erwähnten "technischen" Paradoxien) in einer "unmöglichen Situation", die psychische Folgen haben mag. Denn:

> »Spontane« Verhaltensänderungen scheinen immer dann aufzutreten, wenn ein Mensch in einer unmöglichen Situation gefangen ist - das heißt in einer Situation, die er durch seine üblichen Verhaltensweisen nicht lösen kann. Dadurch wird er provoziert, in Formen zu reagieren, die er nie zuvor erprobt hat. Von diesem Standpunkt aus scheint die Psychotherapie Ähnlichkeiten mit den Methoden aufzuweisen, die von östlichen Religionen benutzt werden, um »Befreiung« oder »Erleuchtung« zu erlangen (Haley 1987, 111f).

Die "Situation" des Patienten zeichnet sich durch eine Reihe von Aspekten aus, die neben spontanen Verhaltensänderungen subtile "Aufmerksamkeitslenkungen" (vgl. Flader/Grodzicki 1982, 164ff), "Verstehenssteuerungen", Verstärkungen (vgl. Trömel-Plötz 1978, 38ff), Identifikationen und Lernprozesse im Sinne der Analyse erleichtern oder herbeiführen. Parallel dazu verfolgt der Analytiker die "Strategie", das analytische Deutungsmuster flexibel und patientenzentriert zu vermitteln. Indem er dabei dem Patienten die Initiative und die Verantwortung überträgt, indem er ihn mitarbeiten, "dramatisch dominieren" und selbst bestimmen läßt (vgl. Habermas 1979, 318), perfektioniert er Grundprinzipien der persönlichen Beeinflussung. Frank beschreibt einen "kleinsten gemeinsamen Nenner", auf den auch die Psychoanalyse zu bringen ist:

> Alle Methoden der Heilung oder Einstellungsänderung durch persönliche Einflußnahme scheinen zu erfordern, daß der Behandelte an den Maßnahmen aktiv teilnimmt. Ein großes Stück Arbeit muß er selbst leisten. Überdies ist typischerweise der Charakter seiner Aktivitäten nicht genau vorgeschrieben, so daß er manche Initiativen ergreifen muß. Was zum Beispiel Inhalt seines Bekenntnisses bei einem religiösen Heilungsvorgang, in Erweckungsversammlungen oder in der Gedankenreform sein soll, liegt immer ganz bei ihm. Der Überzeuger dringt nur ständig in ihn, noch mehr zu gestehen, manchmal mit der

verstärkenden Behauptung, er wisse schon, welches die Sünde oder das Verbrechen sei, doch ohne daß er sagt, was er weiß. Die Universalität dieses Verfahrens spricht dafür, daß der Einzelne seine Einstellung wahrscheinlich eher dann ändern wird, wenn er bewogen werden kann, sich an dem Vorgang selbst zu beteiligen, besonders wenn er dabei manche Initiativen übernimmt. Einige experimentelle Studien über das Bewirken von Meinungsänderungen stützen diese Hypothese (Frank 1985, 161).

3.9.4 Problematisierung, Desorientierung, Reorientierung

Die Analysandenrolle impliziert die identitätsrelevante (Selbst-) Zuschreibung einer Bedürftigkeit und einer Fähigkeit. Als "reparablem Objekt" wird dem Analysanden diesseits und jenseits des therapeutischen Interaktionsrahmens abverlangt, sich im Sinne des gehegten Pathologieverdachtes "einzuklammern" und "die Position der (kritischen) Selbstbeobachtung" (Flader/Grodzicki 1982, 179) einzunehmen. Im therapeutischen Gespräch bedeutet dies: radikale Introspektion, zensurloses "Senden" und analytische Selbstbefragung. Komplementär fungiert der Therapeut als technischer Hilfesteller, Deuter und "Übersetzer" der Deutung. Flader und Grodzicki geben ein Beispiel für die Funktionen der Rollen in der Therapie (P = Patient, A = Analytiker):

(8) P: ...Grade *diese* (gemeint ist eine Frau, H.W), diese letzte da - is' mir nun 'mal aufgefallen, daß sie irgendwann im Gespräch mich am Oberarm gepackt hat, hh ((ausatmend)) .. oder mehr oder beiläufig ihre Hand auf mein Knie gelegt hat, hhh ((ausatmend)) und da hab' ich sofort »huch« gedacht.
(9) A: Huch?
(10) P: ((Lacht)) Ja, wie die Frau, die 'ne Maus sieht und auf den Tisch springt.

(Flader/Grodzicki 1982, 151f)

(...)

(Redebeitrag 11)
A: (...)..Sie legt Ihnen die Hand auf den Oberschenkel.und sagt damit: »Ich hab'auch einen Oberschenkel, hast du'ne Hand?« und Sie sagen »huch«, »huch«, als wenn'ne Maus in'n Ausschnitt springt.
P: ..Ja ich bin'ne Karikatur dabei.
A: Nein, ich empfinde Sie nicht als Karikatur. (...)

(Flader/Grodzicki 1982, 186)

(...)

(Redebeitrag 13)

A: Sie machen aus sich eine Karikatur, damit Sie ein bißchen *lachen* können und mich auch zum Lachen dabei verführen, damit Sie nich' sehen müssen, daß es eigentlich eine traurige Geschichte is'... Ich find's jedenfalls 'ne traurige Geschichte.

(Flader/Grodzicki 1982, 187)

Der Analytiker markiert durch Sprechakte, Unterlassungen und Sprechweisen diagnostische Aufmerksamkeitsbezirke, Einstiegsstellen der (Selbst-)Beobachtung und analytischen "Tiefenhermeneutik". Die Therapeutenkommunikationen (Deutungen, Antwortverweigerungen, Feststellungen, selektive Wiederholungen, Fragen usw.) machen den Patienten zugleich "(implizit) aufmerksam, daß seine Kommunikationsleistung, »wissen/darstellen zu können, was er aktuell tut bzw. sagt«, an einer bestimmten Stelle (also »lokal«) eingeschränkt ist" (Flader/Grodzicki 1982, 179f). Als Sprecher, "analoger" Kommentator und Schweiger kommuniziert der Therapeut permanent die Unterstellungen der Irrationalität und der Inkompetenz mit. Der Analysand erlebt ein Gegenüber, das ihn "durchschaut und die Mängel ('Bruchstellen') erkennt" (Flader/Grodzicki 1982, 158), d.h. die "Position dessen, der schlecht funktioniert (hat)" (Flader/Grodzicki 1982, 158).

Die beschriebene Asymmetriesymbolisierung des therapeutischen Settings setzt sich also im therapeutischen Kommunikationsstil fort, und zwar mit der Folge einer "Remobilisierung infantiler Beziehungsmuster" (Flader/Grodzicki 1982, 158). Im Anschluß an das leidensbedingte Selbsterleben verschärft und erzeugt die therapeutische Beziehungsform eine (quasi-)infantile Befindlichkeit des Patienten und eine Art Elternrolle des Therapeuten. Der Analysand, der sich als inferior, ohnmächtig und abhängig empfindet und gleichzeitig dem Therapeuten wohlwollende Allmacht zuschreibt, hat das "Bedürfnis, Interaktionsmuster aufzubauen, mit denen die Liebe des neuen, aktuellen Liebesobjektes (Analytiker) erhalten werden kann" (Flader/Grodzicki 1982, 159). Dies ist der Resonanzboden des Therapeutenverhaltens, das unter anderem in Form der "Abwehrdeutung" (vgl. Flader/Grodzicki 1982, 159), zwangsläufig konditioniert und steuert. Die therapeutischen Rahmenbedingungen, die eine "bewußte" Konformität verbieten und sinnlos machen, motivieren und organisieren also zugleich Anpassungen, die umso leichter fallen, je unauffälliger ("neutraler") der Analytiker seine Interventionen durch Fragen (vgl. Trömel-Plötz 1978, 47f), analoge Kommunikationen, Schweigen usw. gestaltet. Darüber hinaus immunisiert der *verdeckt* direktive

Kommunikationsstil des Therapeuten gegen Festlegungen, Ansprüche und Falsifikationen (vgl. Trömel-Plötz 1978, 48).

Im Gegensatz zum Analysanden, den die Grundregel verpflichtet, generell spontan, d.h. taktlos, unbescheiden, inkohärent usw., zu reden, ist der Analytiker weder verpflichtet noch berechtigt, sich spontan zu verhalten. Seine Freiheiten sind vielmehr der Spielraum eines strategischen Handelns, das Deutungen und Annahmen von Deutungen ergeben soll. Der Analytiker, der den Diskurs des Analysanden zunächst einseitig transformiert ("hört"), kann seine Intervention in jeder ihm richtig erscheinenden Weise gestalten, ohne dabei einer interaktionsnormativen Restriktion zu unterliegen. Das ermöglicht z.B., den Patienten spontan mit Mitteilungen zu konfrontieren, die ihn irritieren müssen. Senta Trömel-Plötz gibt ein Beispiel für eine aus der Sicht Jedermanns frappierende Therapeutenreaktion, die gleichsam einen Diskursfaden abschneidet:

P1: Ich fühle mich stark und frei. Die Stunde gehört mir. Ich zahle ja dafür. (Pause) Nicht ich habe die Geldsache geregelt, sondern Sie - aber Sie taten es so vehement - Sie haben mich irgendwie verletzt.
A2: Waren Sie so heftig zu dieser Frau?
(Trömel-Plötz 1978, 43)

Ambige und scheinbar sinnlose und inkohärente Äußerungen des Therapeuten sind Momente seines Handlungsstils (vgl. Trömel-Plötz 1978, 48), die elementare Bedürfnisse und Ansprüche des Analysanden frustrieren und zu "negativen Erfahrungen" führen (Goffman 1977; vgl. Trömel-Plötz 1978, 49). Reaktionsweisen wie die des eben zitierten Analytikers generieren umso mehr Anomie (vgl. Watzlawick 1984, 124f) und damit (vom Therapeuten zu befriedigende) Orientierungs- und Autoritätsbedürfnisse (vgl. Haley 1987, 111f), je geringer die Ich-Autonomie und die Selbst- und "Seinssicherheit" des Patienten ohnehin sind. Haley sieht in den psychoanalytischen "Methoden" der Verschärfung von Unsicherheit einen systematischen "Trick":

Dadurch beginnt der Patient an allem zu zweifeln, was er in Beziehungen mit anderen Leuten gelernt hat. Der Patient sagt beispielsweise: »Jeder sollte die Wahrheit sagen«, in der Hoffnung, daß ihm der Analytiker zustimmen und ihm damit die Führung überlassen werde.

(...)

Der Analytiker kann mit Schweigen reagieren, in diesem Fall ein ziemlich schwaches Manöver, oder er kann »o?« antworten. Dieses »o?« hat genau den richtigen Tonfall, um auszudrücken:

»Wie sind Sie bloß auf eine solche Idee gekommen?« Dies verunsichert den Patienten nicht nur in bezug auf seine Äußerung, sondern auch im Hinblick darauf, was der Analytiker mit dem »o?« gemeint haben könnte.

(...)

Wenn der Patient zweifelt, neigt er dazu, beim Analytiker Halt zu suchen, der ihn von seinen Zweifeln befreien soll; wir suchen bei denjenigen Halt, die uns überlegen sind (Haley 1987, 250).

Der Analysand versucht in dieser "unmöglichen Situation", in der alles möglich scheint, das Verhalten des Analytikers auf seine Bedeutungs- und Motivgehalte hin zu "analysieren", um dadurch Orientierung, Distanz und (Selbst-)Kontrolle zurückzugewinnen (vgl. Drigalski 1980). Die Therapie kann so gleichsam hinter dem Rücken der Akteure als eine "Sozialisationsanlage" fungieren, die durch die Disponierung des Patienten, die Perspektive des Therapeuten zu rekonstruieren und zu verinnerlichen, jegliche manifeste Beeinflussung effektiv überbietet.

3.9.5 Asymmetrie

Die Psychoanalyse impliziert die prinzipielle Unterstellung einer Asymmetrie der "Zurechnungsfähigkeit" (vgl. Flader/Grodzicki 1982, 169). Die Deutung ist ein Kommentar "des Analytikers zu Äußerungen und Handlungen des Patienten, durch die er ihren unbewußten Sinn bzw. die sich in ihnen andeutenden unbewußten Phantasien, Wünsche und Ängste zu interpretieren versucht. Damit wird der Patient implizit - mindestens im Hinblick auf den gedeuteten Sinn seiner Äußerung - so definiert, daß er nicht in vollem Umfang weiß, was er sagt" (Schröter 1979, 181f). Die therapeutischen Akteure verlassen also die Ebene der "Intersubjektivität" (vgl. Habermas 1971, 118f) im Sinne einer "Ich-Spaltung", durch die der Patient als Subjekt und Objekt der Therapie erscheint.

Die "Einklammerung" der Analysandensubjektivität ist mit der Voraussetzung spezifischer Handlungs- und Lernfähigkeiten sowie mit einer bestimmten Subjektivierung verbunden. Im Prozeß der therapeutischen Sozialisation soll und wird der Analysand die analytische Perspektive (Diskursform) internalisieren und zunehmend fähig werden, (sich) in diesem Sinne selbständig zu reflektieren. Das Wachsen der Kompetenz, der Analyse und dem Analytiker zu "folgen", bedeutet aber keine Symmetrisierung der Beziehung, auch wenn es dazu kommt, daß der Analysand den Analytiker analysiert. Ein reziprokes Deuten widerspricht der Logik der therapeutischen Beziehung genauso wie es "dem gemeinschaftlichen Charakter von alltäglichen Interaktionen (widerspricht), sich in einer Zweierbeziehung wechselseitig zu deuten" (Flader/Grodzicki 1982, 142).

Die typischen Resymmetrisierungsversuche des Analysanden kann der Therapeut durch Interaktionsmanagement und (biographisierende) Deutungen zurückweisen, die er ebenso "festzustellen" vermag wie seine Kompetenz als Deuter. Die Fortsetzung der therapeutischen Kommunikation hängt davon ab, daß der Analysand diese Kompetenz und die mit ihr verbundenen Vorgehensweisen des Therapeuten früher oder später anerkennt (vgl. Flader/Grodzicki 1982, 165f). Dies schließt unter anderem die Akzeptanz des Argumentationsverweigerungsrechts ein. Das bedeutet:

> Wenn ein Patient eine vom Therapeuten gegebene Deutung nicht akzeptiert, sieht sich der Therapeut nicht notwendig der Konsequenz gegenüber, dem Patienten den Wahrheitsanspruch seiner Deutung mit Beweismitteln (Gründen usw.) auszuweisen (indem er z.B. in eine Argumentation darüber eintritt) (Flader/Grodzicki 1982, 166).

Das Verkraften derartiger Zumutungen setzt einen "gelungenen" Sozialisationsprozeß und ein Funktionieren der beschriebenen Steuerungs- und Beeinflussungsmechanismen voraus. Wenn die Deutungsakzeptanz nicht (latent) strukturell gesichert ist (z.B. durch Rang bei Diskursen zwischen Analytikern), dann steigt die Wahrscheinlichkeit von Deutungsspiralen, die unter Umständen auf reziproke und reflexive Entwertungen hinauslaufen. Gerade die Deutungsdiskurse zwischen Psychoanalytikern (vgl. Beckmann 1977, 1246) zeigen, daß Deutungen leicht instrumentalisierbar sind und daß das Pathologisierungsspiel, in dem Entwertungen Versuche nach sich ziehen, Entwertungen zu entwerten und Entwertungsentwertungen zu entwerten, ein "Spiel ohne Ende" sein kann (Watzlawick et al. 1969, 216ff). Ein Beispiel für eine erfolgreiche Disqualifikation durch Pathologisierung ist der Analytiker Ferenczi, den Jones "analysierte". Masson zitiert Jones:

> «Ferenczis Haltung zu fundamentalen Problemen der Psychoanalyse wies unverkennbare Zeichen geistiger Regression auf.» Und in seinem Buch *<Free Associations: Memoirs of a Psycho-Analyst>* schreibt er: «Während der Krankheit an seinem Lebensende verlor Ferenczi fast all seinen Frohsinn und seine Vitalität, wurde trübsinnig, niedergeschlagen und abweisend, zog sich von seinen Freunden zurück und ließ - was das Schlimmste war - in seinem wissenschaftlichen Urteilsvermögen deutlich nach.» (Masson 1986, 213f).

Die "technische" Doppelrolle des Therapeuten, die darin besteht, daß er seine alltagsweltliche "Sichtweise durch das psychoanalytisch bestimmte Wahrnehmungs- und Denkmuster ergänzt" (Flader/Grodzicki 1982, 55), impliziert nicht nur eine kognitive sondern auch eine "dramaturgische" Asymmetrie. Der Analytiker, der jenseits der gemeinsamen Sinn- und Kommunikationsebene operiert, verwaltet sein Wissen strategisch. Das heißt, er zieht seine Schlußfolgerungen zunächst für sich selbst und schweigt bis zum herbeigeführten "Moment der Wahrheit" (vgl. Flader/Grodzicki 1982, 55). Dieser Moment, der mit den Mitteln der Definition (Psychologisierung, Pathologisierung, Moralisierung) und der Emotion (Sympathisierung, Distanzierung) kontrolliert wird, kommt, wenn der Analysand in der Lage scheint, die Spaltung seiner selbst einsichtig zu überwinden und, "in der Position der Selbstbeobachtung, die spezielle Frage (für sich) formuliert, für die die Deutung des Analytikers eine angemessene Antwort ist" (Flader/Grodzicki 1982, 189).

3.9.6 Umgekehrte Komplettierung

Alltagsinteraktionen implizieren gemeinsam zugrundegelegte Sinnstrukturen, z.B. "eine Beichte oder ein Bekenntnis ablegen". In solchen konsensuellen Rahmen können Erwartungen erwartet, Perspektiven gewechselt, Grenzen gezogen und Informationen gehandhabt werden (vgl. Flader/Grodzicki 1982, 167). Der Analytiker operiert daneben mit zunächst nicht geteilten Sinntransformationen, die aktuelles Verhalten auf biographische Ursprünge zurückführen (als "Reproduktionen" beschreiben). Der Analysand wird dementsprechend mit Deutungskontingenzen und mit Deutungen konfrontiert, die sein Verhalten "kontraintuitiv" reflektieren und rück- und vorauswirkend mit neuen Bedeutungen ausstatten. Flader und Grodzicki geben ein Beispiel:

> (Notiz des behandelnden Psychoanalytikers zum Kontext der Deutung:)
> Länger laufende Analyse. Die Patientin schweigt viel und lange. Bisher gelang nur ein unbefriedigendes Verständnis dieses Verhaltens. Eines Tages erzählt sie von der Mutter, daß sie oft und lange geschwiegen habe, das sei immer unheilverkündend und angstmachend gewesen. Als die Patientin dann eine ganze Weile schweigt, fällt die Deutung:
> A.: Sie kündigen mir Unheil an und wollen mir Angst machen, wie es Ihre Mutter mit Ihnen machte, wenn sie schwieg.
> (Die Patientin stimmt der Deutung zu, schweigt dann aber längere Zeit wieder. Später sagt sie, daß die Deutung sie sehr

getroffen hat, weil sie feststellen muß, daß sie der Mutter, die von ihr zutiefst gehaßt wird, in einem bestimmten Bereich ähnelt, was sie zuvor nicht gesehen hatte.) (Flader/Grodzicki 1982, 164f).

Im Bezugsrahmen der alltäglichen "Interaktionsordnung" (Goffman 1983) "führt der Therapeut mit seiner Deutungsäußerung eine Handlung aus, die dem längeren Schweigen der Patientin nicht korrespondiert" (Flader/Grodzicki 1982, 167). Derartige Abweichungen von "Normalformerwartungen" können den Patienten nicht nur über einzelne Deutungskonstruktionen sondern auch über den analytischen Deutungsstil und die fallspezifische Gesamtdeutung informieren. Der "technisch" sozialisierte Patient unterstellt dem Handeln und Unterlassen des Therapeuten aber typischerweise auch dann einen therapeutischen Sinn (vgl. Flader/Grodzicki 1982, 170), wenn er momentan keinen Sinn erkennen kann. Ein habituell indisponierter oder analytisch unwissender Patient (Beobachter) mag dagegen massiv irritiert werden, wenn der Therapeut "nicht korrespondierend" reagiert.

Erst nachdem der Analysand das Deutungsmuster und das Verfahren der Analyse habitualisiert hat und nachdem er sich an der spezifischen Problematisierung seiner "Kommunikationsleistungen orientiert, die durch die Feststellungen des Therapeuten gegeben ist" (Flader/Grodzicki 1982, 170f), kann er die (Be-)Deutungen des Analytikers als Antworten auf Fragen verstehen, die an seiner ("Ich-")Stelle gestellt werden und die er als Selbstaufklärer nachvollziehen soll. Diese Fragen sind Varianten der analytischen Schlüsselfrage nach dem "objektiven Motiv", das der Analysand dadurch versteht, daß er das Verstehen des Analytikers versteht und komplettiert. Hinsichtlich des obigen, von Flader und Grodzicki gegebenen Beispiels heißt das:

> Was die Patientin in dem hier vorliegenden Beispiel einer Übertragungsdeutung nicht weiß - nach der Voraussetzung des Therapeuten, die durch den weiteren Gesprächsverlauf bestätigt wird-, könnte man in der Frageäußerung ausdrücken: >Was tu und will ich jetzt eigentlich wirklich?<
>
> (...)
>
> Die Deutungsäußerung des Therapeuten kann unter der Bedingung als eine angemessene Handlung von seiner Seite verstanden werden, daß man sie als *Antwort* auf diese (von der Patientin nicht gestellte) Frage versteht:
>
> »Sie kündigen mir Unheil an und wollen mir Angst machen, wie es Mutter mit Ihnen machte, wenn sie schwieg.« (Flader/Grodzicki 1982, 170f).

Indem der Analysand die analytischen Hinweise, Problematisierungen und Deutungen als Prämissen seiner Selbstbeobachtung und Selbstbeschreibung übernimmt, glaubt er, zu seiner Wahrheit und zu seiner Subjektivität zu finden. Der Prozeß dieser "Selbstfindung" ist einerseits eine interaktionelle Konsensbildung, die der Therapeut aufgrund psychischer und sozialer (institutioneller) Asymmetrien direkt lenkt. Die (Selbst-)Erkenntnis des Patienten beruht andererseits auf Faktoren, die diesen gleichsam auf die Deutungsspur des Analytikers setzen und analytisch aktiv werden lassen. Der Patient "bekommt, indem er dem Zugang des Therapeuten folgt, einen neuen Zugang zu dem, was er selbst gesagt hat. Wenn der Patient erschlossen hat, wie der Analytiker ihn verstand und die Entfernung zu seiner eigenen Intention groß ist, kann er die Antwort des Analytikers als Aufforderung nehmen, daß er seine eigene Äußerung überdenken, überprüfen, vielleicht revidieren, vielleicht zurückziehen, in jedem Fall weiter bearbeiten möge" (Trömel-Plötz 1978, 40).

Gleichzeitig erzeugt die therapeutische "Spiegelplatte" (vgl. Flader/Grodzicki 1982, 172) den Eindruck der völligen Selbstbestimmung und Nicht-Beeinflussung des Patienten. Die "nondirektive Direktion" des Analytikers bedient sich insbesondere zurückhaltender und "anbietender" Formulierungen, die Neutralität symbolisieren und doch das Patienten-Verstehen orientieren bzw. anweisen. So finden sich Konstruktionen wie:

> Könnte es nicht sein, daß ...
> Ich könnte mir vorstellen, daß ...
> Was mir dabei einfällt, ist ...
> Ich frage mich, ob ...

und nur selten Interpretationen wie

> Sie machen das, weil in Ihrer Kindheit ...
> (Trömel-Plötz 1978, 38).

Der "neutralistische" Kommunikationsstil des Analytikers evoziert psychisch rückwirksame Strukturierungsaktivitäten des Analysanden, dessen Subjektivität damit in den Dienst ihrer Selbsttransformation gestellt wird. Der Analysand befindet sich generell "in einer Position, in der er versuchen muß, eine Reaktion auszulösen, ohne zu wissen, welche Art von Verhalten dazu geeignet ist. Das Ergebnis ist ein Suchverhalten, welches das vollständige Repertoire an Manövern umfassen kann, mit denen der Patient in der Vergangenheit bei anderen Leuten Reaktionen hervorgerufen hat" (Haley 1987, 102). In dieser "Lage" fungieren die knappheitsbedingt prägnanten Reaktionen des Therapeuten als Programm der "Rehabilitierung" des Patienten, der als Analytiker der Analyse des Analytikers "zu sich selbst findet".

3.9.7 Normalität und Normalisierung

Die Psychoanalyse ist eine Institution der Sinngebung und der sozialen Kontrolle durch Sinngebung. Die Analytiker bedienen sich "einer theoretischen Konzeption, um zu sichern, daß wirkliche oder potentielle Abweichler bei der institutionalisierten Wirklichkeitsbestimmung bleiben" (Berger/Luckmann 1969, 121). Diese "Wirklichkeitskontrolle" bezieht ihre Überzeugungskraft, die sich sowohl in der Behandlung von "Fällen" wie in den öffentlichen Definitionsdiskursen auswirkt, aus ihrer Geltung als Wissenschaft.

Die Analyse stützt herrschende "Sinnwelten" und (dadurch) Subjektivitäten (vgl. Berger/Luckmann 1969, 112ff) auf der Basis eines Wissensbestandes, "der eine Theorie der Abweichung, eine diagnostische Methodik und ein theoretisches System der 'Seelenheilung' enthält" (Berger/Luckmann 1969, 121). In diesem Rahmen wird die behandelte Abweichung ebenso wie die Abweichung *in* der Behandlung praktisch sinnlos; denn der so definierte Abweichler gefährdet und schädigt nicht nur die anderen "'Einwohner' einer bestehenden Sinnwelt" (Berger/Luckmann 1969, 121), sondern auch und primär sich selbst. Die "Behandlung" und die Selbstveränderung werden durch diese Perspektive und durch das analytische Konzept der Selbsttäuschung (Pathologisierung) erleichtert, das den Abweichler in gewissem Umfang moralisch frei- und lösspricht.

Der Prozeß der therapeutischen Normalisierung aktualisiert Deutungsmuster, die von Laien gehandhabt und internalisiert werden können (vgl. Berger/Luckmann 1969, 122) und flexibel und alltagsbezogen genug sind, um jenseits der Therapie als Schlüssel der Konstruktion von Normalität zu fungieren. Die Psychoanalyse macht zum einen abstrakte Normalitätsvorgaben, z.B. durch die Postulierung von Arbeits- und Genußfähigkeit. Zum anderen produziert die analytische Therapie auf individuelle Selbstbeschreibungen bezogene Muster der Selbstbeurteilung. Der Therapeut spielt dabei eine "führende" Rolle, die emotionale, kognitive und kommunikative (Ko-)Operationen des Patienten (z.B. Selbstbeobachtungen und Selbstproblematisierungen) voraussetzt. Die Deutungen und andere Reaktionen (selektive Anschlüsse, Wiederholungen, Paraphrasierungen, Fragen, Feststellungen) des Therapeuten sind Formen der Strukturierung des Gesprächsverlaufs, die z.T. Normalitätsbestimmungen implizieren. Flader und Grodzicki geben ein Beispiel für eine Deutung, die eine Diagnose einer Abweichung und eines "objektiven Motivs" beinhaltet:

(6) P: ... Ich nehm'da die Frauen auch also äußerst grob wahr, es gibt also Kriterien von: wie sie mir äußerlich gefällt oder nicht. Und dann is' natürlich angenehm, wenn ich mit dem, was die sagt, was anfangen kann und die wiederum 'was mit dem, was ich sage, man da nicht irgendwie so händeringend nach Worten suchen muß. Da kann ich noch so'ne Art Beschreibung von der geben, aber wie die nun grade auf mich reagiert? - Ich glaube in der Tat, das blende ich aus.

(7) A: Hm ((bejahend)). ..Da bin ich sogar ziemlich sicher.

(8) P: ...Grade *diese*, diese letzte da - is'mir nun'mal aufgefallen, daß sie irgendwann im Gespräch mich am Oberarm gepackt hat, hh ((ausatmend))...oder mehr oder beiläufig ihre Hand auf mein Knie gelegt hat, hhh.((ausatmend)) und da hab' ich sofort »huch« gedacht.

(9) A: Huch?

(10) P: ((Lacht)) Ja, wie die Frau, die'ne Maus sieht und auf den Tisch springt.

(11) A: Ja...Sie legt (Ihnen) die Hand auf den Oberschenkel.und sagt damit: »Ich hab' auch einen Oberschenkel, hast du'ne Hand?« und Sie sagen »huch«, »huch« als wenn'ne Maus in'n Ausschnitt springt.

(12) P: ..Ja, ich bin'ne Karikatur dabei.

(Flader/Grodzicki 1982, 151f; vgl. auch 186)

(...)

(Redebeitrag 3)

A: Mir fällt auf, daß Sie bei der ganzen Sache völlig ausblenden,.daß es eine Reaktion dieser Frauen auf Sie gibt ... und die Frauen etwas widerspiegeln... Die spiegeln Ihnen wider, daß Sie enttäuschend waren. Sie sagen: Das juckte Sie nicht. Ich meine, daß Sie nur davon reden, daß Sie vereinsamen, weist darauf hin, daß Sie die Beziehung ausblenden, daß nämlich die andere ***Person*** in ihrer Widerspiegelung auf Sie.. von Ihnen nicht wahrgenommen werden will. Sie möchten gar nicht ***sehen***, ..was zwischen Ihnen und den anderen passiert, Sie reduzieren das nur auf das, was Sie selbst sehen (Flader/Grodzicki 182, 184).

Für die Deutung und für den ganzen Verlauf des analytischen Gesprächs ist entscheidend, was dem Analytiker an dem ("auffälligen") Analysanden "auffällt". Dieses Was resultiert zum einen aus der analytischen Theorie, die z.B. durch ihren Symbolkatalog Signifikanzen erzeugt. Zum anderen sind es die habituellen Dispositionen und praktischen Wissensbestände des Therapeuten als "Jedermann" (mit einem spezifischen Sozialisationsschicksal), die bestimmen, was er als "wunderlich", inkonsistent, lückenhaft, unplausibel usw. erlebt. Alle Signifikanzzuschreibungen des Analytikers, deren Stelle im analytischen Prozeß einen eigenen Strukturierungsfaktor der Deutung darstellt, werden durch den analytischen Diskursrahmen zu *analytischen* Tatsachen, d.h. zu Anlässen einer gleichzeitig normalisierenden und individualisierenden Rekonstruktion des Lebenslaufs.

"'Bruchstellen'" (vgl. Flader/Grodzicki 1982, 157f; Freud 1975, 85ff), wie z.B. "eine Paradoxie in der Darstellung des Patienten (ich bin nett, klug, charmant und vereinsame); eine Wahrnehmungslücke (Ausblendung der Beziehung zu anderen Personen); das Fehlen einer Handlungsstruktur in einem Beziehungsmuster (Abkopplung des Sexuellen); und ein Widerspruch zwischen Affekt und Handlung (obwohl tieftraurig, karikiert der Patient sich)" (Flader/Grodzicki 1982, 183), verweisen den Therapeuten auf eine strukturelle Inkonsistenz des Selbst, die durch die vorgeschlüsselte Biographisierung der Analyse aus der (Innen-)Welt geschafft werden soll. Dabei geht er davon aus, daß die analytischen Beschreibungen die krankmachende Identität des Lebenslaufs *abbilden*. Die angefertigte Biographie erscheint als eine nicht anders mögliche, durch das reflexive Konsistentmachen des Inkonsistenten validierte Seinsenthüllung. Diese Lösung eines Rätsels, die die Erlösung des Selbst und die Auflösung einer Abweichungsursache zur Folge haben soll, vergleicht Freud mit einem Puzzle:

> Dort ist eine farbige Zeichnung, die auf ein Holzbrettchen geklebt ist und genau in einen Holzrahmen paßt, in viele Stücke zerschnitten worden, die von den unregelmäßigen krummen Linien begrenzt werden. Gelingt es, den unordentlichen Hauf von Holzplättchen, deren jedes ein unverständliches Stück Zeichnung trägt, so zu ordnen, daß die Zeichnung sinnvoll wird, daß nirgends eine Lücke zwischen den Fugen bleibt und daß das Ganze den Rahmen ausfüllt, sind alle diese Bedingungen erfüllt, so weiß man, daß man die Lösung des Puzzles gefunden hat und daß es keine andere gibt (Freud 1975, 265).

Diese Metaphorik stilisiert die Deutungspraxis und verdeckt die systematischen Kontingenzen der analytischen (Re-)Konstruktion, die im Prinzip wie Jedermanns Biographisierung (vgl. Goffman 1977, 487) über fast unbegrenzte Spielräume verfügt, "Bilder" zu entwerfen (vgl. Goffman 1977, 486). Deren soziale und psychische Bedeutung (Funktionalität) kann jenseits ihrer Wahrheit oder Falschheit in ihnen selbst liegen.

3.9.8 Traumdeutungen

Die Deutungstechnik der Psychoanalyse hat antike Vorläufer. Foucault (vgl. 1986, Bd. 3) beschreibt die griechische Traumdeutung als eine "Existenztechnik" ("Lebenspraktik"), die wie die moderne Analyse von Experten und Laien gehandhabt wurde. "Denn die Bilder des Schlafes, oder zumindest einige von ihnen, galten als Realitätszeichen oder Botschaften von Künftigem; sie zu entziffern war von hohem Wert: ein verständiges Leben konnte dieser Aufgabe nicht entraten" (Foucault 1986, Bd. 3, 11). Auch für Freud stellt der Traum eine verschlüsselte Auskunft über die Existenz dar, ein systematisches Selbst-Wissen, dessen "Übersetzung" Jedermann verstehen und lebenspraktisch nutzen kann. Die Logik der analytischen Interpretation, die in Freuds Puzzle-Metapher deutlich wird, ähnelt der Vorgehensweise, die Artemidor im 2. Jahrhundert n. Chr. in seinem "Traumbuch" beschreibt. Foucault zufolge kommt es Artemidor darauf an, klar zu machen, wie man einen Traum zum Verständnis und zugleich im Sinne eines Textganzen in Elemente zerlegt (analysiert):

> Wie fängt man es an, das Ganze von diesen Elementen her zu interpretieren und beim Entziffern der einzelnen Teile dieses Ganze im Auge zu behalten? Bezeichnend ist die Nähe zu den Weissagetechniken der Opferpriester, in die Artemidor sich stellt: auch sie wissen einerseits, »wohin jedes einzelne Zeichen paßt«, und andererseits »schöpfen sie ihre Urteile ebensosehr aus jedem einzelnen wie aus allen Zeichen zusammen.« Es handelt sich also um eine Anleitung *zum Deuten* (Foucault 1986, Bd. 3, 12f).

Dieser entspricht der kanonisierte Wissensbestand der "Metapsychologie", die ein "Schema für viele Geschichten mit vorhersehbaren alternativen Verläufen" (Habermas 1979, 321) beinhaltet. Gleichzeitig folgt die Deutung in der modernen wie in der "alten" Analyse der Maxime, "sich mit dem träumenden Individuum zu befassen" (Foucault 1986, Bd. 3, 19), das schon nach Artemidor zur "unbewußten Wunscherfüllung" (Freud) fähig ist. Manche Träume "übersetzen die gegenwärtigen Affekte des Subjekts, diejenigen, welche 'die Seele in ihrem Lauf begleiten': man ist verliebt, man ersehnt die Gegenwart des geliebten Objekts, man träumt, es sei da; man ist ohne Nahrung, verspürt das Bedürfnis zu essen, man träumt, man nehme Speise zu sich" (Foucault 1986, Bd. 3, 17). Träume können nach Artemidor eine mehr oder weniger raffinierte Form der Selbsttäuschung sein. Bestimmte Menschen spielen sich "immer gewitztere Streiche" (Artemidorus, zit. n. Foucault 1986, Bd. 3, 20).

Die Seele des Träumers "wird es irgendwie vermeiden, ihm den Zustand des Begehrens, in dem er sich befindet, kundzutun; sie greift zu einer List, und statt nun schlichtweg die Frau zu sehen, die er begehrt, wird der Träumer das Bild von etwas sie Bezeichnendem sehen: »ein Pferd, einen Spiegel, ein Schiff, das Meer, das Weibchen eines Tieres, ein Frauenkleid«" (Foucault 1986, Bd. 3, 21). Es geht hier also ähnlich wie in der Psychoanalyse um (selbst-)verstehbare Selbsttäuschungen, "objektive Motive" und "latente Inhalte", um "Bedeutungen, zu der die Analyse einer Produktion des Unbewußten ... führt. Einmal entziffert, erscheint der Traum nicht mehr wie ein Bilderrätsel, sondern wie eine Organisation von Gedanken, wie eine Erzählung, die einen oder mehrere Wünsche ausdrückt" (Laplanche/Pontalis 1980, Bd. 1, 277). Die alten und die neuen Deuter beziehen sich auf einen Sinn, der sich (ihnen) "in übertragener und bildlich verschobener Weise mitteilt" (Foucault 1986, Bd. 3, 19).

In der Psychoanalyse gilt der Traum, der nach Freud manchmal "einer Übersetzung des ganzen Inhalts der Neurose in die Traumsprache gleichzustellen ist" (Freud 1975, 153), als eine unter anderen symptomatischen Manifestationen, die die "Wahrheit des Subjekts" entstellt repräsentieren. Die freudianische Deutungskunst besteht darin, diese "Abkömmlinge der verdrängten psychischen Gebilde (Gedanken und Regungen)" (Freud 1975, 103) zu "übersetzen" und zu "beurteilen" (Freud 1975, 261), d.h. von den "Entstellungen zum Entstellten zu gelangen", um "das früher Unbewußte im Seelenleben dem Bewußtsein zugänglich (zu) machen" (Freud 1975, 103f). Objekt dieser Deutungsarbeit sind die Einfälle des Patienten, seine "Träume, die den direktesten Zugang zur Kenntnis des Unbewußten eröffnen, seine unbeabsichtigten wie planlosen Handlungen (Symptomhandlungen) und die Irrungen seiner Leistungen im Alltagsleben (Versprechen, Vergreifen u. dgl.)" (Freud 1975, 103f). Die Psychoanalyse wiederholt also in gewisser Weise die "beiden großen Regeln der Traumkritik (Artemidors, H.W.) - nämlich daß das Traumgesicht 'das Sein sagt' und daß es dies in Gestalt eines Gleichnisses tut" (Foucault 1986, Bd. 3, 26). Unter dieser Voraussetzung gehen die alten wie die heutigen Analytiker "den Weg der Analogie. Artemidor kommt mehrmals darauf zurück: die Kunst der Traumkritik fußt auf dem Gesetz der Ähnlichkeit; sie geschieht durch »die Gesellung von gleich zu gleich.«" (Foucault 1986, Bd. 3, 24).

3.9.9 Analytische Analogisierungen

Der Psychoanalytiker sieht in den Elementen des Traumes Analogien verdeckter Bedeutungen (vgl. Freud 1975, 125). So meint Freud, "daß die Stiege (und was ihr analog ist) ein sicheres Koitussymbol darstellt" (Freud 1975, 125).

> Die Grundlage der Vergleichung ist nicht schwer aufzufinden; in rhythmischen Absätzen, unter zunehmender Atemnot kommt man auf eine Höhe und kann dann in ein paar raschen Sprüngen wieder unten sein. So findet sich der Rhythmus des Koitus im Stiegensteigen wieder. Vergessen wir nicht den Sprachgebrauch heranzuziehen. Er zeigt uns, daß das »Steigen« ohne weiteres als Ersatzbezeichnung der sexuellen Aktion gebraucht wird. Man pflegt zu sagen, der Mann ist ein »Steiger«, »nachsteigen«. Im Französischen heißt die Stufe der Treppe: *la marche; »un vieux marcheur«* deckt sich ganz mit unserem »ein alter Steiger« (Freud 1975, 125).

Der Psychoanalytiker betrachtet also "das isolierte sprachliche Symbol - ein Wort oder ein Satz - als Gegenstand von Deutung und bestimmt die Funktion von Deutung dahingehend, daß diese den in einem Symbol enthaltenen Doppelsinn entschlüsselt" (Flader/Grodzicki 1982, 145). Der freudianische Symbolkatalog fungiert dabei als *eine* mehr oder weniger verbindliche Orientierung. Darüber hinaus schreibt der Analytiker Doppelsinn auf der Basis fallspezifischer Entzifferungs- und Beurteilungsarbeit zu (vgl. Freud 1975, 261). Das folgende Beispiel macht die Kriterien der analytischen Aufmerksamkeitszuwendung deutlich und zeigt zugleich, wie der Analytiker von ausgewählten Elementen her interpretiert und bei der Verarbeitung dieser Elemente die Biographie ins Auge faßt. Ein Patient sagt:

> »(...) das is' (...) 'n Abend mit mir alleine, könnt' man sagen, nämlich so'n Test, schaff'ich nun irgendwie, 'was mit der anzustellen (...)«
> Das Wort »anstellen« gewann in den vorangehenden Stunden den Sinn: etwas Sexuelles mit jemandem tun. Etwas anstellen hieß in der Kindheit aber auch: etwas tun, was nicht den Beifall der Mutter fand, was verboten war, was Ärger brachte u.ä.m.
> »Anstellen« weist sowohl auf Sexualität wie auf die Kindheit, d.h. wenn man etwas Sexuelles tut, stellt man was an, und zugleich ist es ein Hinweis auf infantile Anteile des sexuellen Verhaltens und Erlebens.
> »Schaff ich nun, 'was mit der anzustellen« heißt also: Er weiß nicht, ob er Mut haben wird, seine sexuellen Wünsche zu

äußern oder zu zeigen, und er weiß nicht, wie die Frau darauf reagieren wird (Flader/Grodzicki 1982, 154f).

Jede Deutung steht im Rahmen und im Dienst der therapeutischen Biographisierung, die mit der Irritation der (Selbst-)Sichtweise des Patienten beginnt und mit einer "einschlägigen" Umstrukturierung seiner Perspektiven endet. Diese Umstrukturierung geht mit einer Umlenkung der (Selbst-)Aufmerksamkeit im Sinne einer "Selbstkonfrontation" einher, die attributierte Inkonsistenzen und biographische Ähnlichkeiten fokussiert. So gibt der Therapeut im folgenden einen Hinweis auf eine Analogie zwischen dem aktuellen Verhalten des Patienten "und einer (in der Kindheit erfahrenen) Verhaltensweise der Mutter (...) A.: Sie kündigen mir Unheil an und wollen mir Angst machen, wie es die Mutter mit Ihnen machte, wenn sie schwieg" (Flader/Grodzicki 1982, 173). Die Deutungen stellen also die analytisch signifikante Aktualität des Patienten in einen biographischen Sinnzusammenhang, der das gegenwärtige Verhalten in einem neuen Licht erscheinen läßt (vgl. Goffman 1977, 87ff). Dabei wird typischerweise "eine in der aktuellen Gesprächssituation auftretende Kommunikationsschwierigkeit (...) verbunden mit einer Verhaltens-/Beziehungseigentümlichkeit des Patienten, die sich in Ereignissen der Diskurswelt »Erfahrungen des Patienten« (im »Neulich« und »Da« seines Alltagslebens) dokumentiert" (Flader/Grodzicki 1982, 188).

Der Analytiker kommuniziert seine Deutungen teilweise ohne ein Kontingenzvorzeichen und verleiht ihnen damit vor dem Hintergrund seines sonstigen ("Spiegel-")Verhaltens höchsten Nachdruck. Bei der zuletzt erwähnten Deutung ("Sie kündigen mit Ihrem Schweigen Unheil an...") scheint Gewißheit zu herrschen. Denn:

Dies ist der Sprechakt der *Feststellung*. Entsprechend dieser Zuordnung konstatiert der Psychoanalytiker im ersten Äußerungsteil eine bestimmte Handlungsweise und ein bestimmtes Bedürfnis der Patientin; im zweiten Äußerungsteil wird zusätzlich konstatiert, daß zwischen der Verhaltensweise »hier und jetzt« seitens der Patientin und einer (wiederholt in der Kindheit erfahrenen) Verhaltensweise seitens der Mutter eine Analogiebeziehung besteht (Flader/Grodzicki 1982, 165).

Indem der Analytiker die biographische "Verwertung" dessen, was er entziffert hat, mitteilt, erzeugt er eine Vorstellung und eine Erwartung. Diese kognitive Struktur fungiert nach Freud als "bewußtes Modell des Analysanden, nach dessen "Ähnlichkeit er die verdrängte, unbewußte (Vorstellung, H.W.) bei sich auffindet. Das ist die intellektuelle Hilfe, die ihm die Überwindung der Widerstände zwischen Bewußtem und Unbewußtem erleichtert" (Freud 1975, 123f). Die Deutung und die entsprechende "Erinnerungsarbeit" lassen sich aber auch als therapeutisch gerahmte und gelenkte Konstruktions- oder Fiktionsarbeit mit biographischem Material verstehen, das in der Form der analytischen Deutungsmuster Identität gewinnt und verschafft.

3.9.10 Konstruktionen

Das Schema der Psychoanalyse, das beansprucht, das eigentliche Selbst des Analysanden zu erfassen (vgl. Habermas 1979, 322), kann aus einer formalen soziologischen Perspektive, als eigenlogischer Rahmen der Biographisierung beschrieben werden, der Komplexität reduziert, Ordnung stiftet und Bedeutungszusammenhänge herstellt. Hahn spricht in diesem Sinne, die Ebenen der Biographie und des Lebenslaufs systematisch unterscheidend, von "Biographiegeneratoren". Denn:

> Biographien beziehen sich auf einen unendlichen Strom von Erlebnissen und Handlungen. Gerade die damit gegebene virtuell unendliche Zahl von Möglichkeiten, die von Augenblick zu Augenblick zerfallen, sich stets anders neu formieren und dann wieder verschwimmen, läßt Ordnung nur durch Auswahl und durch Vereinfachung entstehen. Insbesondere müssen die Bezugspunkte für Anschlüsse, die weiteres Erleben und Handeln ermöglichen, bestimmbar sein. Diese Bestimmung, die Anschlüsse sichert, erfolgt mittels bestimmter Schemata (Hahn 1987c, 13).

Was als biographische Realität erscheint, hängt von Darstellungsformen, Konsistenzprinzipien, Deutungsmustern, Kommunikationsgrenzen und anderen "Rahmenbedingungen" der Biographisierung ab (vgl. Hahn 1987c, 16f). Diese Bedingungen der Lebensbeschreibung sind im therapeutischen Kontext zugleich Sozialisationsvoraussetzungen (Lebensbedingungen), die Habitus der Lebens- bzw. Selbstführung hervorbringen. So internalisiert der Analysand einen praktischen Stil der (Selbst-)Beobachtung, (Selbst-)Deutung und (Selbst-)Kontrolle.

Auf dieser Ebene war und ist die psychoanalytische Konzeption von Gesundheit als Selbstkontrolle, die von der subjektiven Berücksichtigung physischer und psychischer Bedürfnisse abhängt, modell- und maßgebend. Freuds entscheidende Idee, daß der Weg zu gesteigerter Gesundheit (Selbstkontrolle) über die (An-)Erkennung und begrenzte (kontrollierte) Realisierung von Triebansprüchen führt, ist vielfach moduliert worden und stellt selbst eine Modulation dar, nämlich des Prinzips einer antiken Selbsttechnik. So wie sich für Artemidorus die "'tugendhaften' Seelen" dadurch auszeichnen, daß sie es schaffen, "ihren Körper im Gleichgewicht zwischen Mangel und Überfluß zu halten" (vgl. Foucault 1986, Bd. 3, 19), so betrachtet der Psychoanalytiker unter anderem eine Art Sexualdiät als Gesundheitsbedingung. Und so wie Freud Gesundheit auch daran erkennt, daß Träume nicht (mehr) durch "die Stärke eines unbewußten (verdrängten) Wunsches angeregt werden" (Freud 1975, 261), so verweisen die alten Griechen auf den Traum als Spiegel der wahren Verfassung des Selbst. Artemidorus erklärt, daß bei den "tugendhaften", weil maßvoll befriedigten "Seelen keine Zustandsträume auftreten können; jene nämlich haben es verstanden, ihre unvernünftigen Regungen, also ihre Leidenschaften - Begehren oder Furcht - zu zügeln; sie wissen auch ihren Körper im Gleichgewicht zwischen Mangel und Überfluß zu halten; folglich gibt es für sie keine Verwirrungen und also auch keine von diesen »Träumen« (enhypnia), die stets als Ausdruck von Affekten anzusehen sind. Es ist übrigens ein beliebtes Thema bei den Moralisten, daß die Tugend sich im Ausbleiben von Träumen zeigt, welche im Schlaf die Gelüste oder unwillkürlichen Regungen der Seele und des Körpers übersetzen" (Foucault 1986, Bd. 3, 19f).

3.9.11 Nihilierungen

Die psychoanalytische Behandlung impliziert nicht nur die "technische" (situative) "Einklammerung" der Subjektivität des Analysanden, sondern auch die partielle Entwertung der bisherigen Biographisierung und Biographisierungskompetenz (vgl. Berger/Luckmann 1969; Watzlawick 1969, 85f). Die biographischen Konstruktionen des Analytikers enthalten "zumindest als Bedeutungspotential die Anleitung, eine 'Urheberverwechslung' in bezug auf das angesprochene Verhalten zu erkennen" (Flader/Grodzicki 1982, 181), so daß der Analysand den vermeinten Subjektstatus verliert oder in Frage stellen muß. Anders formuliert:

> >Es ist gar nicht ursprünglich »dein« Verhalten, sondern das einer wichtigen Beziehungsperson< (in diesem Beispiel das der Mutter). D.h., etwas an dem eigenen Verhalten, das bislang unbekannt (fremd) war, wird als fremd bestimmt (aus bestimmten schwierigen Erfahrungen mit einer wichtigen Beziehungsperson herrührend) erhellt (Flader/Grodzicki 1982, 181).

Dies kann einerseits Entlastung bedeuten, z.B. von Schuldgefühlen und Ansprüchen. Andererseits fungiert die Pathologisierung und "Patho-Biographisierung" (etwa in Form der Widerstandsdeutung) als Transformator, der einen Handelnden in einem Symptomproduzenten verwandelt und damit eine potentiell "ärgerliche" Tatsache darstellt. Goffman schreibt dazu:

> Der Vorwurf der Geistesgestörtheit wirkt ähnlich, er transformiert Argumente in Symptome. Weniger grob kann die Nichtanerkennung einer (offenen und stillschweigenden) Deutung eines Psychoanalytikers durch den Patienten von jenem als Widerstand gedeutet werden - ein psychischer Zustand, der die wunderbare Fähigkeit hat, sprachliche Nichtübereinstimmung mit dem Therapeuten in einen Beweis zu transformieren, daß der Therapeut recht hat (Goffman 1977, 516).

Die "Entautorisierung" und "Umautorisierung" des Analysanden impliziert eine völlige Aufhebung seiner Autonomie, die durch die "technische" Subjektivität seines analytischen "Partners" kompensiert wird. So geht der Therapeut mit dem Recht des "Hilfs-" und "Ersatz-Ichs" "im Regelfall davon aus, daß der Patient, der eine Deutung ablehnt, ihre Funktion als Interpretationshilfe nicht realisieren kann" (Flader/Grodzicki 1982, 180), womit die folgende Strategie Freuds geboten erscheint:

> Man macht nicht den Versuch, diesen Zweifel durch Autorität zu überschreien oder ihn mit Argumenten zu erschlagen. Er muß bestehenbleiben, bis er im weiteren Fortgang der Analyse zur Erledigung kommt (Freud 1975, 265).

Versuche des Analysanden, seine Subjektivität gegen den Therapeuten zu behaupten, laufen also ins Leere und werden im Rahmen des technischen Anspruchs "behandelt", Subjektivität zu entfalten und zu steigern. Diese "Nihilierung" (Berger/Luckmann 1969, 123ff) und seine technische Fremdbestimmung ("Infantilisierung") bilden eine Grundlage der therapeutischen Transformation des Selbst.

3.9.12 (Um-)Deutung

Die analytische "Rehabilitierung" des Selbst (vgl. Berger/Luckmann 1969, 122), die auf der Motivebene ebenso auf Druck (durch "symptomatisches" Leiden, "technische" Versagensängste, Schamgefühle, Achtungsentzüge) wie auf Anziehung (durch "Liebessurrogate", "Sinngaben", Mystifikation, Anerkennung) beruht, impliziert auf der kognitiven Ebene die Akzeptanz und die fortschreitende Habitualisierung der analytischen Deutungsmuster, die z.T. lebenspraktisch relevant sind.

Eine "erste" und bleibende "Hilfe" der analytischen Perspektive besteht darin, Probleme in Themen und Symptome zu verwandeln, was die heilsamen Bedeutungen der Kommunikabilität, der Ursächlichkeit, der Nicht-Verantwortlichkeit und Änderbarkeit (Behandelbarkeit) beinhaltet. Flader und Grodzicki (vgl. auch 1982, 164f) geben ein Beispiel, das die Praxisbezogenheit und Praxisbeziehbarkeit dieser Transformation verdeutlicht:

(Notiz des behandelnden Analytikers):

Der Patient machte im Laufe der letzten Wochen mehrfach Versuche mit Frauen in näheren Kontakt zu kommen. Er lud sie z.B. ins Kino und anschließend zum Essen ein, er unterhielt sich gut mit ihnen, die Frauen ließen erkennen, daß sie ihn mochten und auch interessiert waren, die Beziehung intensiver und näher werden zu lassen. Jedesmal, wenn davon etwas spürbar wurde, war der Patient total blockiert. Er wurde entweder todmüde oder einsilbig und beendete das Zusammensein. Er brachte die Frauen nach Hause, ohne daß er auch nur das geringste von seinen Gefühlen hätte sehen lassen, geschweige denn etwas davon hätte sagen können.
Nach einem Bericht des Patienten, der sich auf eine ähnliche Erfahrung am Abend zuvor bezieht und den er mit dem Ausdruck seiner Ratlosigkeit abschließt:

(1) A: Ich finde es für Sie auch bedrückend und *kränkend*, daß es Ihnen passiert. ... Denn Sie spüren ja das Defizit in der Beziehung...Sie spüren, daß Sie.die Vorstellung dieser Frauen von Ihnen partiell enttäuscht haben.

(2) P: Ach, das würd'mich gar nich'so jucken, das Problem also für *mich* is', daß sich alles was ich da anfange, als . Seifenblase entpuppt und ich sozusagen sukzessiv vereinsame. . Also so 'n Abend wie der bestätigt mir ja dann irgendwie nochmal: kannst dich nett unterhalten und zu den Filmen 23 kluge Sätze sagen . und irgendwie charmant . da irgendwie hinter so 'm Bierglas hocken, aber mehr bringst du nich' und irgendwie *Nähe* kommt da nicht zustande.

(3) A: ...Ich meine, daß Sie nur davon reden, daß Sie vereinsamen, weist daraufhin, daß Sie die Beziehung ausblenden, daß nämlich die andere *Person* in ihrer Widerspiegelung auf Sie .. von Ihnen nicht wahrgenommen werden will. Sie möchten gar nicht *sehen*, .. was zwischen Ihnen und den Anderen passiert, Sie reduzieren das nur auf das, was Sie bei sich selbst sehen (Flader/Grodzicki 1982, 150f).

Das therapeutische "Hilfs-Ich", das a priori Selbstblindheit und Selbsttäuschung zuschreibt, "hilft" unter den restrukturierenden Prämissen des therapeutischen Interaktionsrahmens mit "restrukturierenden Interventionen" (Trömel-Plötz 1978, 49f), die neue (Be-)Deutungshorizonte eröffnen und nahelegen. Die Analyse bewirkt damit durch sich selbst (durch die Implikationen ihres Stattfindens) und durch den individuellen Prozeß der "Selbsterkenntnis", was die konstruktivistische Therapie als "Umdeutung" bezweckt.

> Eine Umdeutung besteht also darin, den begrifflichen und gefühlsmäßigen Rahmen, in dem eine Sachlage erlebt und beurteilt wird, durch einen andern zu ersetzen, der den «Tatsachen» der Situation ebenso gut oder sogar besser gerecht wird, und dadurch ihre Gesamtdeutung ändert. Welcher Mechanismus einer erfolgreichen Umdeutung zugrundeliegt, ist nicht ohne weiteres einzusehen, besonders, wenn man sich vor Augen hält, daß dabei eine Veränderung stattfindet, obwohl die objektive Sachlage selbst unverändert und unveränderlich bleibt. Was im Zuge einer Umdeutung verändert wird, ist vielmehr die Bedeutung, die der Sachlage zugeschrieben wird, und nicht ihre konkreten Gegebenheiten (Watzlawick 1984, 118f).

Die meisten therapeutischen Verfahren gehen davon aus, daß (Um-)Deutungen "immer die Ansichten, Erwartungen, Gründe, Annahmen - kurz, das Begriffssystem derer berücksichtigen müssen, denen sie gegeben werden. *Verwende, was dir der Patient selbst bringt,* ist eine der grundlegenden Regeln Ericksons für die Lösung menschlicher Probleme" (Watzlawick 1984, 128). Auch die relativ standardisierte Psychoanalyse fokussiert die Individualität der Selbstbeschreibungen des Patienten, um die Behandlung entsprechend "anzumessen". Das heißt, "daß Analytiker und Patient eine gemeinsame Sprache sprechen müssen und daß speziell der Analytiker sich eng an der Sprach- und Erfahrungsform des Patienten orientieren sollte, wenn er eine Deutung formuliert" (Flader/Grodzicki 1982, 177). Diese ("technisch" unterschiedlich begründete) Patientenorientiertheit steigert die operative Genauigkeit und Effektivität der Therapie (vgl. Watzlawick 1984, 124).

3.10 Der Bedeutungsverlust der Selbstthematisierung

Vergleicht man die konstruktivistische Therapie mit der Psychoanalyse, so wird eine für das therapeutische Feld charakteristische Transformation der Funktionen und Modi des Redens über sich deutlich. Während das Bekenntnis in der Psychoanalyse einer gesamtbiographischen Selbstbeschreibung dient, die zum Gegenstand einer "erkennenden" Sinntransformation gemacht wird, bezwecken Bekenntnisse in der konstruktivistischen Therapie "ernstgenommene" Problembeschreibungen und Verhaltensmodifikationen (z.B. durch "Propagieren statt verheimlichen"). Es geht den "Konstruktivisten" weder um ursächliche Innentatsachen noch um Geheimnisse und Biographisierungen des Selbst (vgl. Castel 1987). Dem entspricht die Ablehnung der psychoanalytischen Konzeptualisierung der therapeutischen Interaktion als "technisches" Spiel zwischen dem Therapeuten als dem Strategen der Vernunft einerseits und dem "aufklärungsbedürftigen" Patienten andererseits (vgl. Castel 1987, 172). Auch das psychoanalytische Ideal der Einzelbehandlung (vgl. Castel 1987, 173) und die quasi-experimentelle Methodik der Analyse (vgl. Castel 1987, 174), die sich auf die Vorstellung einer isolierten psychischen Fehlorganisation (vgl. Castel 1987, 173) gründet, sind unter den Voraussetzungen der konstruktivistischen Therapie obsolet. Während die Psychoanalyse, die religiöse Orientierung ablösend, das Heil im Inneren des Patienten sucht, verweigert die konstruktivistische Definition dem Selbst den Status des Transzendenten, Eigentlichen und Rätselhaften. An die Stelle der analytischen Authentizitätsfrage und der entsprechenden Selbstbefassung tritt die Frage des "Passens" der individuellen Selbst- und Weltinterpretation, die als Ursache von Problemen betrachtet wird und z.B. "durch die Zuschreibung von Sinn, Bedeutung oder Wert" (Watzlawick 1985, 71) "behandelt" werden kann.

Die therapeutischen Deutungsspielräume, von deren Steigerung die konstruktivistische Therapie zeugt (Watzlawick 1985, 71), sind ebenso wie eine ganze Klasse von Deutungsbedürfnissen Funktionen der modernen Sozio- und Psychogenese (vgl. Gehlen 1957). Die therapeutischen Identitätszuweisungen, "Umdeutungen" (Watzlawick 1985, 79), "Verhaltensverschreibungen" (Watzlawick 1985, 80), Normalitätsbestimmungen usw. erzeugen subjektive Wirklichkeit, Orientierung und Gewißheit in einer sozialen Welt, die sich durch Überkomplexität, Heterogenität, Intransparenz, Unbestimmtheit, Unsicherheit und Veränderlichkeit auszeichnet. Dank gesellschaftlich stark erweiterten Toleranz- und Handlungsspielräume ermöglichen die Therapeuten gleichzeitig direkte (Selbst-)Erfahrungen, die sich therapeutisch auswirken können. So kann einem Patienten, der sich vor Bloßstellungen fürchtet, das Verhalten "verschrieben" werden, sich kleinere Blamagen zuzufügen (vgl. Watzlawick 1985, 81).

Im Gegensatz zum Analytiker, der im Rahmen seiner kanonisierten Deutungsmuster und Verfahrensregeln gleichsam gesundbeschreibt, setzt sich der konstruktivistische "Realitätenmanager" keine fixen Grenzen der Behandlungsweise (vgl. Watzlawick 1985, 78). Vielmehr nutzt er seine faktischen Definitions- und Motivierungsmöglichkeiten "pragmatisch" zur Auflösung von problematischem und zur Stiftung von problemlösendem Sinn. Wie in jeder Therapie wird dabei zumindest implizit ein Weltbild und eine Lebensführungsstrategie vermittelt. Als Folge der konstruktivistischen Therapiesozialisation ist jenseits der individuellen Problembehandlung eine gewisse "Poetisierung" der Beziehung zu sich selbst und zur Welt zu erwarten. Dieser praktische "Konstruktivismus" überbietet den Spielraum der psychoanalytischen Konstruktion, die sowohl durch die "Grammatik" des analytischen Diskurses als auch durch die individuelle Biographisierung des Analysierten limitiert wird (vgl. Drigalski 1980, 18, 22, 59, 76, 80, 142, 143, 144, 154). Die analytische Sinngebung ist insofern strukturell ambivalent, als sie einerseits das Selbst und die persönliche Beziehung entzaubert, rationalisiert und technologisiert (vgl. Castel 1987, 178; Drigalski 1980, 3, 21, 28, 37f, 41, 47, 74f, 82, 137, 151, 181) und andererseits das Innere als Eigentlichkeit (vgl. Drigalski 1980, 19, 27, 31, 33, 39, 41, 51, 64, 82, 88, 127, 144, 158), Geheimnis (vgl. Castel 1987, 177) und Glücksbedingung konstituiert oder aufwertet. Diese Ambivalenz kennzeichnet auch die jenseits der "Kultur der Couch" (Castel 1987, 178) "generalisierte psychologische Kultur", "d.h. eine Weltanschauung, die aus den psychologischen Kategorien die einzig gültigen Urteils- und Handlungsprinzipien ableitet" (Castel 1987, 179).

3.10.1 Selbstbeschreibung, Konsistenz und Konstruktion

Der erkennbare Bedeutungsverlust der Psychoanalyse, die funktional in der direkten Nachfolge religiöser Orientierungen steht (vgl. Hahn 1987, 18; Castel 1987), und der Aufstieg "pragmatischer" Therapieformen deuten einerseits auf eine "symptomatische" Transformation von Bedürfnissen und Erfordernissen. Andererseits gilt, daß alle Therapien (Innen-)Weltinterpretationen erzeugen und verändern. Im Gegensatz zur Psychoanalyse, die psychologische Wissensbestände (z.B. Muster der Gefühlsbeschreibung) generalisiert (hat), ist die konstruktivistische Konstruktion allerdings "antidiskursiv" und (fall-)individualistisch. Das heißt, sie gibt dem einzelnen keine "Karte für seine Seelenlandschaft an die Hand" (Hahn 1987c, 20) und leitet weniger zur "Respezifikation allgemeiner Prinzipien" (Hahn 1987c, 21) als zum "Management" gegenwärtiger individueller Probleme und Emotionen an.

Die klassischen Institutionen der Selbstthematisierung, die erzwingen oder erlauben, "über sich als eine Ganzheit zu erzählen" (vgl. Hahn 1987c, 11), fungieren dagegen als "Biographiegeneratoren" (Hahn 1987c, 16; vgl. Hahn/Leitner/Willems 1986), die inkonsistente Selbstbeschreibungen in diskursspezifisch konsistente Deskriptionen und Modelle des Lebens transformieren. Daß in der konstruktivistischen Therapie und in zahlreichen anderen neueren Therapieformen das "Hier und Jetzt" und die als offen begriffene aktuelle Selbstheit an die Stelle der biographischen Selbsterkenntnis tritt, daß die möglichst direkte (Selbst-)Kontrolle bestimmter Erlebnis- und Handlungsweisen im Sinne der individuellen Selbstsicht des Patienten in den Vordergrund gerückt wird, bedeutet einen zivilisatorisch relevanten Verzicht auf generelle psychische Strukturbildung.

Das therapeutische Fallenlassen und Umkehren von Identitätsmodellen und Konsistenzpostulaten vermeidet "Identitätsprobleme" und erübrigt Fragen wie die nach dem Sinn des Lebens (vgl. Hahn 1987c, 17). Das Selbst wird damit entlastet, weniger "bewegt" und beweglicher, was die heutige Gesellschaft generell erfordert. Der Stil der konstruktivistischen "Dynamisierung des Selbst" (Hahn) steigert so den psychisch und sozial funktionalen Lockerungseffekt, den die Psychoanalyse auf der Ebene des (moralischen) "Über-Ichs" hatte und haben mag. Man kann dann aus seinem Leben im Prinzip ein sich ständig wandelndes interpretatorisches "Kunstwerk" machen, d.h. man ist in der Lage, sich nach Bedarf zu "modulieren". Die Spielräume für Konstruktionen und Inkonsistenzen sind allerdings auch in der heutigen Gesellschaft begrenzt, kontext- und situationsabhängig. Die therapeutische Definition (Mentalität) und Habitusbildung impliziert insofern die Gefahr der Überziehung sozialer Toleranzgrenzen (vgl. Drigalski 1980, 41, 60, 73, 78, 82, 88f, 127).

3.10.2 Beichte und Psychoanalyse

Die behauptete Transformation institutioneller Selbstthematisierung wird noch deutlicher, wenn man die Psychoanalyse mit der Beichte vergleicht, mit der sie mehr gemeinsam hat als mit manchen neueren Konkurrenten auf dem Therapiemarkt.

Beichte und Psychoanalyse fordern eine bedingungslos wahrhaftige biographische Selbsterforschung und Selbstbeschreibung, die sie unter der Regie eines mediengleichen "Diskursverwalters" und im Rahmen eines Rituals an kanonisierten Deutungsmustern orientieren. Als entscheidend gilt hier wie dort, "sich den richtigen Seelenberater zu wählen und zu ihm rückhaltloses Vertrauen zu haben" (Hahn 1982, 424). Beide Institutionen erheben den Anspruch, eine Wahrheit zu vertreten, die zur Selbsterkenntnis ("Wahrheit des Subjekts") und zur Gesundheit der Seele führt. Beichtväter und Psychoanalytiker präsentieren sich also als uneigennützige Repräsentanten authentischer Bedürfnisse und eigentlicher Interessen. Die analytische Selbstthematisierung findet wie die Beichte in einem Geheimnisraum statt, der als materielles Setting institutionalisiert und mit einem Verfahren verknüpft ist, dessen korrekter Vollzug als Heils- bzw. Heilungsbedingung gilt. Wie das Beichtkind, das sich am Sündenkatalog des Beichtspiegels orientiert, verfügt der Analysand im Bund mit dem Therapeuten über eine kognitive Anleitung, die "Metapsychologie". Dieser Bezugsrahmen organisiert sowohl die Bekenntnisdiskurse als auch die Selbstreferenz der Bekennenden. Deren "objektive Motive" sind nicht nur in der Psychoanalyse sondern auch in der Beichte die zentrale Frage, die in einer Art team work behandelt wird. Dabei folgt aus dem jeweiligen Deutungsmuster, daß Abweichungen von den Verfahrensvorschriften der (Selbst-)Aufklärung (Täuschungen, Ungenauigkeiten etc.) ebenso sinnlos sind wie das Aufzuklärende (die Sünde, die Verdrängung); denn beides heißt, Heil bzw. Heilung zu gefährden. So wie es in der Beichte heilsentscheidend ist, (auf-)richtig zu bekennen und zu bereuen (vgl. Hahn 1982, 411), so ist es in der Analyse heilungsentscheidend, "technisch" korrekt zu handeln. In beiden Institutionen spielt also Ungewißheit über Authentizität und Verfahrenskonformität eine zentrale Rolle, wodurch Angst "als Steuerungsimpuls einsetzbar" wird (Hahn 1982, 411). Die für das (Weiter-)Lebensschicksal entscheidenden Korrektheits- und Authentizitätsfragen motivieren und intensivieren eine Selbsterforschung, mit der eine Steigerung der Individualität und der Subjektivität des Selbst einhergeht (vgl. Hahn 1982, 412). Der analytische Seelenberater und der geistliche "Directeur de l'âme" (vgl. Hahn 1982, 423f), die als "Zeuge und Richter" (Hahn 1982, 425) in bezug auf das ganze Innen- und Außenleben auftreten, reflektieren und identifizieren schließlich eine "im Innern der Handelnden liegende Kausalität" (Hahn 1982, 415), deren Bestimmung nicht nur mit Kognitionen sondern auch mit der Freisetzung und Erzeugung von Emotionen verbunden ist. So wie der Beichtvater die Gefühle der Schuld und der Reue fordert (vgl. Hahn 1982, 409ff), so hält der Analytiker die Affektivität der "Übertragungsprozesse" für unverzichtbar. Diese Kopplung von Kognition und Emotion, von Deutung und Empfindung bildet die optimale Voraussetzung von Verinnerlichungen, die im Falle der Beichte und der Psychoanalyse

Genesen von "Über-Ichen" und automatischen "Selbstzwängen" bedeuten.

3.11 Sinngebungen

3.11.1 Zeremonial und Ritual

Therapeutische Verfahren wie die Psychoanalyse ermöglichen eine formale und zugleich individuumzentrierte und sensible "Behandlung", deren Spielräume von den "technischen" Bedingungen erzeugt und begrenzt werden. Das Setting fundiert und strukturiert zusammen mit kommunikativ gesetzten "Klammern" den Interaktionsprozeß, dem es als Zeremonial Form und Stabilität verleiht. Hahn beschreibt die Hauptfunktionen, um die es in diesem Zusammenhang geht:

> Das Zeremonial hat die Funktion, Situationen klar gegeneinander abzugrenzen, anzudeuten, daß z.B. jetzt die Versammlung, Unterrichtsstunde, Messe beginnt oder aufhört bzw. daß hier der Ort ist, an dem dies und nicht jenes geschieht. Es verhindert, daß die Situationsdefinitionen verschwimmen. Während der ablaufenden Situation sichert das Zeremonial die Aufrechterhaltung der Definition gegen Störungen durch alternative Themen und Aufmerksamkeitsobjekte (Hahn 1977, 55).

Die den Spielräumen der Deutungsmuster entsprechende relative Offenheit (Anomie) des therapeutischen Verfahrens, die sich zeremonialer Geschlossenheit verdankt, erlaubt eine individuelle Therapieverwendung durch den Patienten ebenso wie flexible "Behandlungen" (vgl. Castel 1976, 54; Seidler 1975). Die Therapien können damit den heute hoch individualisierten und veränderlichen Persönlichkeiten und Problemlagen am ehesten gerecht werden und stehen aus diesem Grunde in der latenten Nachfolge kirchlicher Sinngebung.

> Das kirchliche Ritenmonopol wird da gefährdet, wo die Umstände der einzelnen so differenziert und unvergleichbar werden, daß kollektiv bereitliegende rituelle Handlungsangebote keine hinlängliche Verbindung mit den Problemen der Ritenbedürftigen behalten. In solchen Situationen müssen entweder die einzelnen ad hoc nur für sie selbst gültige Riten entwickeln. Einen großen Teil der Neurosen könnte man als solche individuellen Rituale interpretieren. Das Problem solcher Individualriten ist jedoch, daß sie ihrer Natur nach nicht auf soziale Bestätigung und Anerkennung stoßen. Das heißt, die Handlungspartner empfinden

> dann solche Individualriten als interaktionsstörende Tics, als Absonderlichkeiten, im schlimmsten Falle sogar als Krankheit oder Verbrechen. Die andere Alternative zu kollektiven Riten sind deshalb kollektiv gebilligte therapeutische Veranstaltungen, bei denen im weitesten Sinne als Mediziner zu klassifizierende soziale Funktionsträger individuelle Behandlungen vornehmen. Diese Behandlungen haben dann den Auftrag, eine den rites de passage analoge Wirkung zu erzielen: Handlungsvakua auszufüllen. Im Gegensatz zu der im engeren Sinne rituellen Alternative kann hier das Einzelindividuum mit seiner jeweils einmaligen, u.U. untypischen Biographie berücksichtigt werden. (...) Wir hatten ja gesehen, daß Riten eine Antwort auf unkontrollierbare, handlungsunfähig machende Situationen darstellen. Durch die Verbreitung der therapeutischen Überwachung der Individuen läßt sich die *Handlungsunfähigkeit* des Handelnden in von ihm nicht kontrollierbaren Situationen beantworten durch seine *Be-Handlungsfähigkeit* in Situationen, in denen er kontrollierbar wird (Hahn 1977, 73).

Die rituelle Funktion, die die therapeutische Behandlung als solche (als Handlung angesichts von Handlungsunfähigkeit) erfüllt, ist mit den Ritualfunktionen ihrer spezifischen Verfahrensweisen verbunden. Dabei handelt es sich zum einen um latente Ritualisierungen, wie z.B. das analytische Setting, und zum anderen um manifeste und fallbezogen "verordnete" Rituale, deren Flexibilität dem heutigen "Stand" der Individualisierung im höchsten Maße entgegenkommt. Watzlawick zitiert einen "Ritualerfinder", der die obigen Überlegungen zu den Ritualfunktionen der Neurose und der Therapie bestätigt:

> Das <Erfinden> eines Rituals erfordert von Seiten des Therapeuten allein schon deswegen eine große schöpferische Leistung und oft, wenn ich so sagen darf, geniale Einfälle, weil ein Ritual, das sich für eine Familie als wirksam erwiesen hat, für eine andere kaum ebenso wirkungsvoll sein dürfte. Dies deswegen, weil jede Familie ihren eigenen *Regeln* folgt und ihre eigenen *Spiele* spielt. *Vor allem ist ein Ritual nicht eine Art von Metakommunikation über diese Regeln, geschweige denn über diese Spiele; es ist vielmehr ein Gegenspiel*, das, einmal gespielt, das ursprüngliche Spiel zerstört. In anderen Worten, es führt zur Ersetzung eines ungesunden und epistemologisch falschen Rituals (z.B. des anorexischen Symptoms) durch ein gesundes und epistemologisch richtiges (Selvini, zit. n. Watzlawick 1982, 116).

Die psychoanalytischen Verfahrenskonstanten haben als Ritualisierungen, aus dieser Perspektive betrachtet, zwar den Nachteil der "Unangemessenheit"; aber sie besitzen andererseits als Ausdruck von Wissenschaftlichkeit einen eigenen symbolischen Funktionswert. Darüber hinaus ermöglichen sie autonome Problembehandlungen des Patienten, da dieser das therapeutische Verfahren in gewissem Umfang berechnen kann.

3.11.2 Charisma

Psychotherapien gehen von psychischen Zuständen und Dispositionen der Patienten aus, die das "Operieren" des Therapeuten unterstützen. Freud nennt in seiner 1890 erschienenen Schrift über die "Seelenbehandlung" (vgl. Freud 1975, 14ff) Quellen der "Gläubigkeit", auf denen die Therapie aufbaut:

> Die gläubige Erwartung, mit welcher er (der Patient, H.W.) dem unmittelbaren Einfluß der ärztlichen Maßregel entgegenkommt, hängt einerseits von der Größe seines eigenen Strebens nach Genesung ab, andererseits von seinem Zutrauen, daß er die richtigen Schritte dazu getan, also von seiner Achtung vor der ärztlichen Kunst überhaupt, ferner von der Macht, die er der Person seines Arztes zugesteht, und selbst von der rein menschlichen Zuneigung, welche der Arzt in ihm erweckt hat (Freud 1975, 25).

Darüber hinaus wirken sich die typischen Ohnmachts- und Minderwertigkeitsgefühle des Patienten (vgl. Lewis 1970, 193) sowie das "Image" des Verfahrens auf die "Gläubigkeit" aus, die in der professionell-persönlichen Beziehung der Therapie weiterwachsen kann. Als Hypnotherapeut beschreibt Freud die "Person des Arztes" als "einer der Hauptumstände zur Erzielung des für die Heilung günstigen Seelenzustandes beim Kranken" (Freud 1975, 26). Und auch in den "Studien über Hysterie" (1893-95), dem Ursprung der eigentlichen Psychoanalyse, bleibt es dabei:

> Neben den intellektuellen Motiven, die man zur Überwindung des Widerstandes heranzieht, wird man ein affektives Moment, die persönliche Geltung des Arztes, selten entbehren können, und in einer Anzahl von Fällen wird letzteres allein imstande sein, den Widerstand zu beheben. Das ist hier nicht anders als sonst in der Medizin, und man wird keiner therapeutischen Methode zumuten dürfen, auf die Mitwirkung dieses persönlichen Moments gänzlich zu verzichten (Freud 1975, 76).

Das "persönliche Moment" spielt nicht etwa nur in der therapeutischen Anfangsphase eine Schlüsselrolle, sondern stellt durchgängig eine zentrale Beeinflussungsbasis des Therapeuten dar. Es ist "kaum zu vermeiden, daß nicht die persönliche Beziehung zum Arzte sich wenigstens eine Zeitlang ungebührlich in den Vordergrund drängt; ja, es scheint, als ob eine solche Einwirkung des Arztes die Bedingung sei, unter welcher die Lösung des Problems allein gestattet ist" (Freud 1975, 60). Neben der Achtung, der "Zuneigung" und dem "Zutrauen" des Patienten (vgl. Freud 1975, 25-27) erfordert die Therapie seitens des Therapeuten eine "persönliche Teilnahme für den Kranken" (Freud 1975, 59). Die therapeutische Beziehung ist also eine *reziprok* persönliche Beziehung in den "Klammern" der Rollen und "technischen" Interaktionsbedingungen.

Die Autorität des Analytikers resultiert auf der Verfahrensebene wesentlich aus der notwendig peinlichen und selbstdegradierenden Selbstthematisierung des Patienten und aus der Funktion des "'Beichthörers', der durch die Fortdauer seiner Teilnahme und seiner Achtung nach abgelegtem Geständnisse gleichsam Absolution erteilt" (Freud 1975, 76). Damit zusammenhängend führen die Not des Patienten und das (Er-)Lösungsversprechen des sympathisierenden Experten zu einer "gläubige(n), ganz persönliche(n) Hingabe" (Weber 1956, 140), die wie alle affektiven Momente der therapeutischen Beziehung im Rahmen des als wissenschaftlich geltenden Diskurses steht.

Vor diesem Hintergrund wird dem Therapeuten eine personale "Vorbildlichkeit" (Weber 1956, 124) zugeschrieben, die dem therapeutischen Verfahren dienen und die z.T. aus ihm hervorgehen soll. Die "Lehranalyse" begründet den (Geltungs-)Anspruch des Therapeuten, eine überlegene und beispielgebende Rolle zu spielen, das andere Ich zu vertreten und dessen Not zu wenden. Ähnlich wie der Schamane, der sich durch Selbstheilung qualifiziert (vgl. Eliade 1982, 372; Halifax 1985, 13f), erscheint der Analytiker als eine durch praktische Selbstüberwindung gesteigerte (Über-)Persönlichkeit, die Zugang zu einer jenseitigen bzw. "tieferen" Wirklichkeit hat und eröffnen kann (vgl. Findeisen 1983, 72). Die "Lehranalyse" tradiert zudem das Freudsche Charisma und die Identität der Psychoanalytiker als eine Art elitäre Heilsekte.

Die therapeutische Kombination von Charisma und funktionaler Autorität wirkt in Verbindung mit anderen Faktoren im Sinne der Beeinflußbarkeit und Beeinflussung des Patienten. Bedeutsam sind in dieser Hinsicht "Rahmenbedingungen" wie die Außeralltäglichkeit und symbolische Herausgehobenheit der Veranstaltung und die "technischen" Rituale der Unterordnung und "Entsagung" ("Abstinenzregel", Setting, "Grundregel"), denen sich der Patient zu unterwerfen hat. Mit dem frühen

Freud lassen sich Parallelen zu Heilungsvoraussetzungen im religiösen Kontext erkennen:

> Die richtigen Wunderheilungen erfolgen bei Gläubigen unter dem Einfluß von Veranstaltungen, welche geeignet sind, die religiösen Gefühle zu steigern, ... Die Zeiten, zu denen man die göttliche Gnade sucht, müssen durch besondere Beziehungen ausgezeichnet sein; körperliche Mühsal, die sich der Kranke auferlegt, die Beschwerden und Opfer der Pilgerfahrt müssen ihn für diese Gnade besonders würdigen (Freud 1975, 23).

Religiöse und therapeutische Veranstaltungen profitieren zudem von sozialem Ansehen, das die Wirkung der Deutungsmittel und Rituale steigert. Freud hat früh erkannt, daß das Prestige sozial wie psychisch höchst bedeutsam ist und daß das Motiv, sich zu distinguieren, auch im therapeutischen Kontext eine Rolle spielt:

> Es gibt jederzeit Modekuren und Modeärzte, die besonders die vornehme Gesellschaft beherrschen, in welcher das Bestreben, es einander zuvorzutun und es den Vornehmsten gleichzutun, die mächtigsten seelischen Triebkräfte darstellen (Freud 1975, 24).

Die charismatische Autorität des Analytikers, die den therapeutischen Prozeß zunächst wesentlich trägt, wird vom wissenschaftlich-technischen Rahmen und vom fortschreitenden Sozialisationsprozeß der Therapie stabilisiert. Darüber hinaus begegnet der Therapeut dem Charismaverschleiß (vgl. Freud 1975, 25) durch seinen anonymisierenden, Ansprüche und Festlegungen vermeidenden Handlungsstil, der der Selbstentmystifikation des Patienten genau entgegengesetzt ist. Während der Patient sein Gedankenchaos, seine Inkompetenzen, seine peinlichen Geheimnisse, Traumata und Identitätsbrüche permanent transparent macht, erscheint der Therapeut tendenziell vollkommen, unberührbar und "perfekt funktionierend". Freud gibt zudem "dramaturgische" Ratschläge, die die Idealisierungslogik des Verfahrens und den "Idealisierungstrieb" (Simmel) des Patienten verstärken. Demnach ist es "von hohem Werte für den Fortgang der Analyse, daß man dem Kranken gegenüber jedesmal recht behalte" (Freud 1975, 74) und ihm einen "guten Eindruck mache" (Freud 1975, 399).

3.11.3 Sinnfunktionen

Die therapeutischen Deutungsmuster und Verfahrensregeln bilden einen Sinnzusammenhang, der die Rolle und die Wirksamkeit des Therapeuten fundiert. Aufgrund seines Wissens, Kennens und Könnens verspricht der Analytiker Chancen, das Selbst zu enträtseln, innere Ordnung und damit Stabilität wiederherzustellen (vgl. Levi-Strauss 1981, 204ff; Wassner 1984, 94), "Beschädigungen" wiedergutzumachen und weiteren Schaden abzuwenden. Psychoanalytiker kontinuieren insofern die "Urrolle" des Therapeuten. Denn:

> Die Urfrage nach dem Woher und dem Wohin dieser Krankheit richtet sich nun an den, der darum weiß. Ihm wird dadurch eine zweifache Geheimnisträgerschaft zuerkannt, indem er erstens um Dinge weiß, die den Nicht-Wissenden bedrohen und die er abwenden kann und indem er zweitens um Dinge weiß, die den Nicht-Wissenden befallen haben und die er wegnehmen kann. Der Arzt ist daher nicht primär durch die Zuweisung eines empirisch überschaubaren Bereiches durch die Gruppe eingesetzt, sondern er wird von den Umständen des Nicht-Wissens und durch die Angst der Anderen, diesem ausgeliefert zu sein, gefordert. Damit steht er - wie der Priester - a priori im Numinosum (Seidler 1975, 147f).

Den psychoanalytischen "Arbeitsbündnispartnern" geht es um die Erschließung eines "inneren Jenseits", des die Geschicke des Analysanden bestimmenden "Unbewußten". Die dieser Geheimnissphäre zugeschriebene Ordnung ("pathogene Organisation") wird als eine Art Wesen konzipiert (vgl. Tenbruck 1986, 135ff; Seidler 1975, 147f), das beeinflußbar ist (vgl. Hahn 1977, 61f) und dessen unheile und Unheil stiftende Intentionalität ("objektives Motiv") durch bestimmte Praktiken gebrochen werden kann. Die Überzeugungskraft und der soziale Erfolg dieser Vorstellung steht im Zusammenhang mit dem Verlust religiöser Sinngebungsformen. Hahn beschreibt deren Logik, die die Psychoanalyse und andere Psychologien abgelöst haben:

> Im Umgang mit Göttern oder Geistern, mit als übermenschlich und übermächtig erfahrenen Mächten oder Wesenheiten bedient sich der Mensch ritueller Praktiken. Dieser Adressat der Riten könnte mit Durkheim als das Heilige schlechthin verstanden werden. Es ist das Außeralltägliche, Nicht Verfügbare, in dessen Macht wir uns wissen. Einerseits ist es insofern stets das Bedrohliche, Gefährliche und deswegen u.U. zu Meidende. Andererseits ist es das, wovon wir selbst und unsere Ordnung

> letztlich abhängen, dasjenige, das wir für uns einnehmen müssen, das wir, um zu überleben, zum Bundesgenossen haben wollen ... Entscheidend für unser Argument ist hier vor allem: Riten sind Handlungsformen, die einen beeinflußbaren Adressaten voraussetzen. Dieser Adressat muß nicht als personales Wesen gedacht werden, aber irgendwelche Rudimente von Intentionalität, von Sympathie und Antipathie müssen ihm doch zugeschrieben werden (Hahn 1977, 61f).

Die Psychoanalyse folgt der Religion hier insofern nach, als sie den rituellen Adressaten ins Innere des Individuums verlegt, das die Kontrolle über sein Verhalten durch die Kontrolle seiner "unbewußten" Intentionalität (zurück-)erlangen soll. Indem die Psychoanalyse den einzelnen so zur geheimen Ur-Sache und zugleich zum potentiellen Meister seines Schicksals erklärt, setzt sie einen Rahmen der Selbstbeobachtung, des Selbstverstehens und der Selbsttransformation. Der Analysand wird damit zum Subjekt und zum Objekt einer modifikatorischen (Selbst-)Kontrolle durch eine Selbstreflexion, die sich auf "einen individuellen Mythos (bezieht, H.W.), den der Kranke mit Hilfe von Elementen aus seiner Vergangenheit errichtet" (Levy-Strauss 1981, 218f). Dieses Konstrukt ist existentiell höchst relevant, weil es den Analysanden mit sich selbst "bekannt zu machen" und (dadurch) mit sich zu "versöhnen" verspricht.

Mit ihrer Kopplung von existentieller Sinnstiftung und wissenschaftlicher Geltung besetzt die Psychoanalyse eine Funktionsstelle, die die heutigen "Normalwissenschaften" offen lassen müssen. Tenbruck und Hahn beschreiben deren "Trivialisierung", durch die die psychoanalytische Singebung spezifisch attraktiv wird:

> Die frühneuzeitliche Wissenschaft hat sich nicht als Ersetzung der Theologie, sondern als die Fortsetzung der Theologie mit anderen Mitteln empfunden. Nur deshalb, weil auch und gerade die Naturwissenschaft als Beleg für eine unverbrüchliche Ordnung stand, konnte sie als neue Form der Sinnstiftung und nicht als bloße Entzauberung der Welt wirken. Erst die Entwicklung der Wissenschaften gegen Ende des 19. Jh. und zu Beginn des 20. Jh. hat diesen Anspruch obsolet werden lassen. Freilich nicht ohne erhebliche Konsequenzen. Mit dem Verlust ihrer sinnstiftenden Funktion hat die Wissenschaft ihren eigenen "Trivialisierungsprozeß" eingeleitet (F.H. Tenbruck) (Hahn 1977, 80).

Die analytische "Empathologie" (vgl. Hahn 1977, 76ff) eignet sich dagegen sowohl als sinnstiftender Bezugsrahmen der biographischen Selbstreflexion und Selbstentwicklung wie als lebenspraktischer "Universalschlüssel". Dessen Geltung macht den Therapeuten zum "wissenschaftlichen Neo-Schamanen" (Seidler 1975, 151) und den Patienten zum "Mini-Analytiker", der sich selbst und anderen zu Hilfe kommen kann.

3.11.4 Zivilisation, Selbstdekomposition und Selbstsorge

Diverse therapeutische Doktrinen geben strukturähnlichen Sinn, der die Individualität und die Subjektivität des Selbst "auflöst". So generalisieren die in ihrer Selbstbeschreibung antagonistischen Therapieformen der Psychoanalyse und des "Behaviorismus" eine Anthropologie, die Verhalten mit "Begriffen der Kausalität und Finalität" beschreibt" (Gehlen 1957, 102). Die Konzepte des psychoanalytischen und des behavioristischen Determinismus ("Triebschicksal", "bedingter Reflex" usw.) relativieren oder eliminieren den Begriff der Person, ja sogar den der Handlung (vgl. Gehlen 1957, 102). Das Selbst wird hier wie dort auf Merkmale des Individuums reduziert, dessen Verhalten letztlich als Ausdruck eines "für das Ego zweckmäßigen Mechanismusses" erscheint (Gehlen 1957, 161). Sinngebungen dieser Art sind geeignet, Identifikationen und Identifikationsbereitschaften zu schwächen und die Distanz gegenüber sich und anderen zu stärken.

Andererseits "passen" die flexibel handhabbaren Deutungsinstrumente und Handlungsanweisungen der Therapien auf Spielräume und Erfordernisse, sich selbst zu bestimmen, zu gestalten und zu "entfalten". Jedermann wird heute auf der Basis psychologischer Modelle mit Werten, Selbst- und Beziehungsidealen und zugleich mit (Selbst-)Techniken ihrer Verwirklichung "versorgt". Autonomie, Kreativität, "Genußfähigkeit", Selbstachtung und Selbstpflege sind Ideale, die die psychoanalytische "Bildung" des Selbst orientieren und einen Rahmen der Selbstreferenz und der "Selbstsorge" darstellen. Im Anschluß an Foucault und Hahn wird im Hinblick auf die Kontrolle der "Lüste" klar, daß die Zielsetzungen der Psychoanalyse und der therapeutischen Kultur überhaupt mit der christlichen Moral weniger gemeinsam haben als mit der antiken Selbstästhetik. Denn:

> Dabei geht es nicht um die Unterdrückung der Lust, weil diese etwas an sich Schlechtes wäre, sondern um die Verfügung über sie, also auch wieder um ihre Einbindung in ein Ideal vom Menschen, der sich selbst bestimmt und der weder durch Hunger noch durch Durst oder sonstige Begierden in seiner Unerschütterlichkeit gestört wird. In gewisser Weise handelt es sich um das genaue Gegenteil einer Selbstverleugnung, als

> deren Moment die Bekämpfung der Sünden im Christentum immer erscheint, um eine Form der Selbstvergottung. Foucault zählt deshalb auch sowohl stoische wie epikuräische Texte auf, in denen die Lustüberwindung Emanzipation des Ich, Selbstgenuß, Freude am selbstgeschaffenen Kunstwerk der eigenen Existenz ist. Gerade diese Zielsetzung der jouissance de soi als Folge von Askese, wäre im christlichen Rahmen als Form der Kreaturvergötzung die schlimmste aller Sünden gewesen (Hahn 1987f, 15).

Die heutigen Psychotherapien können unter der Voraussetzung von Selbstkontrollen der Erzeugung und Steigerung von Selbstkontrollen dienen, die sowohl den Anforderungen der sozialen Systeme entsprechen als auch zur "Selbstbestimmung" und "Selbstverwirklichung" in den erweiterten sozialen Spielräumen befähigen. Konformität und Individualismus, Anpassung und "Selbstvergottung" sind so nebeneinander möglich.

3.11.4.1 Distinktion, Distanzierung und Selbstdramatisierung

Jede Therapieform impliziert "sekundäre" Funktionen und Gewinne. Die Psychoanalyse vermag jenseits ihres Zwecks und ihrer Motiviertheit soziale Auszeichnungs- und Unterscheidungsbedürfnisse zu befriedigen. Der typischerweise individualistische Analysand, der im therapeutischen Rahmen seine Individualität manifestiert und steigert, erwirbt zugleich den "reinen Blick" eines psychologischen Kenners. Wie der Kunstkenner, der mit dem "alltäglichen Verhalten zur Welt" (Bourdieu 1982, 23) gebrochen hat und eine volle Identifizierung mit den Objekten seiner Beurteilung verweigert (vgl. Bourdieu 1982, 23), nimmt der Analysand, analytisch Verstehende und Nicht-Verstehende diskriminierend (vgl. Bourdieu 1982, 61), die neutrale, distanzierte, prüfende und reflexive Haltung ein, die ihm als Voraussetzung der (An-)Erkennung von eigener und fremder "Eigentlichkeit" (Originalität) vermittelt wurde (vgl. Bourdieu 1982, 23). Der analytische Menschenkenner zeichnet sich ähnlich wie der Kunstkenner durch die Tendenz aus, die "naive Verhaftung ans Gegebene zu suspendieren" (Bourdieu 1982, 24) und die "Wahrnehmung ersten Grades" (Bourdieu 1982, 68) auf eine Weise zu transformieren, die "eine inmitten der Kommunikation selbst verborgene Weigerung zur Kommunikation bedeutet" (vgl. Bourdieu 1982, 67). So wie sich der Kunstkenner mit seinen "universell anwendbaren Wahrnehmungs- und Bewertungsschemata" (Bourdieu 1982, 56) das "Vermögen zur Wahrnehmung und Dechiffrierung der eigentlichen Stilmerkmale" verschafft (Bourdieu 1982, 95), so befähigt sich der

Analysand durch den Rahmen des analytischen Diskurses zur Entschlüsselung menschlicher Identität, und zwar durch die Infragestellung und Umwandlung anscheinender Sinnlosigkeit und anscheinenden Sinns. Diese Lockerung und Überlagerung der "naiven" Seinsverhaftung eignet sich ähnlich wie die Rahmung des Kenners kultureller Objekte dazu, "ein gleichsam spielerisches Verhältnis zu den elementaren Zwängen des Daseins zu gewinnen" (Bourdieu 1982, 24). Dessen "primärer" Ernst wird durch eine Perspektive relativiert, die darauf hinausläuft, andere zu entlarven und zu entwerten und sich selbst zu "erkennen", zu dramatisieren und zum Objekt einer unendlichen Geschichtsschreibung zu machen. Die "Leichtigkeit" der Handhabung des analytischen Deutungsmusters erlaubt Jedermann, derart symbolisch zu profitieren; aber nur der Analysierte ist legitimer Erbe der analytischen Wahrheit und damit eigentlich und als "eigentlich" ausgezeichnet.

3.11.4.2 Sinnprobleme und Sinnangebote

Psychotherapien eignen sich dadurch, *daß* sie stattfinden und durch die speziellen Modi und Sinnbezüge ihres Verfahrens als "Interventionsressourcen" (Roland Eckert) in Problemsituationen und Lebenskrisen (vgl. Hahn 1977). Nicht nur Symptome im engeren Sinne sondern auch die psychischen Folgen normaler Belastungen (Partnerverlust, Stigmatisierung etc.) lassen sich so "behandeln". Therapien überbrücken Handlungsohnmachten, nehmen problematischen Sinn und geben problemlösenden oder -mildernden Sinn, der Tatsachen (indirekt) verändert oder auf das als Tatsache Unabänderliche ein neues, leidensminderndes Licht wirft (vgl. Watzlawick 1984, 118ff). Problematische Gefühle z.B. lassen sich "abreagieren", substitutiv "ausagieren", als Symptome (dis-)qualifizieren und ihres "Ernstes" berauben. Existentielle Sinnverluste und problematische Sinnzuschreibungen, die immer auch emotionale Probleme darstellen, sind vermutlich umso erfolgsversprechender zu beeinflussen, je weniger das zu behandelnde Problem in den sozialen "Spiegeln" objektiviert ist, je weniger es sich also um eine "soziale Tatsache" handelt. Umgekehrt dürfte sich z.B. Selbstachtung kaum gegen eine verachtende Umwelt stabilisieren oder (wieder-)herstellen lassen. Therapien können aber stets "positive" Kontingenzen (Aussichten, Hoffnungen) generieren und "negative" Kontingenzen reduzieren. Diese definitorische Kontingenzreduktion umfaßt auch die Biographisierung. So "entsorgt" die Psychoanalyse mit einer Schicksalsbiographie, die vermeintliche Handlungen und damit Scham- und Schuldgefühle nihiliert. Retrospektive Entschuldigungen, "Entschämungen" und andere definitorische Interventionen können psychisch stabilisieren und damit heilsam rückwirkende Handlungserfolge nach sich ziehen.

Viele heutige Sinnbedürfnisse und Sinnprobleme sind das Resultat der Form der modernen Gesellschaft, die zugleich Sinnangebote hervorbringt, die sich partiell ähneln und ergänzen. (Gruppen-)Therapien und religiöse Sekten z.B. befriedigen teilweise ähnliche Sinnbedürfnisse. Hahn schreibt in bezug auf Sekten:

> Bestimmte Sinnerzeuger leben vom gestiegenen Konsumanspruch in Sachen Sinn. Es scheint nun, als wenn kleine Gruppen, in denen Menschen total aufgehen, in denen sie sich bis zur Selbstaufopferung hingeben können, ein spezifisches Sinnbedürfnis erfüllten in einer Welt, die von vielen als kalt, unpersönlich, rational, "kopflastig", unberechenbar und bedrohlich erfahren wird, deren objektive Unüberschaubarkeit nach subjektiver Geborgenheit, Zweifelsfreiheit, Harmonie und totaler Gemeinschaft als Komplement verlangt. Die Sinnlosigkeit der Welt ist die Voraussetzung für die religiöse Sinnstiftung (Hahn 1985b, 32).

Die modernen Existenzbedingungen sind Motivatoren und "Resonanzböden" von Sinngebungen, die dem hochgradig privatisierten Selbst zunehmend auf Märkten angeboten werden. Berger und Luckmann haben in diesem Zusammenhang von "Identitätsmärkten" gesprochen. Das dortige Neben-, Mit- und Gegeneinander von Therapien, religiösen Sekten, Selbsterfahrungszirkeln, Hobbies, medialen Welten, sexuellen Spezialkulturen (vgl. Eckert et al. 1989) und anderen Sinnanbietern instabilisiert die einzelnen Sinngebungen und impliziert Möglichkeiten einer permanenten Selbstgestaltung in Form von "Karrieren". Je nach Innen- und Lebenslage (Problemlage) wird das Individuum damit zum Subjekt der Wahl, Kombination und Transformation von Deutungsmustern (z.B. Erlösungsbotschaften), Techniken, Gemeinschaftsformen usw. Die heutige Sinnvermarktung ermöglicht also eine höchst differenzierte, individualisierte und individualisierende Befriedigung von Sinnbedürfnissen. "Dabei ist es freilich bei den Sinnanbietern oft so wie bei anderen Produzenten: Sie schaffen erst den Bedarf für dessen Deckung sie sich dann empfehlen" (Hahn 1985b, 32).

3.11.5 Therapien als Problemgeneratoren

Psychotherapien "programmieren" Sozialisationsprozesse, deren (psychischer) "Output" sich an den sozialen Bedingungen jenseits des therapeutischen Rahmens zu bewähren hat. Das heißt, daß der therapeutisch "gebildete" Mensch an der Unfähigkeit zum Transfer oder an der Untransferierbarkeit therapieinterner Muster und Stile scheitern kann. So besteht die Gefahr der Überziehung von Ansprüchen (vgl. Hahn 1974, 106ff; Berger et al. 1975, 80ff), wenn Therapien auf bestimmte Bedürfnisdefinitionen oder Existenzmodelle festlegen. Ebenso mag die Habitualisierung therapeutischer Verhaltensorientierungen zu einer Einschränkung der sozial notwendigen inneren und äußeren Beweglichkeit führen. Die psychoanalytische Ehrlichkeitsmoral z.B. läßt sich jenseits des therapeutischen Interaktionsrahmens kaum durchhalten. Die heilsame Sinngebung kann also auf Kosten der Verarbeitungs- und Handlungsfähigkeit gehen, was problematische (und "behandelbare") psychische Rückwirkungen impliziert. Die moderne Gesellschaft zieht mehr oder weniger bestimmte Grenzen der Identitätsbildung. D.h.:

> Möglicherweise ist die Rapidität des sozialen Wandels und die Komplexität der Systemstruktur, auf die der einzelne sich beziehen muß, zu groß, als daß eine Persönlichkeit oder ein Charakter als inhaltlich feste Struktur über längere Dauer noch anpassungsfähig wäre. Das war ja wohl der Gedanke, der hinter *Riesmans* kulturkritischer These von der Außengelenktheit ("other-directedness") des modernen Menschen stand. Die Vielzahl der Gruppen, denen wir angehören, schließt es aus, daß wir auf ein einheitliches Selbst fixiert werden (Hahn 1982, 428).

Therapeutische Verfahren von der Art der Psychoanalyse tun aber genau dies und gefährden damit die Handlungsfähigkeit und innere Stabilität jenseits des Verfahrensrahmens. Der Patient, der lernt, sich selbst und andere an bestimmten Identitäts- und Konsistenzvorstellungen zu messen, baut damit Kriterien und Ansprüche auf, die im Alltag zu Enttäuschungen mit entsprechenden Emotionen führen dürften. Darüber hinaus ist zu erwarten, daß sich verfahrensinterne Prozesse, wie z.B. "Übertragungen", "Regressionen", Verunsicherungen und "Widerstände", als soziale und psychische Probleme im Alltag auswirken (vgl. Drigalski 1980).

4 Gruppentherapien

4.1 Individual- und Gruppentherapien

Betrachtet man den Markt der Psychotherapien unter funktionalen Gesichtspunkten, dann erscheinen die diversen Therapieformen als "Lösungstechniken sozialer Probleme, und die Wahrscheinlichkeit ist groß, daß genau die Techniken und Theorien populär werden, welche die aktuellen Konflikte und ihre Auswirkungen auf den Einzelnen am ehesten zu lösen vermögen" (Fatzer/Jansen 1980, 27). Der Aufschwung gruppendynamischer und gruppentherapeutischer Methoden, die zunehmend das therapeutische Feld beherrschen, kann jenseits von Symptomen im engeren Sinne auf eine Reihe sozial bedingter oder erzeugter Bedürfnisse zurückgeführt werden. Fatzer und Jansen nennen das "Bedürfnis nach unmittelbaren Erfahrungen im Hier-und-Jetzt", das "Bedürfnis nach echten Gefühlen", das "Bedürfnis nach Intimität" und das "Bedürfnis nach Permissivität und Experimenten" (Fatzer/Jansen 1980, 29f). Viele Zweige und Verfahren der gruppendynamischen und gruppentherapeutischen Kultur entstanden und entstehen aus einem manifesten oder latenten Protest gegen die moderne Gesellschaft, "welche mit ihren Rationalisierungs- und Entfremdungstendenzen das Individuum anonymisiert und zu einem reinen Rollenträger degradiert" (Fatzer/Jansen 1980, 25). So bezwecken etwa die vielfältigen Techniken der sogenannten Encounter-Gruppen "Begegnungen" zwischen "bloßen" und jedenfalls informationell und symbolisch entblößten *Menschen*, die jegliches Rollenverhalten ablegen sollen und wollen, um zu ihren "wahren Selbsten" hinter den "Fassaden" zu finden (vgl. Rogers 1974).

Der Erfolg der Gruppentherapie, die schon Ende der sechsziger Jahre als "Psychotherapie der Zukunft" (Rattner 1972) erkennbar war, verdankt sich der "Gruppe als Methode" (Fatzer/Jansen 1980; vgl. Jacobs/Spradlin (Hrsg.) 1974) unter der Voraussetzung individualtherapeutischer Rahmenbedingungen. D.h. zunächst: Die Außeralltäglichkeit, die relative Anomie (vgl. Eckert 1983a; Grabherr 1986; Schneider-Düker 1981, 62f), die Prinzipien der Selbstbestimmung und der Spontaneität und andere Strukturmerkmale (vgl. Fatzer/Jansen 1980, 19ff) sind ebenso Charakteristika gruppentherapeutischer wie individualtherapeutischer Verfahren. Beide therapeutische Systemtypen stellen Schon-, Schutz- und Spiel-Räume dar (vgl. Fatzer/Jansen 1980, 232f; Frank 1985, 363ff; Eckert 1983a, 145), "repressionsfreie Reservate" (Habermas), in denen "makrosoziologisch gesehen eine zweckspezifische Institutionalisierung der Selbstreflexion" möglich wird (Eckert 1983c, 10). Unter diesen (Rahmen-)Bedingungen werden die der Gruppe immanenten Potentiale (vgl. Grabherr 1986, 20ff) entfaltet und formiert. Es entsteht also eine geheime Öffentlichkeit, in der *normativ* gleiche Menschen in einer gemeinsamen Beziehung zum Therapeuten ein "Interdependenzgeflecht" bilden, in dem sie "kraft ihrer elementaren Ausgerichtetheit, ihrer Angewiesenheit aufeinander und ihrer Abhängigkeit voneinander" (Elias 1986, 12) auf bestimmte, begrenzt kontingente Weise aneinander gebunden sind. Diese interaktionssystemische "Figuration" (Elias) der Gruppentherapie entwickelt sich im Bezugsrahmen von speziellen Deutungsmustern und Techniken (vgl. Schneider-Düker 1981, 24) und im Rahmen eines "Ethos" und eines "Klimas" (vgl. Schneider-Düker 1981, 63; Rogers 1974, 18ff), das spezifische Handlungsweisen, Erfahrungen und Lernprozesse erlaubt oder notwendig erzeugt (vgl. Schneider-Düker 1981).

Die gruppentherapeutischen Interaktionsformen, wie z.B. das "gegenseitige Feedback" und die vielfältigen Weisen der Selbstenthüllung und Selbstverwirklichung, verdanken sich dem spezifischen "Nicht-Ernst" des von Goffman beschriebenen Modultyps der "Sonderausführung" (vgl. Goffman 1977, 60ff). D.h.:

> Stücke einer normalen Tätigkeit können in anderem Zusammenhang zu unverkennbar anderen als den ursprünglichen Zwecken ausgeführt werden, wobei man sich darüber im klaren ist, daß das eigentliche Ergebnis der Handlung nicht eintritt. Diese »Probeläufe« sind ein wichtiger Bestandteil des modernen Lebens, sind aber von der Sozialwissenschaft bisher nur wenig als etwas Eigenständiges erörtert worden (Goffman 1977, 71f).

Die therapeutische Sonderausführung, die Goffman (vgl. Goffman 1977, 72ff) rahmenanalytisch neben "Vorführungen", "Dokumentationen" und "Experimente" stellt, entlastet vom "Ernst des Lebens" und ermöglicht dadurch die verschiedensten Formen der Reflexion des Lebens und des Verzichts auf normale Selbstkontrollen. Damit werden "schöpferische Aktionen" (Schneider-Düker 1981, 36) wie das "Psychodrama" praktikabel, in denen der Patient "seine Bedürfnisse und Phantasien verwirklicht, unabhängig von anatomischen, physiologischen oder psychologischen Bedingungen. Im psychodramatischen Kosmos kann der Mensch Tiere, Dinge, Konzepte verkörpern. Es gibt keine Einschränkungen" (Schneider-Düker 1981, 36). Goffman behandelt die (sinntransformatorische) Methode der "psychodramatischen" Selbst-Transformation als Modulvariante:

> Zu erwähnen sind ferner die Gruppen-Psychotherapie und andere Rollenspiel-Veranstaltungen, schon deshalb, weil die umfangreiche Literatur auf diesem Gebiet eine gute Möglichkeit zur Formalisierung der angewandten Transformationsmethoden bietet. Hier dient wohl die Wieder-Aktualisierung von Erlebnissen unter der Anleitung des Therapeuten nicht nur zur Veranschaulichung der Probleme, sondern auch dazu, die Einstellung des Teilnehmers zu ihnen zu ändern (Goffman 1977, 86f).

Neben derartigem Selbstbezug im Dienst der Selbstveränderung ermöglicht die Gruppentherapie diverse "Probeläufe", die ihren spezifischen Funktionswert der Tatsache verdanken, daß die Mithandelnden "normale" Menschen und zugleich "Hilfstherapeuten" unter der Kontrolle eines Experten sind.

Das "grammatikalische" Potential der (gruppen-)therapeutischen Sonderausführung hat eine durch Modernisierungsprozesse bedingte und stimulierte Verfahrenspluralisierung zugelassen, die nur schwer überschaubar und systematisierbar ist (vgl. Schneider-Düker 1981, 11, 19) und die häufig zum Verzicht auf jegliche Definition von Gruppenpsychotherapie geführt hat (vgl. Schneider-Düker 1981, 11). Hier soll daher (und aus den eingangs dargelegten methodologischen Gründen) eine formale Betrachtung der sozialen Voraussetzungen und der Potentiale des gruppentherapeutischen Interaktionsrahmens und der in ihm gleichsam ausbuchstabierten "Methoden" versucht werden. Die soziologische Perspektive läßt sich dabei an innerpsychologische "Meta-Diskurse" (Selbstreflexionen) über gemeinsame "Heilfaktoren" der (Gruppen-)Therapien anschließen (vgl. Yalom 1974; Textor 1988; 1990; Schneider-Düker 1981, 14ff; Fatzer/Jansen 1980, 35ff; Frank 1985). Das "bahnbrechende" Buch (Fatzer/Jansen 1980, 99), das Irvin D. Yalom (1974) über die Gruppentherapie geschrieben hat, spielt in diesem Zusammenhang eine Schlüsselrolle (vgl. Schneider-Düker 1981, 14ff; Fatzer/Jansen 1980, 99ff). Yalom geht davon aus, daß sich hinter der "oberflächlichen" Vielfalt und scheinbaren Diffusität des gruppentherapeutischen Feldes eine Art Grammatik verbirgt:

> Eine neue Übersicht über repräsentative Gruppen im Buchtengebiet von Nordkalifornien zeigt eine verwirrende Fülle von Methoden: psychoanalytische Gruppen, Psychodrama-Gruppen, Krisisgruppen, Synanon, Gesellschaft für Genesung (Recovery, Inc.), Anonyme Alkoholiker, Ehepaargruppen, Marathon-Encounter-Gruppen, Familientherapie-Gruppen, traditionelle T-Gruppen,

> Multimedia-Gruppen, Gruppen für nichtverbale Erweiterung der sinnlichen Erfahrung, Gruppen für Transaktions-Analyse und Gestalttherapie-Gruppen. Viele von ihnen sind als Therapiegruppen angelegt; andere bewegen sich auf der fließenden Grenze zwischen persönlichem Wachsen und Therapie.
>
> (...)
>
> Läßt man die »Fassade« außer acht und betrachtet nur die eigentümliche Methode, mit der beim Patienten eine Veränderung herbeigeführt wird, so stellt man fest, daß diese Methoden an der Zahl begrenzt sind und untereinander bemerkenswerte Ähnlichkeit aufweisen. Therapiegruppen, die von der Form her völlig verschieden erscheinen, benutzen möglicherweise genau die gleichen Veränderungsmechanismen (Yalom 1974, 11f).

Diese Mechanismen setzen eine zu bestimmende Grundstruktur der Interaktion voraus.

4.1.1 Die gruppentherapeutische Figuration

Gruppentherapien machen es möglich, daß Individualität "nicht nur in einer zweipolaren Arzt-Patient-Figuration, sondern wie im 'wirklichen' Leben in einer multipolaren (Figuration, H.W.) ins Spiel kommt" (Elias 1972, 32). Dabei ist das Gruppenmitglied auf den Therapeuten, auf die "Gruppe als Ganzes" (vgl. Grabherr 1986, 17ff), auf jeden einzelnen Mitpatienten und unter Umständen auf Koalitionen ("Ensembles") bzw. (vom Therapeuten gebildete) "Untergruppen" bezogen. Die "Figurationen" der Gruppe und der Dyade (Individualtherapie) unterscheiden sich also fundamental.

Nach Georg Simmel (vgl. 1908, 46-133) ist schon die Differenz zwischen Dyade und Triade "qualitativer" Art. "Daß Verhältnisse zu zweien überhaupt als solche spezifische Züge haben, zeigt nicht nur die Tatsache, daß der Zutritt eines dritten sie ganz abändert, sondern mehr noch die vielfach beobachtete: daß die weitere Ausdehnung auf vier oder mehrere das Wesen der Vereinigung keineswegs noch entsprechend weiter modifiziert" (Simmel 1908, 96). Der "Dritte" bringt Simmel zufolge sowohl eine trennende Heterogenität als auch eine integrative Objektivität der Beziehungen mit sich:

> Während zwei wirklich eine Partei sein können bzw. ganz jenseits der Parteifrage stehen, pflegen in feinsten stimmungsmäßigen Zusammenhängen drei sogleich drei Parteien - zu je Zweien - zu bilden und damit das einheitliche Verhältnis des je einen zu dem je andern aufzuheben. Die soziologische Struktur der Verbindung zu zweien wird dadurch bezeichnet, daß beides

> fehlt: sowohl die verstärkte Verknüpfung durch den dritten bzw. durch einen über beide hinausgreifenden sozialen Rahmen, als auch die Störung und Ablenkung der reinen und unmittelbaren Gegenseitigkeit (Simmel 1908, 94).

Daß den beziehungsspezifischen Gemeinsamkeiten in einer Gruppe eine "objektive Einheit über den Einzelnen" (Simmel 1908, 86) und ihren Sonderbeziehungen korrespondiert, gilt auch für die Therapiegruppe, die typischerweise mehr als drei Mitglieder umfaßt (vgl. Fatzer/Jansen 1980, 36). Und ebenso ist klar, daß die Therapiegruppe jene "reine und unmittelbare Gegenseitigkeit" ausschließt, die Individualtherapien in den Grenzen der asymmetrischen Rollenbeziehung im Prinzip erlauben. Andererseits ermöglichen therapeutische Gruppen individuelle Paarbildungen ("Parteien") auf der Basis komplementärer Bedürfnisse und Kompetenzen. Zum Beispiel: "A mag geschickter im Formulieren sein und bringt das zum Ausdruck, was B denkt. So genügt es B, jeweils kurz beizupflichten" (Fengler 1986, 62). Darüber hinaus erlaubt die Gruppe im Unterschied zur Dyade eine "Zuschauer-Therapie". "Hiermit ist der Gewinn gemeint, den auch passive Mitglieder von einer Therapie haben können, wenn sie miterleben, wie ein Teilnehmer sein vielleicht ähnliches Problem bearbeitet" (Schneider-Düker 1981, 16). Hier zeigt sich aber auch die (funktionale) Ambivalenz der Gruppe. Denn: "Es gibt kein noch so inniges Verhältnis zwischen dreien, in dem nicht jeder einzelne gelegentlich von den beiden andren als Eindringling empfunden würde, und sei es auch nur durch sein Teilhaben an gewissen Stimmungen, die ihre Konzentriertheit und schamhafte Zartheit nur bei dem unabgelenkten Blick von Auge in Auge entfalten können; jedes sensitive Verbundensein von zweien wird dadurch irritiert, daß es einen Zuschauer hat" (Simmel 1908, 93f). Überhaupt wird mit dem Dritten die Erzeugung und Erhaltung "einer wirklich einheitlichen Stimmung (...), die sich unter zweien relativ leicht herstellt", schwieriger (Simmel 1908, 93f). Der Dritte stellt auch insofern eine ambivalente Größe dar, als er einerseits den Beobachtungs-, Kontroll- und Kommunikationsdruck reduziert und andererseits Ressourcen (Zeit, Aufmerksamkeit, Zuwendung) verbraucht, wodurch der Handlungs- und Behandlungsspielraum der anderen eingeschränkt wird. In therapeutischen Gruppen kann dies ebenso zum Problem werden wie die mit dem Dritten und jedem weiteren Mitglied zunehmende Wahrscheinlichkeit von Ungleichheiten, Distanzen, Inkompatibilitäten und Konflikten (vgl. Simmel 1908, 102).

Eine problemlösende oder -regulierende Rolle spielt der Dritte als "Unparteiischer" (vgl. Simmel 1908, 103).

> Dabei wird er entweder die Einigung der beiden kollidierenden andern zustande bringen, indem er sich auszuschalten und nur zu bewirken sucht, daß die beiden unverbundenen oder entzweiten Parteien sich unmittelbar verbinden; oder er wird als Schiedsrichter auftreten und die einander widerstreitenden Ansprüche jener gleichsam in sich zur Ausgleichung und das Unvereinbare daran zur Ausscheidung bringen (Simmel 1908, 104).

In der Therapiegruppe können Therapeuten, Patienten und Gruppenteile vermitteln, schlichten und schiedsrichten. Diese Funktionen sind umso wichtiger, als die therapeutischen Rahmenbedingungen normale Mechanismen der Konfliktvermeidung und -verhüllung außer Kraft setzen und die Tendenz zum Konfligieren steigern (vgl. Fengler 1986, 72f; Geser 1980), die Simmel für ein Wesensmerkmal von Gruppierungen mit mehr als zwei Mitgliedern hält:

> Die Gruppe zu Dreien ist hier nur Typus und Schema, auf ihre Form reduzieren sich schließlich alle Fälle von Vermittlung. Es gibt gar keine Gemeinschaft zu Dreien, von der Unterhaltung einer Stunde bis zum Familienleben, in der nicht bald diese, bald jene zwei in einen Dissens gerieten, harmloser oder zugespitzter, momentaner oder dauernder, theoretischer oder praktischer Natur - und in der nicht der Dritte vermittelnd wirkte (Simmel 1908, 106).

In der therapeutischen Gruppe fungiert der Therapeut als zentrale (Letzt-)Instanz der Vermittlung, die insbesondere bei stark affektiven "Beziehungsproblemen" zwischen Patienten unverzichtbar ist. Dank seiner Autorität und seiner Kompetenz als "Empathievirtuose" kann der Therapeut besonders effektiv schlichten und schiedsrichten und im Prinzip wie jeder Unparteiische zunächst zur Entemotionalisierung und Distanzierung beitragen.

> Indem der Unparteiische die Ansprüche und Gründe der einen Partei der andern vorhält, verlieren sie den Ton der subjektiven Leidenschaft, der auf der andern Seite den gleichen hervorzurufen pflegt. Hier zeigt sich heilsam, was so oft bedauerlich ist: daß das Gefühl, das einen seelischen Inhalt innerhalb seines ersten Trägers begleitete, innerhalb eines zweiten, auf den dieser Inhalt übergeht, erheblich abgeschwächt zu werden pflegt (Simmel 1908, 104f).

Da die Gruppentherapie einen Raum eruptiver und potentiell eskalierender Affekte und Konflikte etabliert, hängt viel davon ab, daß der Therapeut seine "Rolle" als Unparteiischer überzeugend ausfüllt. Das erfordert, gegenüber den Patienten eine gleichmäßige Distanz zu wahren (vgl. Simmel 1908, 108), sich nicht vereinnahmen zu lassen und demonstrativ eine "Meta-Position" einzunehmen. Die "Gruppe als schützende Mutter" (Krüger 1984, 31), die zugleich normiert und kontrolliert, fungiert neben und mit dem Therapeuten als vermittelnde und Vermittlungen erübrigende Instanz. Von ihr geht ähnlich wie vom Charisma des Heilers eine "mystische Kraft" (Simmel 1908, 91) aus, die den einzelnen zur Selbstanpassung und Selbstlenkung im Sinne der Gruppennormen motiviert. Dabei spielt die Überzeugung eine zentrale Rolle, auf den "Mikrokosmos" der Gruppe angewiesen zu sein und mit ihm über einen heilsamen "Spiegel" zu verfügen. Die Struktur, die "Atmosphäre" und die "Dynamik" der Gruppe (vgl. Fengler 1986, 92) fundieren und limitieren die Steuerungsmöglichkeiten des Therapeuten, der auch als "Künstler" (Krüger 1984, 194ff) nur über die Optionen verfügt, die die Gruppe in ihrer je besonderen Verfassung als sich wandelndes Interdependenzgeflecht eröffnet (vgl. Elias 1986, 141).

4.1.2 Systemprobleme

Individual- und Gruppentherapien implizieren teils übereinstimmende und teils unterschiedliche Systemprobleme und (damit) strukturelle Problemlösungen.

4.1.2.1 Die Motivierung der Patienten

Psychotherapien sind mit Motivierungs- und Motivstabilisierungsproblemen belastet, die aus der psychischen Verfassung des Patienten und aus der Form des Verfahrens resultieren. Schon angesichts der therapeutischen Anomie und "Repressionsfreiheit" liegt das durch die Gruppe verschärfte Problem auf der Hand, für den Bestand und den Erfolg des Systems notwendige Handlungen und Unterlassungen zu motivieren, d.h. zur Akzeptanz von Rollen, Deutungen, Gefühlen, Risiken, Kosten usw. zu bewegen. Luhmann formuliert die Frage, um die es hier geht:

> Warum soll man gerade das Verlangte tun, gerade den angebotenen Sinn akzeptieren und nichts anderes? Die Welt ist groß und weit. Also: warum so und nicht anders? (Luhmann 1988, 302).

Im Gegensatz zu anderen Funktionsbereichen (Wirtschaft, Wissenschaft, Politik usw.) wird das hier angesprochene Problem im therapeutischen Kontext nicht durch ein "symbolisch generalisiertes Kommunikationsmedium" (Luhmann 1988, 304), wie z.B. Macht oder Geld, gelöst. Für die Krankenbehandlung gibt es ebenso wie für die Erziehung kein solches Medium, "denn das sind Fälle, in denen der Erfolg nicht allein im Gelingen von Kommunikation, sondern in der Veränderung der Umwelt besteht" (Luhmann 1988, 304). Daraus folgert Luhmann: "In all diesen Fällen wird dann von Organisation viel verlangt, und es ist kein Zufall, daß sich in genau diesen Funktionssystemen Professionen finden, die Überzeugungsarbeit leisten müssen und dafür in der professionstypischen Weise ausgerüstet sind: durch Prestige, Ausbildung, institutionalisierte Kollegialität usw." (Luhmann 1988, 304). In der Gruppentherapie spielen darüber hinaus und neben den bereits erwähnten medienanalogen Motivgeneratoren (Leiden, Hoffnung, Sympathie usw.) die Autorität, das "Ethos" und die Sanktion der Gruppe eine Rolle.

4.1.2.2 Negative Erfahrungen

Die therapeutische Gruppe ist wie jede Therapie nicht nur ein gewissermaßen aus sich heraus motivierender Ort "positiver Erfahrungen" (der Gleichheit, Intimität, Solidarität, Emotionalität, Toleranz etc.), sondern auch ein Rahmen von Rahmenbrüchen, Orientierungs- und Distanzverlusten, zeremoniellen Verletzungen und anderen Zumutungen, die sofort spürbar werden. Hatte der Patient einen Platz in einer geordneten Welt einzunehmen erwartet, so wird er enttäuscht und muß feststellen, daß seine bisher bewährten Rahmungsmethoden nicht oder nur zum Teil funktionieren. Dementsprechend "oszilliert" seine Wirklichkeit anomisch. Er macht eine "'negative Erfahrung' - negativ in dem Sinne, daß sie sich dadurch bestimmt, was sie nicht ist; und dies ist sie nicht: eine organisierte und organisatorisch bestätigte Reaktion" (Goffman 1977, 409f). Gruppentherapien und Individualtherapien wie die Psychoanalyse erzeugen einerseits auf partiell übereinstimmende oder ähnliche Weisen systematisch "negative Erfahrungen", denen Reorientierungs-, Verarbeitungs- und Abwehrversuche der Betroffenen entsprechen (vgl. Goffman 1967; 1973a; Dreitzel 1980). Andererseits nimmt die "technische" Aufhebung und Torpedierung von Identitäts- und Interaktionsselbstverständlichkeiten durch die Anwesenheit von Mitpatienten eine besondere und in mancher Hinsicht besonders problematische Form an. Die Multipolarität der Gruppe ergänzt und transformiert die "negativen Erfahrungen", die Goffman hinsichtlich der Psychoanalyse wie folgt zusammenfaßt (vgl. auch Flader u.a. (Hrsg.) 1982):

> 1. Der Therapeut kann die Informationssperren des Patienten tiefer durchdringen als dieser selbst. (Dadurch wird die auf Geheimhaltung beruhende Abwehr gegen Beziehungen durchbrochen. Dieses Vorrecht ist aber kein gegenseitiges.)
> 2. Verhaltensweisen des Patienten, die normalerweise nicht auf dem Hauptkanal laufend betrachtet würden, etwa Anfangs- und Schlußrituale, Tonfall, Erröten, Pausen, Versprecher, Ärgeranwandlungen und ähnliches (die relativ zur Rolle Rechte der Person sind), können vom Therapeuten aufgegriffen werden.
> 3. Die Konsequenzen der gewöhnlichen sozialen Interaktion werden vom Therapeuten außer Kraft gesetzt, er duldet ein breites Spektrum »ungehemmten« Verhaltens getreu der Theorie, daß der Patient nicht den Therapeuten meint, sondern wichtige Figuren, die er in ihn hineinprojiziert, kurz, daß das Verhalten kein ganz eigentliches ist, was freilich dem Patienten nicht bewußt zu sein braucht.
> 4. Der Patient wird ermutigt, die Anstands- und Bescheidenheitsregeln der gewöhnlichen Interaktion zu durchbrechen. Nicht nur tabuierte Phantasien, sondern auch kleinliche, egoistische Reaktionen im Alltagsleben gelten eingehender Aufmerksamkeit für wert. Der Therapeut bringt auch Deutungen der Auffassung des Patienten von ihm ins Spiel, die normalerweise als unbescheiden und eines Arztes unwürdig gelten würden. Während aber so die Persönlichkeit des Patienten völlig in den Mittelpunkt gestellt wird, manchmal derart, daß neben ihr gar nichts anderes mehr Platz hat, wird er doch dazu angeleitet, sich der aus der »Psychodynamik« stammenden Sprache des Therapeuten zu bedienen (wenn auch in einer respektvoll reduzierten laienhaften Form).
> 5. Im Rahmen der Verpflichtung zum freien Assoziieren muß der Patient bereit sein, seine Beziehungen zu *allen* ihm Nahestehenden unter die Lupe zu nehmen und alles offenzulegen, was gewöhnlich auf diese Beziehungen beschränkt ist, und sie damit zu verraten; entsprechendes gilt für seine Beziehungen zu Organisationen, Gruppen und anderen Strukturen (Goffman 1977, 417f).

Das therapeutische Gruppenmitglied ist Objekt und Subjekt "negativer Erfahrungen", die sich gegenseitig "hochschaukeln" und eskalieren können. Die Gruppen und Gruppenteile sind zudem in der Lage, "Rahmenfallen" aufzustellen, über die in der Individualtherapie nur der Therapeut verfügt (vgl. Goffman 1977, 418). So können die Mitpatienten nicht nur Abwehrreaktionen (auf negative Erfahrungen) hervorrufen, sondern auch ihren "nächsten Angriff gerade gegen diese Reaktion" richten

(Goffman 1973a, 43). Dieses "Looping" (Goffman) kann und soll unter Umständen zum Zusammenbruch des Selbst-Schutzes (der "Fassaden") führen, was ebenso wie "negative Erfahrungen" anderer Art eine potentielle Überlastung des Patienten und einen Abbruchanlaß darstellt (vgl. Rattner 1972, 75ff).

Die Verkraftung "negativer" Therapieerfahrungen fällt dem "Normalfall" andererseits relativ leicht, weil er in einer Gesellschaft lebt, die "als Ganzes den Charakter der Selbstverständlichkeit, der bekannten Vertrautheit" verloren hat (Luhmann 1973, 21) und ständig zur Verarbeitung von Irritationen, Enttäuschungen und Zumutungen zwingt. Darüber hinaus mögen die spezifischen Befindlichkeiten und Vertrautheitsverluste des psychisch Leidenden die "Negativität" der negativen Therapieerfahrungen relativieren und ihre Verarbeitung begünstigen. Entscheidend ist, daß diese Erfahrungen in einer "diskreten Gesellschaft", auf der Basis einer "brüderlichen Gleichheit" (Simmel 1908, 406), mit dem sinnstiftenden Ziel der Gesundung und in einem Rahmen gemacht werden, der die Inkaufnahme von Kosten und Risiken erheblich erleichtert. So kann das Gruppenmitglied nach der (Selbst-)Destruktion seiner "Fassaden" das "Angenommenwerden durch die Gruppenmitglieder" beanspruchen (Rattner 1972, 75) und die Auflösung kränkender Geheimnisse erhoffen (vgl. Rattner 1972, 75).

4.1.2.3 Problemdruck

Die relative Unstrukturiertheit des therapeutischen Interaktionssystems steigert im Zusammenhang mit der "technischen" Außerkraftsetzung und Transformation von basalen Interaktionsnormen (z.B. Takt) die Wahrscheinlichkeit von Problemen. Partizipationsschwierigkeiten, Selbstkontrollverluste, Kränkungen, Anspruchsüberziehungen und andere Normalprobleme der und in der Gruppentherapie sind sozialsystemisch und psychisch umso gravierender, als von Subjektivitätsdefiziten und psychischen Instabilitäten der Gruppenmitglieder auszugehen ist. Da die Patienten gleichzeitig hohe Ansprüche an Hilfe und "Selbstverwirklichung" stellen, können Enttäuschungen und Frustrationen, die die Kommunikation überlasten oder abbrechen lassen, kaum vermieden werden. Dementsprechend kommt es auf die "Komposition" der Gruppe und auf Steuerungsleistungen des Therapeuten an, der insbesondere auf die Vereinbarkeit und funktionale Komplementarität von Problem- und Habitustypen zu achten hat.

4.1.2.4 Abwälzung und Überforderung

Die therapeutischen Rahmenbedingungen ("Repressionsfreiheit", Anomie, Ethos der Selbstentfaltung, methodische Selbstzentrierung etc.) sind geeignet, eine Tendenz zu verschärfen, die Simmel zufolge jede Gruppierung mit mehr als zwei Mitgliedern charakterisiert: "Die *Abwälzung* von Pflichten und Verantwortungen auf das unpersönliche Gebilde" (Simmel 1908, 91).

> Und zwar nach zwei Seiten hin. Jede Gesamtheit, die mehr ist als ein bloßes Nebeneinander gegebener Individuen, hat eine Unbestimmtheit ihrer Grenzen und ihrer Macht, die leicht dazu verlockt, allerhand Leistungen von ihr zu erwarten, die eigentlich dem einzelnen Mitgliede oblägen; man schiebt sie auf die Gesellschaft, wie man sie oft in der psychologisch gleichen Tendenz auf die eigne Zukunft schiebt, deren nebelhafte Möglichkeiten für alles den Raum geben oder durch wie von selbst zuwachsende Kräfte alles das besorgen werden, was der Augenblick nicht gern auf sich nehmen möchte. Der in den grade fraglichen Beziehungen durchsichtigen, aber eben deshalb auch klar begrenzten Macht des Individuums steht die immer etwas mystische Kraft der Gesamtheit gegenüber, von der man deshalb leicht nicht nur erwartet, was das Individuum nicht leisten kann, sondern auch das, was es nicht leisten möchte; und zwar mit dem Gefühl des vollen Legitimiertseins zu dieser Abschiebung (Simmel 1908, 91).

In der therapeutischen Gruppe sind "Abschiebungen" von Pflichten und Verantwortungen ebenso zu erwarten wie Überziehungen von Ansprüchen und Hoffnungen. Dies liegt schon angesichts der Tatsache auf der Hand, daß die Patienten erst lernen müssen, was sie zu leisten haben und was sie erwarten können. Dieser mit (Selbst-)Zivilisationszwängen verbundene Lernprozeß kann durch Instruktionen vor der Therapie erleichtert werden und bedarf jedenfalls "erzieherischer" Interventionen des Therapeuten während der Therapie.

4.1.2.5 Knappheiten

Zeit, Aufmerksamkeit, Interesse, Verständnis, Sympathie, Rat, Trost, Toleranz, Dank, Vertrauen, Achtung und Bekenntnisse sind zentrale gruppentherapeutische "Rahmenressourcen", die abhängig von der Gruppengröße (vgl. Geser 1980, 207), der Gruppendynamik (vgl. Fatzer/Jansen 1980, 213ff), dem Problemaufkommen, der Komplementarität der Habitus und anderen "Variablen" knapp werden oder werden können (vgl. Fengler

1986, 72). Damit verbinden sich Probleme der Auf- und Zuteilung, der Selbst- und Fremdkontrolle und der Selbstanpassung sowie die Gefahr, daß sich die kleingruppentypischen "Tendenzen zur Ausbreitung und Eskalation innerer Konflikte" verschärfen (Geser 1980, 22f; vgl. Neidhardt 1979, 656). Da diese im Gegensatz zum Alltagsleben manifestiert (und nicht kaschiert) werden sollen und da eine Konfliktbeilegung nur auf der Basis von Moral und Überzeugung legitim ist, hängt viel vom faktischen Konsens (vgl. Hahn 1983; 1986, 72ff) und von der Fähigkeit ab, Konsens zu bilden. Auf dieser Basis hat der Therapeut zum Management von Konflikten und Krisen und zur gruppeninternen Konsentierung beizutragen, wobei er auf moralische Anziehung und moralischen Druck durch sich und die Gruppe bauen muß.

4.1.2.6 "Unpassende" und "unbehandelbare" Gefühle

Der Ausdruck von Gefühlen aller Art ist im (gruppen-)therapeutischen Rahmen gefordert, wahrscheinlich und (dank des Rahmens) in weitaus höherem Maße verkraftbar als im Alltagsleben. Auch Neid, Rivalität, Haß, Ekel, Intimitätsangst, Mißtrauen, Verachtung und andere den therapiemoralischen (Ziel-) Vorstellungen entgegengesetzte Emotionen lassen sich hier tolerieren, auffangen und im Sinne der Rahmen- und Gruppennormen umwandeln. Dies allerdings ist schließlich notwendig und erfordert (Ein-)Verständnisse, Selbstkontrollen und Selbstanpassungen, wie z.B. die Konversion vom mißtrauischen "Spiegelmenschen" zum "Bekenntnistier". Die dem "Ethos" des therapeutischen Rahmens widersprechenden Gefühle (vgl. Yalom 1974, 94, 192, 264, 253), die sich nicht oder kaum mit den dafür vorgesehenen Mitteln beeinflussen lassen, sind Systemprobleme, die durch die Rekrutierung "passender" und das Ausscheiden "unpassender" Mitglieder gelöst oder vermieden werden können. Yalom berichtet von der ebenso typischen wie schwer (selbst-)kontrollierbaren "Angst vor emotionaler Ansteckung" (Yalom 1974, 194f; vgl. Hahn 1977, 56f), die massiv stört und zu "Abstoßungsreaktionen" führt:

> Mehrere Patienten, die vorzeitig die Gruppentherapie beendet hatten, berichteten, das Anhören der Probleme der anderen Gruppenmitglieder habe auf sie extrem ungünstig gewirkt. Ein Patient gab an, er sei während seiner drei Wochen in der Gruppe durch die Probleme der anderen ganz aus dem Gleichgewicht geraten, habe jede Nacht von ihnen geträumt und am Tag ihre Probleme nacherlebt. Andere berichteten, ein besonders gestörter Patient in der betreffenden Gruppe habe sie aufgeregt; sie

hätten alle Angst bekommen, als sie Aspekte dieses anderen Patienten in sich selber gesehen hätten, und gefürchtet, sie könnten auch so geisteskrank werden wie der schwer gestörte Patient oder eine fortgesetzte Konfrontation mit diesem Patienten könnte eine persönliche Regression herbeiführen. Eine andere Patientin dieser Kategorie fühlte sich von den anderen Gruppenmitgliedern stark abgestoßen; sie sagte: »Ich konnte die Leute in der Gruppe nicht ausstehen. Sie waren abstoßend. Ich geriet außer mir, wenn ich sah, wie sie versuchten, ihre Probleme auf meine draufzuhängen. Ich wollte ihre Probleme nicht hören. Ich hatte kein Mitleid mit ihnen und konnte es nicht ertragen, sie anzusehen. Sie waren alle häßlich, dick und unattraktiv« (vgl. Yalom 1974, 194).

4.1.2.7 Individualität und Individualismus

Simmel nimmt an, "daß die Verbindung zu zweien der mehrzahligen gegenüber eine relativ erheblichere Individualität der Teilnehmer einerseits begünstigt, andererseits voraussetzt, daß hier die Niederhaltung der Eigenart durch die soziale Eingliederung in ein Durchschnittsniveau fehlt" (Simmel 1908, 95), und schließt daraus, daß die Verhältnisse der Gruppe "von sehr entschiedenen Individualitäten nicht gern eingegangen" werden (Simmel 1908, 98). Ein "Durchschnittsniveau", eine "objektive Einheit über den Einzelnen" (Simmel 1908, 86), die die "Entfaltung" von Individualität restringiert (vgl. Simmel 1908, 86), eignet auch der therapeutischen Gruppe. Wenngleich diese durch ihren Rahmen und ihre Methoden spezifische "Selbstverwirklichungen" ermöglicht, gilt im Grunde: Je mehr Mitglieder die Gruppe umfaßt, "desto geringer wird die Wahrscheinlichkeit, daß sie in jenen wertvolleren und intimeren Wesensseiten koinzidieren, desto tiefer muß der Punkt gesucht werden, der ihren Antrieben und Interessen gemeinsam ist" (Simmel 1908, 71). Der Individualität und dem Individualismus läuft die Gruppentherapie speziell dadurch zuwider, daß sie das Mitglied nur sekundär und nur phasenweise zum Thema professioneller "Behandlung" macht. Viele Patienten sind mehr oder weniger unfähig oder unwillig (möglicherweise bedingt durch eine individualtherapeutische Sozialisation), den Therapeuten mit anderen zu "teilen", was zu Dauerfrustrationen, Konflikten, störenden Rivalitäten und Abbrüchen führen kann (vgl. Fengler 1986, 72). Manche Patienten geben "nie die Vorstellung auf, der Fortschritt in der Therapie hänge allein davon ab, wieviel (Zeit, Aufmerksamkeit usw.) sie vom Gruppentherapeuten bekämen" (Yalom 1974, 195). Ein anderer Patiententyp schätzt dagegen gerade die relative Freiheit von "Behandlungen" und die Möglichkeiten, in der Gruppe "aufzugehen" und die eigene Individualität auszulöschen oder "auszuklammern".

4.1.2.8 (Selbst-)Verachtungen und Achtungsansprüche

Ein typisches Problem von therapeutischen Gruppen und Gruppentherapeuten besteht in der leidensbedingten Tendenz der Patienten, ihresgleichen geringzuschätzen oder zu verachten. "Denn in dem Maße, wie jemand sich selbst Verachtung entgegenbringt, hegt er dieses Gefühl vermutlich auch für andere, die er sich selbst ähnlich findet" (Frank 1985, 382). Die häufig mit der "Angst vor emotionaler Ansteckung" zusammenhängenden Verachtungen und Verachtungsdynamiken stehen der Integration, der "Kohäsion" und der "Spiegelfunktion" der Gruppe im Wege (vgl. Yalom 1974, 55ff; Fatzer/Jansen 1980, 108ff) und machen "Entfremdungen", Distanzverluste, Konflikte, Verweigerungen und Verletzungen wahrscheinlich. Je weniger der Patient sich selbst und seine Leidensgenossen achtet, desto wichtiger ist ihm typischerweise die Achtung des Therapeuten, der damit zum teilweise notwendig frustrierenden Adressaten moralischer Nachfragen wird. In dieser Hinsicht und im Hinblick auf den moralischen "Haushalt" der Gruppe hat der Therapeut entscheidende Steuerungsfunktionen zu erfüllen.

4.1.2.9 Indiskretion

Im Gegensatz zur Individualtherapie, in der die Schweigepflicht des Therapeuten Geheimhaltung sicherstellt, kann die Gruppentherapie keine wirklich stabilen Geheimnisgrenzen ziehen (vgl. Hahn 1982). Die Patienten werden zwar typischerweise in dieser oder jener Form zur Diskretion verpflichtet (vgl. Yalom 1974, 143), aber Indiskretionen jeder Art sind kaum zu vermeiden und kaum zu sanktionieren. Die gruppentherapeutische Selbstenthüllung erfordert also eine relativ hohe Risikobereitschaft und starkes Vertrauen, und sie geht leicht mit Gefühlen der Angst, des Mißtrauens und des Verdachts einher, die zu psychischen und "technischen" Problemen führen können. Yalom berichtet z.B. von einer Patientin, die sich sorgte, "es werde keine Gruppengrenzen geben; jede von ihr preisgegebene Intimität werde jeder wichtigen Person in ihrem Leben bekannt werden" (Yalom 1974, 245). Die strukturelle Unsicherheit der Diskretion und die damit verbundene Furcht vor sozialen Folgen erschwert oder verunmöglicht mit der Konsequenz "technischer Schuldgefühle" die gebotene radikale Selbstenthüllung der Gruppenmitglieder, die auch aufgrund des durch die Gruppe verschärften Selektionszwangs der Selbstdarstellung in höherem Maße zu Dissimulationen neigen dürften als individualtherapeutisch behandelte Patienten.

4.1.2.10 Kontrollverluste

Die Gruppentherapie bildet ein komplexes und veränderliches Beziehungsgeflecht, das sich in hohem Maße verselbständigt und nur begrenzt steuerbar ist. Während der Individualpatient ausschließlich mit einem auf Empathie, Toleranz und Takt spezialisierten Experten konfrontiert wird, hat es der Gruppenpatient sowohl mit der "Gruppendynamik" als auch mit emotional aufgeheizten und selbstzentrierten Individualisten zu tun, die berechtigt und bereit sind, Grenzen zu verletzen. Die damit verbundenen Belastungen und Risiken (vgl. Frank 1985, 392; Yalom 1975, 143) machen "Deckungen" durch Habitus (insbesondere durch einen "starken Charakter") und die Funktionen des Therapeuten als Lenker und Impulsgeber der interpersonalen "Valenzfigurationen" erforderlich. Deren Kontrolle gestaltet sich umso schwieriger, je weniger die Gruppe sich selbst reguliert und eine therapeutische Empathie normiert und normalisiert (vgl. Popitz 1987). Im Extremfall kann dann eintreten, was Simmel wie folgt beschreibt:

> Was die Basis des Verhältnisses der Gleichen zueinander bildet: das Kennen der äußeren Lage und das sympathische Sicheinfühlen in die innere - das ist ersichtlich ebenso das Mittel der tiefsten, an keiner Angriffsmöglichkeit vorübergehenden Verletzungen, und führt, da es seinem Wesen nach gegenseitig ist, zu der gründlichsten Vernichtung (Simmel 1908, 125).

Es kommt also entscheidend darauf an, daß die Prozesse der Selbstenthüllung, die zwangsläufig zu Selbstanfälligkeiten führen, mit der Genese von "Gegenstabilisationen", z.B. einem einfühlsamen "Gruppenklima", verbunden sind. Dies gilt umso mehr, als es den Gruppenmitgliedern möglich ist, Fraktionen zu bilden, zu opponieren, "Widerstand" zu leisten (vgl. Frank 1985, 385) und Autorität zu untergraben.

4.1.2.11 Zwänge und Einschränkungen therapeutischen Handelns

Der Gruppentherapeut unterliegt einer Reihe von speziellen Handlungszwängen und Handlungseinschränkungen. Die Multipolarität des Interaktionssystems impliziert zunächst die Notwendigkeit, mehrere Referenzen gleichzeitig im Blick zu behalten und im Handeln zu berücksichtigen. So müssen z.B. Interventionen, die einem Individuum helfen könnten, aber ein anderes oder die Gruppe zu belasten drohen, u.U. unterlassen werden. Die Gruppenfiguration zwingt den Therapeuten zudem zu selektiven Aufmerksamkeitszuwendungen und zu riskanten Ausblendungen. Dem entsprechen Möglichkeiten der Patienten, sich der Beobachtung, Kontrolle und "Behandlung" zu entziehen. Mit der Größe der Gruppe wächst der individuelle Distanzierungsspielraum und die Chance, den Therapeuten von außen, ohne selbst direkt involviert zu sein, zu beobachten. Daneben sind rahmeninterne Paar- und Koalitionsbildungen sowie rahmenexterne Kontakte und Beziehungen der Gruppenmitglieder möglich und wahrscheinlich. Der Therapeut kann damit zum Gegenstand von Klatsch (vgl. Bergmann 1987) und anderer Formen "subversiver" Kommunikation werden, die kaum zu kontrollieren sind.

> Es ist völlig nutzlos, daß die Therapeuten Regeln aufstellen, die gruppenexterne soziale Kontakte unter Gruppenmitgliedern verbieten; fast ausnahmslos nehmen Mitglieder im Verlauf der Gruppentherapie gruppenexterne soziale Kontakte miteinander auf, und wenn es verboten ist, widerstrebt es ihnen vielleicht, dies in der Gruppe zuzugeben (Yalom 1974, 249).

Innerhalb des therapeutischen Rahmens objektiviert sich die Gruppe als Instanz der sozialen Kontrolle, und zwar auch gegenüber dem Therapeuten. Im Gegensatz zu dem kognitiv, moralisch und sozial isolierten und entsubjektivierten Patienten der Individualtherapie kann der Gruppenpatient in seinesgleichen Halt und Unterstützung finden.

Die Strukturen, Systemprobleme und Ziele der therapeutischen Gruppe erfordern eine relativ abstrakte Definition der Therapeutenrolle. Ihr korrespondieren spezifische und hohe Anforderungen an die "Persönlichkeit" des Therapeuten, die sich unter anderem durch Kreativität, Souveränität, Charakterstärke und Urteilskraft auszeichnen soll und muß (vgl. Frank 1985, 257ff; Rattner 1972, 66ff). Je weniger die Funktionen des Therapeuten aufschlüsselbar und "automatisierbar" sind, desto wichtiger werden generelle Funktionsdefinitionen und Kompetenzen, die eine gruppen- und zugleich individualitätsbezogene Differenzierung der Behandlung ermöglichen. Yalom zufolge besteht eine Hauptaufgabe und ein Hauptproblem des Therapeuten darin, die Eigenlogik und Eigendynamik der Gruppe mit der Individualität ihrer Mitglieder zu vereinbaren:

> Eine zu enge Definition der Rolle des Gruppentherapeuten, ob sie nun auf dem Kriterium der Transparenz oder auf irgendeinem anderen beruht, kann dazu führen, daß der Gruppenleiter die Individualität der Bedürfnisse jedes einzelnen Patienten aus dem Auge verliert. Die gleiche Warnung gilt für Gruppen ohne Leiter oder Gruppen, in denen versucht wird, einen automatisierten Gruppenleiter zu schaffen. Trotz seiner Gruppenorientiertheit muß der Leiter das Individuum im Auge behalten; nicht alle Patienten brauchen das gleiche. Im letzten Kapitel wurde beispielsweise beschrieben, wie manche Patienten, vielleicht die meisten, das Bedürfnis haben, ihre Steuerungsmechanismen zu lockern; sie müssen lernen, ihre Affekte - Wut, Liebe, Zärtlichkeit und Haß - auszudrücken. Andere jedoch brauchen das Gegenteil; sie müssen Triebsteuerung erwerben, weil ihr Lebensstil schon durch labile und sofort in Handlungen umgesetzte Affekte gekennzeichnet ist (Yalom 1974, 128).

4.2 Rahmenbedingungen

Daß therapeutische Gruppen möglich sind, daß sie ihre Systemprobleme kontrollieren und effektiv fungieren können, setzt einen Komplex von Rahmenbedingungen voraus, der Gegenstand der folgenden Überlegungen ist.

4.2.1 Die gruppentherapeutischen Settings

Wie die beschriebenen Individualtherapien erfordern gruppentherapeutische Interaktionssysteme eine räumliche und symbolische Ausgrenzung (Entrückung) aus dem alltäglichen Leben. Erst die "Exterritorialität" und (damit) die prinzipielle Entlastung von Handlungsfolgen ermöglichen grenzenlose Selbstenthüllungen und Interaktionsformen wie das "Psychodrama" (vgl. Moreno 1973, 76ff; Slavson 1977). Die "äußeren Rahmen" der gruppentherapeutischen Settings stellen flexibel etablierbare Grenzen dar, die die Gruppeninteraktion formieren und die der Formation der Gruppeninteraktion Spielräume lassen. Materielle Bedingungen, z.B. die Größe des Raumes und die Art und Anordnung der Möbel, konstituieren und limitieren bereits wichtige Optionen des Handelns. Unter der Grundvoraussetzung der (Ab-)Geschlossenheit des Settings variieren diese Interaktionskonditionen:

> Gruppensitzungen können in jedem Rahmen abgehalten werden, vorausgesetzt, daß der Raum Abgeschlossenheit und Schutz vor Ablenkung bietet. Manche Therapeuten ziehen es vor, die Mitglieder um einen großen runden Tisch herum sitzen zu lassen (ein rechteckiger Tisch ist unpraktisch, da die Mitglieder einander unter Umständen nicht sehen können). Andere ziehen es vor, in der Mitte nichts zu haben, so daß der ganze Körper des Patienten zu sehen ist und seine nicht verbalen oder in der Körperhaltung ausgedrückten Reaktionen leichter zu erkennen sind (Yalom 1974, 232).

Nach Slavson wird der gesamte (gruppen-)therapeutische Prozeß, also "die interpersonalen Interaktionen, der kathartische Vorgang, die Funktionen des Therapeuten, die Einsichtsvermittlung und alle damit verbundenen Ereignisse und Ergebnisse" (Slavson 1977, 1), vom Setting bedingt, d.h. von "verschiedenen, miteinander verbundenen Elementen: a) der Auswahl und Gruppierung geeigneter Patienten, b) der Persönlichkeit und den beruflichen Qualifikationen des Therapeuten, c) den räumlichen Gegebenheiten" (Slavson 1977, 2). Yalom nennt eine Reihe weiterer Bedingungen, z.B. Vorkehrungen und Vereinbarungen hinsichtlich der Bestandsdauer der Gruppe, der Aufnahme neuer Mitglieder, der Mitgliederzahl, des Medieneinsatzes, der Zulassung qualifizierter Beobachter usw. (Yalom 1974, 233f). Entscheidend ist darüber hinaus die Zeit als "Klammer" des therapeutischen Interaktionssystems. Yalom skizziert die Zeitrahmen und "technischen" Zeitvorstellungen der Therapeuten:

> Bis zur Mitte der sechziger Jahre schien die Dauer der Sitzung in der Psychotherapie festzustehen; die Fünfzigminutenstunde in der Einzeltherapie und die 80 bis 90 Minuten dauernde Gruppensitzung waren Teil des festen Volksglaubens in diesem Bereich. Die meisten Gruppentherapeuten sind sich darüber einig, daß selbst in gut gefestigten Gruppen mindestens 60 Minuten fürs Warmwerden und für die Entfaltung und Durcharbeitung der Hauptthemen der Sitzung notwendig sind. Es besteht auch eine gewisse Einigkeit unter Therapeuten, daß nach etwa zwei Stunden ein Punkt erreicht wird, wo der Nutzen nachläßt; die Gruppe wird müde, wiederholt sich und wird ineffizient. Außerdem scheinen auch viele Therapeuten in Zeitabschnitten von 80 bis 90 Minuten am besten zu funktionieren; längere Sitzungen wirken oft erschöpfend, dadurch wird der Therapeut in seinen weiteren Therapiesitzungen des Tages

weniger effektiv. Wenn auch manche intensiven analytischen Gruppen zwei- bis fünfmal pro Woche zusammenkommen, treffen sich doch die meisten Gruppen ambulanter Patienten nur einmal in der Woche (Yalom 1974, 234).

Die Zeit ist eine bewegliche "Klammer", und zwar nicht nur als technische Randbedingung, sondern auch als methodische Ressource. So wird in "Marathon-Gruppen" Dauerpräsenz als Verfahren zum Abbau von "Abwehrmechanismen" und zur Herbeiführung "totaler Selbstoffenbarung, intensiver interpersonaler Konfrontation und affektiver Beteiligung" eingesetzt (Yalom 1974, 235).

Generell gilt, daß die differentiellen Vorkehrungen der Settings technisch orientierte und legitimierte Selektionen aus dem Möglichkeitsraum des therapeutischen Sonderausführungsrahmens darstellen. So verwirklicht Morenos "Psychodrama" das "Prinzip des Spiels" (Moreno 1973, 81) innerhalb desselben Potentials, das Freud aus den genannten Gründen ganz anders nutzte (z.B. zur Induktion von "Übertragungen"). Moreno schreibt zum Übergang vom Setting der Psychoanalyse zu dem des Psychodramas:

> Der Procrustes-Diwan wurde in eine multidimensionale Bühne verwandelt, Raum und Freiheit für Spontaneität schaffend, Freiheit für den Körper und für körperlichen Kontakt, Freiheit der Bewegung, der Handlung und des Zusammenspiels. *Freuds* freie Assoziationen wurden ersetzt durch psychodramatische Schöpfung und Teilnahme des Publikums, durch die Dynamik der Handlung und Dynamik von Gruppen und Massen (Moreno 1973, 81).

4.2.2 Grenzen, Selbstkontrollen und Steuerungen

Therapeutische "Systemgeschichten" zerfallen in Interaktionsepisoden (vgl. Mente/Splitter 1980, Bd. 1, 107ff), und zwar innerhalb von differentiellen Grenzen (vgl. Neidhardt 1979, 641), die Wirklichkeitsbereiche markieren und die die Ein- und Umstellung (Ein- und Umstimmung) der Beteiligten orientieren. Goffman beschreibt die (Sinn-)Grenzarten, um die es hier geht:

> Zunächst einmal ist bei vielen gesellschaftlichen Veranstaltungen wie einer abendlichen Theateraufführung die Klammerung mit der Vorbereitung und Orientierung der Teilnehmer verbunden, und es ergibt sich ein gewisses Maß standardisierter Vor- und Nach-Aktivität, die eine von Kenneth Pike erklärte Unterscheidung notwendig macht, nämlich zwischen »Spiel«

und »Spektakulum«, das heißt, zwischen Theaterstück oder Wettkampf oder Hochzeit oder Gerichtsverhandlung und dem sozialen Ereignis, in das diese Vorgänge eingebaut sind (Goffman 1977, 289).

Diese Struktur, die im therapeutischen Kontext wesentlich dazu beiträgt, die starken "Normierungsgefälle" (Eckert 1983a, 145) zwischen den Wirklichkeitszonen des Alltags und der Therapie zu verkraften, ist im Falle von Individualtherapien relativ klar organisiert und problemlos zu handhaben. Raum- und Zeitvereinbarungen, Anwesenheit, bestimmte Positionierungen und kommunikative Akte genügen, um das "Spiel" beginnen zu lassen. Dagegen müssen die Teilnehmer einer Gruppentherapie "u.U. erst herausfinden, daß die Therapie keineswegs dann rechtmäßig beginnt, wenn als Minimum ein »Therapeut« und ein »Patient« anwesend sind, und daß sie die angekündigte Anfangszeit in dieser Hinsicht wenigstens als relevant dafür betrachten müssen, ob und wann die Therapie »beginnt«" (Roy Turner 1976, 146). Im Übergang vom "Therapie-Spektakulum" zum therapeutischen "Spiel" (vgl. Rogers 1974; Fatzer/Jansen 1980; Mente/Spittler 1980, Bd. 1) bildet die Versammlung der Patienten (vgl. Mente/Spittler 1980, Bd. 1, 66ff) eine "Figuration", deren Grenzen mit dem Auftreten des Therapeuten ambig oder transformiert werden. Roy Turner verdeutlicht dies und das damit notwendig werdende Management des Rahmenwechsels (durch die "Methoden" der Metakommunikation und des Schweigens) anhand eines Gesprächsabschnitts:

Ther.: Hallo.
A.: Hallo. Wir hatten gerade so eine nette Unterhaltung.
Ther.: Oh, worüber denn?
A.: Bloß ein Gespräch über unsere Jobs.
B.: Das heißt nicht, daß wir was gegen Ihre Gesellschaft haben.
Ther.: Ahah.
A.: Es ist so professionell jetzt, ganz plötzlich weiß man nicht mehr, was man sagen soll.
/Schweigen von 80 Sekunden: C. kommt herein/
A.: Wer als letzter kommt, muß als erster was sagen.
C.: Das heißt wohl, wir haben schon angefangen. Laßt mich eben noch ein bißchen Luft holen.
Ther.: Warten Sie mal, bevor wir anfangen möchte ich ganz gern noch eine Sache zur Sprache bringen, und zwar, ich kann am nächsten Montag um vier Uhr nicht hier sein, und ich dachte, es wäre gar keine schlechte Idee, wenn fünf sich vielleicht an einem anderen Tag um vier treffen würden. Ich wollte gerne wissen, was Sie davon halten. (R. Turner 1976, 147).

Der Gruppentherapeut fungiert innerhalb der institutionellen Grenzmarkierungen (vgl. Hahn 1977, 55ff; Giddens 1988a, 126) als eine Art Klammer, die den sich situierenden und "aufwärmenden" Akteuren (vgl. Moreno 1973, 82) gleichsam den Übergang vom Profanen zum Sakralen ankündigt (vgl. Giddens 1988a, 126). Der Therapeut verweist auf das kommende "Hauptengagement", dessen objektive Sequentialität und "Spannungskurve" (vgl. Moreno 1973, 82; Goffman 1971a) eine entsprechende subjektive Selbststeuerung erfordert. Die Reaktionen auf das Auftreten des Therapeuten zeugen zugleich von den (Ambi-)Valenzen seiner spezifischen (Misch-)Autorität.

> Die besondere Stellung des Therapeuten tritt auf verschiedene Weisen deutlich zutage. Man beachte zum Beispiel die Wirkung, die das Eintreten des Therapeuten hervorruft. Die Gruppe ist oft in ein lebhaftes Gespräch vertieft, nur um in völliges Stillschweigen zu verfallen, wenn der Therapeut den Raum betritt. (Jemand hat einmal gesagt, die Gruppentherapiesitzung beginnt offiziell, wenn plötzlich nichts mehr passiert!) Die Ankunft des Therapeuten erinnert die Gruppe nicht nur an ihre Aufgabe, sondern sie ruft auch frühe Gefühlskonstellationen in bezug auf den Erwachsenen, den Lehrer, den Beurteilenden wieder wach. Ohne ihn kann die Gruppe sich amüsieren; seine Gegenwart wird als eine strenge Mahnung an die Verantwortlichkeiten des Erwachsenseins erlebt (Yalom 1974, 117).

Das Erscheinen des Therapeuten aktualisiert gleichzeitig Erwartungen und Ansprüche der Patienten, die rollenentsprechend Fähigkeiten und Zuständigkeiten unterstellen und dies signalisieren. So bedeutet das Schweigen der Gruppenmitglieder nicht nur eine "Grenze zwischen dem vortherapeutischen Gespräch und dem therapeutischen Gespräch" (Roy Turner 1976, 183), sondern auch eine Aufforderung an den Spezialisten, die Führung zu übernehmen und das "Spiel" zu beginnen. Vor allem in der Anfangsphase der "Systemgeschichte", in der häufig "Angst vor dem Reden und Angst vor dem Schweigen" herrscht (Mente/Spittler 1980, Bd. 1, 161), wird dem Therapeuten die Aufgabe zugeschrieben, das Spiel "zu starten" (Moreno 1973, 82) und die "Regie" zu übernehmen, bis Patienten diese Funktionen erfüllen (vgl. Roy Turner 1976, 182f). Die Gruppe in dieser Hinsicht "methodisch" zu enttäuschen, wie dies der Psychoanalytiker W.R. Bion (in der Tradition Freuds) tat, heißt daher, eine Art Krisenexperiment zu veranstalten und den Patienten implizit gehegte (Hintergrunds-)Erwartungen "bewußt" zu machen, die für die Laie/Experte-Beziehung generell charakteristisch sind. Daß derart basale Enttäuschungen nicht zum Abbruch der Kommunikation führen, liegt vor allem am Sonderausführungsrahmen der Therapie sowie an der

Anpassungsbereitschaft und "Gefaßtheit" der Patienten, deren außerordentliche "technische" Leidensfähigkeit ja bereits deutlich geworden ist. Goffman zitiert aus einem Bericht Bions, der eine "didaktische Methode, den Kunden zur Betrachtung der Voraussetzungen der von ihm besuchten Veranstaltungen zu zwingen" (Goffman 1977, 441), beschreibt:

> Anfang 1948 forderte mich der ärztliche Ausschuß der Tavistock Clinic auf, mit Therapiegruppen nach meiner Methode zu arbeiten.
>
> (...)
>
> Zur festgesetzten Zeit beginnen die Gruppenmitglieder hereinzukommen; es gibt kurze Gespräche, dann, wenn eine gewisse Zahl von Leuten da ist, verfällt die Gruppe in Schweigen. Nach einer Weile kommt es wieder zu sporadischen Gesprächen, dann wieder Schweigen. Es wird mir klar, daß ich in gewissem Sinne für die Gruppe im Mittelpunkt der Aufmerksamkeit stehe. Außerdem bemerke ich an mir das unangenehme Gefühl, man erwarte von mir, daß ich irgendetwas tue. An diesem Punkt teile ich der Gruppe meine Ängste mit; ich hätte nun einmal dieses Gefühl, so falsch es auch sein könnte.
>
> Bald muß ich feststellen, daß mein Geständnis nicht sehr gut aufgenommen worden ist. Es gibt sogar einen gewissen Unwillen darüber, daß ich von diesen Gefühlen gesprochen hatte, ohne mir anscheinend im klaren zu sein, daß die Gruppe das Recht habe, etwas von mir zu erwarten. Dagegen wende ich nichts ein, sondern beschränke mich auf die Feststellung, daß die Gruppe das einfach nicht von mir bekommen könne, was sie mit Recht von mir erwarten zu können glaube. Ich frage, worin diese Erwartungen bestehen, und wodurch sie entstanden seien. Die positive Einstellung der Gruppe, die freilich auf eine harte Probe gestellt wurde, macht es ihr möglich, mir einiges mitzuteilen. Den meisten Gruppenmitgliedern ist gesagt worden, ich würde die Gruppe »übernehmen«; einige meinen, ich stünde in dem Ruf, eine Menge über Gruppen zu wissen; einige sind der Auffassung, ich müsse sagen, was geschehen solle; einige dachten, es solle eine Art Seminar oder auch eine Vorlesung sein. Als ich darauf verweise, daß mir diese Vorstellungen auf Hörensagen zu beruhen schienen, scheint der Eindruck zu herrschen, ich versuche, mein Licht als »Leiter« von Gruppen unter den Scheffel zu stellen ... Ich sage, es falle der Gruppe schwer, sich einzugestehen, daß das meine Art sein könnte, mit Gruppen umzugehen, oder daß mir das überhaupt gestattet sein sollte (Goffman 1977, 441).

4.2.3 Anomiefunktionen und -effekte

Die gruppentherapeutischen Prozesse sind je nach Verfahren mehr oder weniger anomisch und auf das "Prinzip der Selbstlenkung" der Gruppe gegründet (Mente/Spittler 1980, Bd. 1, 66), die im Extremfall ("leaderless groups") ohne Therapeuten auskommt (vgl. Mente/Spittler 1980, Bd. 1, 63ff). Ein hohes Maß an notwendigem Struktur- und Interventionsverzicht resultiert schon aus den Zielen der Therapie, Individualität und Gefühle zu "entfalten". Darüber hinaus gilt Anomie als reaktionenbewirkender "Reiz", der "wichtige Gefühle (der Gruppenmitglieder, H.W.) in bezug auf sie selbst und andere widerspiegelt" (Yalom 1974, 143). Mente und Spittler zitieren z.B. eine "mißtrauische Klientin", die auf den Vorschlag des Therapeuten, "das Gespräch heute ohne ihn durchzuführen" (Mente/Spittler 1980, Bd. 1, 67), meinte: "Ich weiß schon, Sie wollen unten (im Heim) essen gehn; bald darauf ein anderer Klient aus der Gruppe: 'Wir werden es schon nicht verschlampen'" (Mente/Spittler 1980, Bd. 1, 67).

Die unterschiedlichen Reaktionen der Gruppenmitglieder auf die anomischen Rahmenbedingungen und Gruppenprozesse lassen sich teilweise auf Habitusdifferenzen zurückführen. Diese psychischen Voraussetzungen bestimmen damit auch die primären und sekundären Gewinnaussichten der Patienten. So bietet die besonders strukturschwache Anfangsphase nur den habituell entsprechend disponierten Akteuren Chancen der Selbstprofilierung, des Achtungsgewinns und des Aufstiegs in der informellen Rangordnung (vgl. Mente/Spittler 1980, Bd. 1, 69). Weniger "starke" oder kompetente (Normal-)Persönlichkeiten werden dagegen eher überfordert und suchen die Autorität des Therapeuten, der Anomie zu kompensieren und dadurch die "Figuration" zu "prägen" vermag:

> Die ersten zwölf Sitzungen der Therapiegruppe sind heikel und zugleich entscheidend wichtig: viele Gruppenmitglieder werden unnötig entmutigt und beenden die Therapie; die Gruppe ist in einem höchst fließenden Zustand und reagiert maximal auf den Einfluß des Therapeuten, der, wenn er sensibel ist, die Gruppe bei der Aufstellung von therapeutischen Normen sehr stark beeinflussen kann (Yalom 1974, 250).

Anomie (Anomisierung) schwächt typischerweise die Ich-Autonomie (Orientierung und Distanz) der Patienten und fördert damit das Charisma des Therapeuten. Je weniger der Patient und die Gruppe (bzw. der Patient in der Gruppe) Halt finden, desto stärker wird die Tendenz zu den "regressiven" Reaktionen, die das (beschriebene) Funktionsprinzip der Psychoanalyse darstellen:

> Bestimmte Arten, eine Gruppe zu leiten, bringen gemeinsame Gefühle gegenüber dem Gruppenleiter hervor, die aber nicht notwendigerweise Konflikte beinhalten. Zum Beispiel kann die höchst unstrukturierte Gruppenmethode Bions, bei der den Gruppenmitgliedern keine kognitiven Leitlinien geboten werden, in den Frühstadien so verwirrend und bedrohlich wirken, daß Abhängigkeitshaltungen gegenüber dem Gruppenleiter, dem einzigen Individuum, das weiß, um was es in der Gruppe geht, verstärkt werden (Yalom 1974, 119).

> Rätsel, Vieldeutigkeit, das Fehlen einer kognitiven Verankerung und die Frustrierung bewußter und unbewußter Wünsche erleichtern alle eine regressive Reaktion auf den Therapeuten und tragen zur Schaffung einer Atmosphäre bei, die bei der Entwicklung von Übertragung günstig ist (Yalom 1974, 253).

Gerade diejenigen, die der Therapie bzw. der Hilfe am meisten bedürfen, drohen am ehesten aus dem latenten "Charakterwettkampf" (Goffman 1971b) in der Therapiegruppe auszuscheiden (vgl. Yalom 1974, 242). Die vermutlich auch im Alltagsleben am besten "funktionierenden" "Therapiestars" (vgl. Goffman 1971b), die "förderlichen" Patienten und "Zugpferde" (vgl. Mente/Spittler 1980, Bd. 1, 69), werden umgekehrt vielfältig (durch Achtung, "Beziehungen", "Erfahrungen" usw.) honoriert. Auch im therapeutischen Raum, in dem ein Menschlichkeits- und Gleichheitsethos gilt, "entfalten" und entwickeln sich also soziale Ungleichheiten und Dynamiken der Asymmetrisierung (vgl. Yalom 1974, 242, 257). Dem kann der Therapeut allerdings in gewissem Umfang durch Interventionen entgegenwirken. Yalom gibt ein Beispiel:

> Gewöhnlich bricht der Patient das Schweigen, der dazu bestimmt ist, die Frühstadien der Gruppe zu beherrschen; er sagt: »Na, dann will ich mal den Anfang machen« oder etwas ähnliches ... Einen anderen Verlauf nehmen die Ereignisse, wenn ein Gruppenmitglied (vielleicht angespornt durch die Bemerkung des Therapeuten über die Spannung der Gruppe während des anfänglichen Schweigens) über sein soziales Unbehagen oder seine Angst vor Gruppen spricht. Dies regt oft andere Patienten an, ähnliche Bemerkungen über interpersonale Pathologie der ersten Ebene zu bringen (Yalom 1974, 257).

4.2.4 Images, Imageprobleme und Imagebildungen

Therapien und Therapeuten sind Gegenstände von Diskursen (vgl. Yalom 1974, 246ff), die Images (re-)produzieren (vgl. Mente/Spittler 1980, Bd. 1, 144), denen seitens der Patienten Prämissen der Auffassung, des Vertrauens, der Hoffnung (vgl. Textor 1990; Luhmann 1973, 24f), der Gläubigkeit usw. entsprechen. Die Images, mit denen die Therapeuten direkt oder indirekt konfrontiert werden, prädisponieren die "Behandlung" als mehr oder weniger krasse Verkürzungen (vgl. Goffman 1967, 92) mit positiven oder negativen Vorzeichen. So kann die Psychoanalyse typischerweise auf das tradierte Charisma Freuds und den Glauben an die Wissenschaftlichkeit der Methode bauen. Gruppentherapeuten müssen dagegen eher mit negativen Images und Erwartungen rechnen, was ein systematisches Handicap der therapeutischen (Selbst-)Bindung und (Selbst-)Beeinflussung darstellt:

> Obwohl in den Massenmedien neuerdings positive Darstellungen erscheinen, ist unter prospektiven Patienten immer noch die Ansicht weit verbreitet, Gruppentherapie sei Therapie zweiter Klasse - d.h. billige Therapie für diejenigen, die sich eine Einzeltherapie nicht leisten können; sie sei eine verwässerte Therapie, weil jeder Patient von der Zeit des Therapeuten nur zwölf bis fünfzehn Minuten pro Woche hat; oder es gebe sie nur, weil die Zahl der Patienten viel größer ist als die der Therapeuten.
>
> Diese falschen Vorstellungen können eine Reihe von Erwartungen hervorbringen, die für die Gruppentherapie so ungünstig sind, daß ein Therapieerfolg unwahrscheinlich wird. Viele Forscher haben nachgewiesen, daß die anfänglichen Erwartungen des Patienten und sein Glaube an die Therapie und an den Therapeuten positiv und signifikant mit dem Umstand zusammenhängen, ob er in Behandlung bleibt und ob er ein günstiges Endergebnis erreicht.
>
> Außer mit falschen Wertvorstellungen sind die Patienten gewöhnlich mit falschen Vorstellungen über das Verfahren und unrealistischen interpersonalen Ängsten belastet (Yalom 1974, 243).

Dieser Situation können Gruppentherapeuten mit einer "systematischen Vorbereitung der Klienten" (Mente/Spittler 1980, Bd. 1, 141; vgl. Yalom 1974, 246ff) durch Einzeltherapie, "Vortrainings" (Probeläufe von Probeläufen), Informationsmaterialien (vgl. Mente/Spittler 1980, Bd. 1, 141ff) und individuumbezogene Überzeugungsarbeit begegnen (vgl. Mente/Spittler 1980, Bd. 1, 143, 145; Yalom 1974, 247f; Watzlawick 1982, 112ff), deren Erfolg allerdings wesentlich von der Autorität und Geschicklichkeit des Therapeuten abhängt. Yalom empfiehlt zudem (hier ganz in der Tradition Freuds) die "Dramaturgie der Wissenschaft":

> Man zitiert Ergebnisse von Untersuchungen über die Erfolge der Psychotherapie, die zeigen, daß Gruppentherapie ebenso wirksam ist wie jede Art von Einzeltherapie. In diesem Bereich sind meine Bemerkungen darauf konzentriert, den Patienten Vertrauen zur Gruppentherapie einzuflößen und die falsche Vorstellung zu zerstreuen, Gruppentherapie sei eine »Therapie zweiter Klasse« (Yalom 1974, 248).

Die Phase der Vorbereitung kann zugleich der (Eignungs-) Prüfung dienen, ob, wie und unter welchen Voraussetzungen die Therapiebewerber in den Rahmen und in die Gruppe "passen" (Mente/Spittler 1980, Bd. 1, 142). So sind "Aussonderungen" ebenso möglich wie die Bildung eines kohäsiven "Gruppenkerns", der die erwünschten Prozesse und randständige Mitglieder trägt (vgl. Mente/Spittler 1980, Bd. 1, 142). Unter diesen Voraussetzungen können die anfänglich dominierenden Affekte, Kompetenz- und Performanzprobleme, Konflikte, "Widerstände" und Zweifel (vgl. Yalom 1974, 257, 264) bewältigt und system- oder zielgefährdende Fehlbesetzungen und Abbruchraten vermieden werden (vgl. Yalom 1974, 264).

4.2.5 Der therapeutische Schon- und Spielraum: Erfahrung, Disponibilität und Reflexivität

Der (gruppen-)therapeutische Interaktionsrahmen konstituiert eine soziale (Sonder-)Welt (vgl. Goffman 1973b, 21ff), die den Alltag ausgrenzt und umkehrt. Je nach theoretisch-technischem Diskurs geht es in der Therapie um "Ententfremdungen", Freisetzungen und Umsetzungen des personalen Selbst, dessen alltägliche Rollen und Daseinsweisen eingeklammert und als Probleme und Hindernisse der Gesundheit bzw. der "Selbstverwirklichung" zum Thema gemacht werden. Diese Funktionalität fußt auf systematischen Verbindungen von Verfahrensregeln und Deutungsmustern. So sind etwa offene Konflikte oder Taktlosigkeiten "technisch" legitimiert und durch Deutungsrahmen in einem Maße entschärft, daß sie sozialsystemisch und psychisch verkraftet werden können.

Auf dieser Basis fungiert die therapeutische Gruppe als Kompensations- und "Experimentierraum" (Dreitzel 1981, 193; vgl. Eckert 1983a, 151), in dem der bewegliche und bewegte Zeitgenosse (vgl. Dreitzel 1981, 193ff) im Sinne des Therapiemodells kontrolliert spontan, expressiv und innovativ ist, ohne sich "dauerhaft den entsprechenden Verhaltensweisen und Weltsichten zu verschreiben" (Dreitzel 1981, 193). Die Potentiale des psychoanalytischen "Experimentalsettings" (vgl. Castel 1976; 1987; de Swaan 1979) nutzend und überbietend, kehren die meisten gruppentherapeutischen Interaktionsformen die Selbstzwänge des Alltagslebens um. An die Stelle "emotionaler Neutralität" und Selbstbeherrschung (vgl. Dreitzel 1981, 179) treten dann "Gefühlsausbrüche" (Dreitzel 1981, 195), methodisch gepflegte Sinnlichkeit und "Gefühlstherapie" (Hart u.a. 1983). Tendenziell wird statt Langsicht Spontaneität ("Hier-und-Jetzt"), statt Befriedigungsaufschub und Frustationstoleranz Selbstentfaltung und Genuß, statt Distanz Engagement postuliert und praktiziert (vgl. Dreitzel 1981; Eckert 1983a). Dies erfordert und erzeugt eine "neue Subjektivität", die sich nach Dreitzel (1981, 192) durch einen "reflexiven Gebrauch des Körpers, der Gefühle, der äußeren Natur und, allgemeiner, der realitätskonstruierenden Tätigkeiten in Interaktionen" auszeichnet. "Und damit ist beides gemeint, eine reflektierende Haltung, die bewußt die Qualität, die Intensität und paradoxerweise sogar den Grad der Spontaneität im Ausdruck körperlicher und emotionaler Bedürfnisse wählt, ebenso wie die Selbstreflexivität solcher Ausdrucksformen" (Dreitzel 1981, 192). Dreitzel (1980, 194) erkennt hierin die Signatur einer sich "anbahnenden neuen Phase des Zivilisationsprozesses", die eine "reflexive Einstellung zur Sinnlichkeit (erfordert, H.W.), in der Distanz und Engagement, Planung und Spontaneität sich einander bedingen und ergänzen" (Dreitzel 1981, 194). Vor allem die neueren Gruppentherapien (vgl. Gross/Zeitel 1978; Schneider-Düker 1981; Krüger 1984; Textor 1990) verstärken oder generieren (im Prinzip in der Tradition der Psychoanalyse) Habitus, die es dem Individuum ermöglichen, kontrolliert und selektiv Selbstkontrollen aufzugeben und "an flexiblen und experimentellen Wirklichkeitskonstruktionen teilzunehmen" (Dreitzel 1981, 194). Diese Fähigkeit, die gelockerte Identifikationen und eine "inhaltsindifferent" fungierende Selbstzwangapparatur impliziert (vgl. Dreitzel 1981, 194; Rattner 1972, 74ff), ist die Basis einer psychischen "Haushaltsführung", die von den Angeboten der "Identitätsmärkte" im Sinne einer Art Selbstsorge Gebrauch macht. Dem sich verbreitenden Typ des "Selbst-Managers", der Deutungsmuster, Medien, "persönliche Beziehungen", "Gefühlssaunen" (Eckert) und andere Marktangebote bedürfnisspezifisch nutzt, ermöglichen die Rahmenbedingungen der Gruppentherapien sowohl Kompensationen der "Nomien" des Alltags (z.B. "Regressionen") als auch die Einbettung seines "anomisierten" Innenlebens in eine formierte und formierende Praxis (vgl. Dreitzel 1981, 195).

4.2.6 Rahmen, Habitus und Gruppengröße

Der Struktur des gruppentherapeutischen Rahmens entsprechen auf Seiten der Patienten notwendigerweise spezifische habituelle Dispositionen (Bedürfnisse, Einstellungen, Kompetenzen), die eine vom Therapeuten weitgehend unabhängige Selbstorganisation und Selbstentwicklung der Gruppe im Sinne der Therapie ermöglichen (vgl. Fengler 1986; Mente/Spittler 1980, Bd. 1, 63ff). Das rahmenangemessene "Habitusensemble" (Hahn) der Patienten fundiert zugleich die Funktionen des Therapeuten, der das "Patientensystem" aufgrund von habitusverdankt übereinstimmenden Verhaltensstilen, Bereitschaften, Verständnissen, Überzeugungen, Sanktionierbarkeiten usw. zu kontrollieren und zu beeinflussen vermag. Je mehr die Eigenständigkeit (Eigendynamik) der Gruppe den Therapeuten entlastet, umso gezielter und effektiver kann dieser "operieren" (als Definitor, Verstärker, Modell etc.). Dabei kommt es offenbar auf Therapeutenhabitus an, die von den latenten Erfolgsbedingungen der Praxis (vgl. Textor 1990, 249ff) "programmiert" sind und praktisch erzeugt werden.

> Außerdem steht schon lange fest, daß die Qualität der Beziehung unabhängig ist von der Richtung, der der einzelne Therapeut anhängt. Fiedler (9, 10) stellt in einer Reihe von Studien fest, daß erfahrene Kliniker verschiedener Richtungen (Adlerianer, Freudianer, nicht direktive Therapeuten) einander ähnlich sind (und sich von unerfahrenen Therapeuten ihrer eigenen Richtung unterscheiden), und zwar in bezug auf die Auffassung von der idealen therapeutischen Beziehung sowie in bezug auf die Art der Beziehung, die sie selbst zu ihren Patienten herstellen.
> Erfolgreiche Therapeuten schaffen also einen spezifischen Typus der therapeutischen Beziehung zu ihren Patienten. Außerdem schreiben auch die Patienten ihre Besserung der Art dieser Beziehung zu (Yalom 1974, 55).

Wenn der Bestand und die Zielerreichung des (gruppen-)therapeutischen Systems eine Funktion von (Rollen-)Habitus sind, dann liegt die Wichtigkeit entsprechender Rekrutierungen und "Mitgliederkompositionen" auf der Hand. Neben der und abhängig von der Konstellation der Habitus verfügt der Therapeut mit der Variation der Größe der Gruppe (vgl. Geser 1980) über ein Steuerungsmittel. Yalom nennt Ober- und Untergrenzen:

> Meine eigene Erfahrung und die Übereinstimmung in der klinischen Literatur weisen darauf hin, daß die Idealgröße einer Interaktions-Therapiegruppe bei etwa sieben Personen liegt, mit

einem annehmbaren Spielraum von fünf bis zehn. Die Untergrenze für die Gruppe wird durch den Umstand bestimmt, daß eine kritische Masse notwendig ist, damit eine Ansammlung von Individuen zu einer interagierenden Gruppe wird. Wenn eine Gruppe auf vier oder drei Mitglieder schrumpft, hört sie oft auf, als Gruppe zu funktionieren; die Interaktion unter den Mitgliedern nimmt ab, und die Therapeuten stellen oft fest, daß sie Einzeltherapie in der Gruppe betreiben. Viele Vorteile der Gruppe - die Möglichkeit zu breitgefächerter konsensueller Validation, die Gelegenheit, mit einer großen Vielfalt von Individuen zu interagieren und die Interaktion zu analysieren - nehmen mit der Größe der Gruppe ab (Yalom 1974, 240).

Darüber hinaus limitieren die Rollenfunktionen des Therapeuten die Gruppengröße, die es zulassen muß, die individuellen Binnenzustände und das Beziehungsgeflecht der Patienten zu überschauen und effektiv zu beeinflussen.

4.2.7 Kontingenzen und Typisierungen

Therapeuten sind einerseits qua Rolle "offene" Handlungspartner, die in einem relativ offenen Interaktionssystem flexibel und individuell "angemessen" operieren. Andererseits (be-)handeln sie notwendigerweise aufgrund von Typisierungen, die aus theoretisch-verfahrenstechnischen Metadiskursen und (berufs-) praktischen Lernprozessen hervorgehen. So werden Patienten und Patientenstrategien klassifiziert und symptomatologisch etikettiert (vgl. Berger/Luckmann 1969). Yalom beschreibt unter anderem die "'Krisenmethode'" und den "'Alleinunterhalter'":

> Der Mensch, der unter dem Zwang zu stehen scheint, unaufhörlich weiterzuplappern, beansprucht die Geduld sowohl der Gruppenmitglieder als auch der Therapeuten.
>
> (...)
>
> Manche beherrschen den Schauplatz, indem sie die Rolle des Fragestellers übernehmen, während andere die Aufmerksamkeit der Gruppenmitglieder fesseln, indem sie sie mit bizarren oder sexuell pikanten Geschichten verführen.
>
> (...)
>
> Schwere Hysteriker können die Gruppe mit Hilfe der »Krisenmethode« beherrschen: Sie berichten der Gruppe regelmäßig von größeren Umbrüchen in ihrem Leben, die immer intensive und langanhaltende Aufmerksamkeit zu erfordern scheinen (vgl. Yalom 1974, 310).

Darüber hinaus applizieren die Therapeuten z.T. kanonisierte Prozeßkonzepte, die ebenso wie andere "technische" Metadiskurselemente den Patienten zugänglich sind und sich zur Kognitions- und Verhaltensgrundlage machen lassen. Die folgende Phasentypisierung ist ein Beispiel für eine technische Selbstreflexion (vgl. auch Rogers 1974; Mente/Spittler 1980, Bd. 1, 118ff), die als Vorwissen Erwartungen und (z.B. Interpretations-)Handlungen strukturiert und "self-fulfilling-prophecies" ermöglicht:

> In großen Zügen machen Gruppen ein Anfangsstadium der Orientierung durch, gekennzeichnet durch eine Suche nach Struktur und Zielen, eine große Abhängigkeit vom Gruppenleiter und Sorge um die Gruppengrenzen. Danach treten sie in ein Konfliktstadium ein, wenn sich die Gruppe mit Fragen der interpersonalen Dominanz auseinandersetzt. Später interessiert sich die Gruppe immer mehr für Harmonie und Zuneigung unter den Mitgliedern, während Differenzen unter ihnen oft im Dienst der Gruppenkohäsion unterdrückt werden. Viel später erst entsteht die voll entwickelte Arbeitsgruppe, die durch starke Kohäsion, beträchtliche inter- und intrapersonale Erforschung und volle Hingabe an die Hauptaufgabe gekennzeichnet ist (Yalom 1974, 256).

Die technischen Typisierungen fungieren im Verein mit dem "komplexitätsreduzierenden" und orientierenden psychologischen (Selbst-)Deutungsmuster, das schon dadurch hilft, daß es die (Innen-)Welt für (latent) geordnet und kontrollierbar erklärt (vgl. Eckert 1983a, 148). Sinngebung dieser Art ist umso notwendiger, als sich die therapiemotivierenden (Sinn-) Probleme der Gruppenmitglieder mit den verfahrensbedingten (Start-)Schwierigkeiten der Therapie verbinden und so leicht zu einer Problemüberlast führen können. Die Strukturierungs- und Distanzierungsfunktionen der psychologischen Deutungsmuster sind für alle therapeutischen Akteure und für das soziale System der Therapie von der größten Bedeutung:

> In der Psychotherapie beziehen die Patienten eine enorme Beruhigung aus dem Glauben, ihre chaotische innere Welt, ihr Leiden, ihre komplizierten interpersonalen Beziehungen seien alle erklärbar und dadurch beherrschbar. Auch Therapeuten haben weniger Angst, wenn sie angesichts großer Leiden und einer Fülle von chaotischem Material an eine Reihe von Grundsätzen glauben können, die eine geordnete Erklärung ermöglichen. Häufig klammern sich Therapeuten angesichts erheblicher Mengen widersprüchlichen Materials beharrlich an ihr System; manchmal beruht das System bei Klinikern, die zugleich For-

scher sind, auf Beweisen, die aus ihrer eigenen Forschungsarbeit hervorgegangen sind. Ein Glaubenssystem ist auch insofern wertvoll, als es den Therapeuten befähigt, angesichts erheblicher Affekte seinen Gleichmut zu bewahren. Analytiker, die mit Erwachsenen arbeiten, welche starke und primitive Gefühle äußern, bleiben bei ihrem Kurs, indem sie auf ihren Glauben an die Regression auf die Erlebniswelt und die Äußerungsweisen des Kleinkindes zurückgreifen (Yalom 1974, 94f).

4.2.8 Knappheiten und Beeinflussungen

Die gruppentherapeutischen Rahmenbedingungen erzeugen und verstärken in der Kontinuität des Freudschen Therapiedesigns psychische Befindlichkeiten (Angst-, Unterlegenheits- und Ohnmachtsgefühle u.a.m.), die die Autorität und damit die Steuerungsmacht und Effektivität des Therapeuten optimieren. "Die Patienten scheinen sich so zu verhalten, als komme das Heil einzig oder hauptsächlich vom Therapeuten, wenn sie nur entdecken könnten, was sie nach seinem Wunsch tun sollen" (Yalom 1974, 258). Dies ermöglicht "sparsame" und verdeckte Formen der Steuerung und Beeinflussung. So fungiert der Therapeut auch bei äußerster Zurückhaltung als Modell (vgl. Mente/Spittler 1980, Bd. 1, 65ff) und als Interaktionskontrolleur, der "unabhängig davon, ob er überhaupt spricht, ob er sehr viel oder wenig spricht, das Gespräch kontrolliert" (R. Turner 1976, 177). Die Interaktionsstrukturierung des Therapeuten beruht ebenso wie seine Beeinflussung des Selbst weniger auf offenen Interventionen als auf der "subtilen Technik der sozialen Verstärkung" (Yalom 1974, 107). Der Therapeut steuert und "konditioniert", vermittelt durch die psychischen Verfassungen der Patienten, die ihm durch Identifikation und Sensibilität "entgegenkommen", auf der Basis von (Mini-)Interventionen, die gerade durch ihre Unauffälligkeit, Verhülltheit oder Seltenheit (also durch Formen von Knappheit) besonders wirksam werden.

> Er (der Therapeut, H.W.) kann ein Verhalten durch zahlreiche verbale und nichtverbale Handlungen positiv verstärken; dazu gehören Nicken, Lächeln, Sichvorbeugen, ein interessiertes »Hmmm« oder eine direkte Bitte um mehr Information. Andererseits kann er Verhaltensweisen, die er nicht für zuträglich hält, negativ verstärken, indem er keine Bemerkung macht, nicht nickt, die Verhaltensweise ignoriert, seine Aufmerksamkeit einem anderen Patienten zuwendet, skeptisch dreinschaut, die Augenbrauen hebt usw. Jede offensichtliche verbale Anweisung vom Therapeuten ist ein besonders wirksamer »Verstärker«, weil er so wenig eingreift und sich weigert, die Gruppe zu struk-

turieren; eine beiläufig eingestreute Verstärkung ist wirksamer als eine fortwährende.

(...)

»Was im Durcharbeitungsprozeß der Psychotherapie geschieht, ist eine Art des konditionierten Lernens, bei dem die offenkundigen und verdeckten Reaktionen des Therapeuten als Belohnungs- und Bestrafungsanzeichen dienen, durch die reifere Verhaltensweisen verstärkt und weniger reife Verhaltensweisen gebremst werden« (Yalom 1974, 107).

Die verfahrensspezifischen Verknappungen (von Orientierung, Distanz, Kontrolle, zeremonieller Integrität usw.) und die therapiemotivierenden Knappheiten der Patienten (an Selbstachtung, Ich-Autonomie, Selbstbeherrschung etc.) konstituieren die strategische Position des Therapeuten (vgl. Yalom 1974, 104) im Zusammenspiel mit "dramaturgischen" Vorkehrungen. Daß diese nicht nur die Psychoanalyse sondern auch die neueren Gruppentherapien auszeichnen und als ausgezeichnet erscheinen lassen, zeugt vom generellen Nutzen eines "guten Eindrucks" (Freud), dessen methodische Erzeugung gleichfalls einer Knappheitslogik gehorcht.

Durch unzählige Methoden haben sie (die Therapeuten, H.W.) den Glauben an ihre Allwissenheit ermutigt und gefördert: lateinische Rezepte, Fachsprache, Geheiminstitute mit langer und schwieriger Lehrzeit, eindrucksvollen Praxisräumen und einer Flut von Diplomen und Urkunden. Dies alles hat zum Bild des Heilers als einer mächtigen, geheimnisvollen und vorherwissenden Gestalt beigetragen (Yalom 1974, 123).

(Gruppen-)Therapeuten fungieren und wirken also durch von ihnen selbst generierte oder forcierte Asymmetrien im Verhältnis zu ihren Patienten, die damit zu "Resonanzböden" und subtil kontrollierbaren Subjekten ihrer Selbstveränderung werden.

4.2.9 Strukturen und Strukturierungen der Interaktion und der Gruppenkultur

Die gruppentherapeutischen Verfahren beruhen auf Strukturen und Strukturierungen, die Kontingenzspielräume erzeugen und begrenzen:

a) Es gelten "Regeln bzw. Spielregeln, die einen 'Mikrokosmos' (Philip E. Slater) konstituieren" (Eckert 1983a, 148) und die die Interaktion bzw. die Interaktionsrollen der Gruppenmitglieder bestimmen. So normieren "evokative" Gruppentherapien nicht nur das "ungehemmte Gespräch", sondern auch die "Fortsetzung der Kommunikation (...) beim Aufbrechen von Gegensätzen" (Frank 1985, 391; Yalom 1974, 74). Andere Gruppen fördern ihre Integration durch die (Zensur-) "Vorschrift, daß die Mitglieder nur Günstiges übereinander sagen dürfen" (Frank 1985, 391). Eine weitere Zensurregel verbietet das "Intellektualisieren" ("Rationalisieren").

b) Viele Gruppennormen, wie z.B. "das Akzeptieren der Patientenrolle (die Bereitschaft, kritische Selbstprüfung zu üben) und die Äußerung von Widerstreit und Zuneigung" (Yalom 1974, 103), sind *unausgesprochene* Ge- oder Verbote, die von vorneherein von einem "signifikanten Teil der Mitglieder anerkannt" werden (Yalom 1974, 103). Die Entwicklung der therapeutischen Gruppe ist aber immer auch ein impliziter Prozeß der Normbildung, deren "Weichen" der Therapeut vor allem in der anomischen Anfangsphase als "mächtiger Erzeuger der Gruppenkultur" stellt (Yalom 1974, 104). Und wenn die Gruppennormen "erst einmal etabliert sind, ist es schwierig, sie zu ändern" (Yalom 1974, 105).

c) Je weiter der Prozeß der Gruppenformation und der individuellen Integration fortschreitet, desto wichtiger wird die Gruppe als moralischer "Spiegel", als Autorität und Instanz der "Wirklichkeitskonstruktion" und Kontrolle. Dies kann schließlich zu einem "Über-Ich" führen, das diesseits und jenseits des therapeutischen Rahmens das Selbst beherrscht und die Selbstbeherrschung instruiert.

> Es kommt vor, daß Patienten die Gruppe internalisieren. »Es ist, als ob die Gruppe auf meiner Schulter sitzt und mir zuschaut. Ich frage mich immer wieder: >Was würde die Gruppe zu diesem oder jenem sagen?<. Oft bleiben therapeutische Veränderungen erhalten und können sich konsolidieren, weil die Gruppenmitglieder die Gruppe nicht enttäuschen wollen (Yalom 1974, 57).

Der Prozeß der therapeutischen Sozialisation impliziert darüber hinaus vielfältige Habitualisierungen (z.B. Aneignungen von Stilen der Problemlösung) und damit eine sich verbreiternde Selbstverständlichkeitsbasis, die die Interaktion und die Interakteure entlastet und eine "passende" Spontaneität der Gruppenmitglieder herbeiführt.

d) Der Therapeut wendet voraussetzungsvolle und voraussetzungenschaffende (Interaktions-)Methoden an, z.B. Techniken der Selbst- und Fremdreflexion, Verhaltensübungen (vgl. Hofer-Moser 1976; Mente/Spittler 1980, Bd. 1, 71ff), Rollen- und "Interaktionsspiele" (Vopel 1974-1977), Rituale (vgl. Perls 1976, 183) und Verfremdungsverfahren (vgl. Portele/Schmid 1976). Diese und andere flexibel handhabbare Methoden, die als solche und durch ihre Resultate Komplexität und Kontingenz reduzieren, stehen dem Therapeuten als (Krisen-)Interventionsressourcen der Interaktionskontrolle, der "Gruppendynamisierung" und der personalen Beeinflussung zur Verfügung.

4.2.10 Die habituelle Identität der Mitglieder und die Identität der Gruppe

Die "Selbstfindung" in der therapeutischen Gruppe ist an die "Selbstfindung" *der* therapeutischen Gruppe gebunden, die sich in gewissem Umfang selbst strukturiert und ihre Mitglieder entsprechend "positioniert". Je lockerer der Therapeut die Gruppe führt (vgl. Mente/Spittler 1980, Bd. 1, 63ff; Rattner 1972, 45ff), desto eigenständiger kann sich diese unter dem dominierenden Einfluß ihrer rahmen- und gruppenspezifisch attraktivsten und kompetentesten Mitglieder "figurieren" und Grenzen der Mitgliedschaft und der moralischen Dotierung ziehen. So verschaffen die Gruppen, die sich in "Orgien der Selbstoffenbarung hineinsteigern" (Yalom 1974, 151), den habituellen "Bekenntnistieren" soziale und psychische Vorteile, während die in dieser Hinsicht Indisponierten disprivilegiert oder "ausgeschieden" werden, wenn sie nicht freiwillig ausscheiden. Die "Grammatik" der Gruppenformation zieht in den verschiedensten Dimensionen "stilistische" Grenzen, die die soziale "Anschlußfähigkeit" und den Erfolg bestimmen. Yalom gibt Beispiele für gruppenspezifische Stil- und Habitus-Grenzen, deren Verletzung "Immunreaktionen" hervorruft:

> Ein anderer Patient wurde in seiner Gruppe wegen seiner moralischen und religiösen Normen ein extremer Abweichler. Seine Therapiegruppe bestand aus jungen College-Studenten, die frei über Intimbereiche sprachen und oft sexuelle Belange ausagierten. Der Patient, ein Quäker, war Kriegsdienstverweigerer aus Gewissensgründen und leistete gerade eine Dienstzeit von zwei Jahren als Pfleger in einem Krankenhaus ab. Seine moralischen Anschauungen unterschieden sich so extrem von denen der anderen Gruppenmitglieder, daß er isoliert wurde und die Gruppe vorzeitig verließ. Die Therapeuten stellten fest, daß die

Gruppe sich erleichtert fühlte, als er ging, weil er »den Gefühlen der Gruppe Zwang auferlegte«.

(...)

Die Fähigkeit, sich den eigenen Mängeln zu stellen, selbst bis zur unangemessenen Selbstkritik, und ein gewisses Maß an Sensibilität für die Gefühle anderer scheinen für eine erfolgreiche Gruppenmitgliedschaft erforderlich zu sein. Ähnlich bleiben Gruppenmitglieder, die auf den nach der Gruppensitzung ausgefüllten Fragebogen nicht richtig angeben können, wie andere sie sehen, mit einiger Wahrscheinlichkeit bestenfalls Randmitglieder.

(...)

Es gibt also experimentelle Beweise dafür, daß der von der Gruppennorm Abweichende von der Gruppe weniger geschätzt wird, weniger geneigt ist, sich von der Gruppe beeinflussen zu lassen und sehr viel mehr als ein Nichtabweichler dazu neigt, vorzeitig aus der Gruppe auszuscheiden (Yalom 1974, 187-189).

Habituelle Symmetrien produzieren therapiezielrelevante Ressourcen (Aufmerksamkeit, Verständnis, Sympathie, Toleranz u.a.m.) und reduzieren Probleme (Konflikte, Mißverständnisse, Verletzungen usw.). Therapiegruppen sind darüber hinaus auf komplementäre Habitus angewiesen, um Befriedigungen (z.B. des Spannungsbedürfnisses), Erfahrungen (z.B. neuartiger Problemlösungen) und Lernprozesse zu ermöglichen. Eine bestimmte Habitusheterogenität (Variation) kann sowohl das "Klima" und die Integration der Gruppe als auch die angestrebte individuelle Selbstentwicklung fördern. Daß man eine "gegenseitige Förderung und Vereinheitlichung am besten bei einem gewissem Maß qualitativer Unterschiedenheit (erreicht, H.W.), weil hierdurch das Ergänzen, Zusammenwachsen, organisch differenzierte Leben sich ergibt" (Simmel 1908, 125), ist eine These Simmels, die die Therapeuten und die Therapieforscher bestätigen:

Unter Klinikern scheint allgemein die Ansicht zu herrschen, daß heterogene Gruppen Vorteile gegenüber homogenen Gruppen haben, wenn man intensive Interaktions-Gruppentherapie betreibt. Man glaubt, homogene Gruppen fänden rascher zusammen, würden kohäsiver, böten den Gruppenmitgliedern mehr unmittelbare Stützung, wiesen eine regelmäßigere Teilnahme auf, hätten weniger Konflikte und böten rascher Befreiung von Symptomen. Andererseits glaubt man weithin, die homogene Gruppe habe, im Gegensatz zur heterogenen Gruppe, die Tendenz, mehr an der Oberfläche zu bleiben, und sie sei kein wirksames Mittel, um die Charakterstruktur zu verändern.

(...)

> Ähnlich schlagen Foulkes und Anthony vor, ein »Gemisch von Diagnosen und Störungen« zusammenzustellen, um eine therapeutisch wirksame Gruppe zu bilden. »Je größer der Abstand zwischen den polaren Typen ist, desto höher ist das therapeutische Potential, wenn die Gruppe es aushalten kann«.
>
> (...)
>
> Die Heterogenität darf aber nicht so weit gehen, daß in der Gruppe jemand isoliert wird (Yalom 1974, 218f).

Die rahmenangemessene "Habituskomposition" der Gruppe erübrigt Interventionen und Organisationen (z.B. formale Regelungen), und sie erleichert die spontane "Selbst-" und "Fremdverwirklichung". Weil die Strukturen der Selbste, die sich gruppentherapeutisch "verwirklichen", Voraussetzungen ihrer "Selbstverwirklichung" sind, kommt es auf die Mitgliederrekrutierung und auf die erste Phase der Gruppenformation an. Erst wenn sich ein Stamm habituell kompatibler und komplementärer Mitglieder gebildet und gefestigt hat, tritt die Gruppe in eine "stabile Phase ein, in der ein Großteil der soliden Therapiearbeit geleistet wird" (Yalom 1974, 72). Die therapeutische Gruppe (re-)generiert sich bis dahin durch einen primär moralisch gesteuerten Mitgliederaustausch (vgl. Schneider-Düker 1981, 92), der typischerweise erheblich ist (vgl. auch Mente/Spittler 1980, Bd. 1, 112ff):

> Bei normalem Verlauf scheiden innerhalb der ersten zwölf bis 20 Sitzungen bis 35% der Mitglieder aus; neue Mitglieder werden hereingenommen, von denen oft ein ähnlicher Prozentsatz in den ersten zwölf Sitzungen ausfällt. Erst danach festigt sich die Gruppe und beginnt sich mit Dingen zu befassen, die anderes betreffen als die Gruppenstabilität. Im allgemeinen haben Patienten, wenn sie etwa 20 Sitzungen lang in der Gruppe geblieben sind, sich auf die notwendige Langzeitverpflichtung eingelassen. Bei einer Untersuchung über die Teilnahme bei fünf Gruppen von ambulanten Patienten gab es im Lauf der ersten zwölf Sitzungen einen erheblichen Wechsel unter den Mitgliedern; zwischen der zwölften und 20. Sitzung fand eine Konsolidierung statt; zwischen der 20. und 45. Sitzung (dem Ende der Studie) trat fast vollkommene Teilnahme ein, die Pünktlichkeit war ausgezeichnet, und kein Mitglied schied mehr aus (Yalom 1974, 270).

4.2.11 Die Zeremonie des Heilens

Die therapeutische Gruppe kompensiert ihre relative Anomie auf der Basis ihrer Habitusgrundlagen wesentlich durch rituelle Interaktionsformen. Jede derartige Gruppe hat "leicht Wurzellosigkeit, einen Mangel an festem Lebensgefühl und normierenden Rückhalten zur Folge. Dieses Manko nun ist es, dem die Bestimmtheit und Detailliertheit ihres Rituals zu Hilfe kommt" (Simmel 1908, 388). Andererseits durchbrechen Riten - wie festgelegt sie auch sein mögen - alltägliche Routinisierungen. "Am deutlichsten zeigt sich dies z.B. bei den religionsgeschichtlich so ungemein verbreiteten Riten, die in Techniken zur Erzeugung von Trancen, Ekstasen und Rauschzuständen aller Art bestehen" (Hahn 1972, 425). Solche "Formen sozial standardisierten Außersichseins" (Hahn 1972, 425) sind auch Momente des gruppentherapeutischen Interaktionsprozesses, der damit Möglichkeiten zur Abfuhr des psychischen "Antriebsüberschusses" bietet. Denn:

> Der Antriebsüberschuß des Menschen läßt sich nur teilweise durch die alltäglichen und gewohnheitsmäßigen Akte abführen. Er "drängt" gleichsam auf neue Befriedigungsformen, auf Außeralltägliches, auf Aufhebung der Alltagsroutine. Insofern bieten alle uns bekannten Gesellschaften ihren Mitgliedern nicht nur Festlegungen ihres Handelns, Gewohnheiten und Routinisierungen von individuell und kollektiv verbindlicher Art, sondern auch deren zeitweise ekstatische oder rauschhafte Aufhebung (Hahn 1972, 425).

Zeremonielle Veranstaltungen, wie z.B. religiöse Pilgerfahrten und primitive oder moderne Therapien, bedeuten unter Umständen bereits in der "Vorbereitungsperiode (...) ein dramatisches Ausbrechen aus der Routine" (Frank 1985, 105; vgl. auch 106, 100). Die unter Leidensdruck stehenden Menschen (vgl. Hahn 1977, 73; 1972, 425; Frank 1985, 105) geraten häufig schon durch die forcierte Hoffnung und die Möglichkeit, selbst aktiv zu werden (vgl. Yalom 1974, 25; Frank 1985, 101), in einen "Zustand erwartungsvoller Erregung" (Frank 1985, 109), den der Glaube verstärkt, daß der Heiler, sei er ein Schamane oder ein mit der Aura der Wissenschaftlichkeit ausgestatteter Therapeut (vgl. Frank 1985, 113f), besondere Wirklichkeitszugänge und Kräfte besitzt (vgl. Frank 1985, 93).

Die modernen Therapien sind außeralltägliche "Antworten auf Außeralltägliches" (Hahn 1972, 425), deren Form in vielen Hinsichten primitiven Heilzeremonien ähnelt. Frank referiert einen Bericht über eine schamanische Behandlung, der dies deutlich macht:

> Nach einem kurzen Zögern ließ die Patientin "einen Wortschwall los, über die Enttäuschungen und Ängste ihres Lebens ... Während der Schilderung nickte der Heiler unverbindlich, doch permissiv, den Blick fest auf ihr Gesicht gerichtet. Dann sagte er, daß es gut sei, daß sie ihm von ihrem Leben erzähle." Zuletzt gingen sie in Einzelheiten den Vorfall durch, der den gegenwärtigen Anfall ausgelöst hatte. Die Hauptsache war, daß sie mit ihrem Mann an der Stelle vorüberging, wo die leichtsinnige Frau ihn begaunert hatte. Sie beschimpfte ihn, und er warf mit einem Stein nach ihr (Frank 1985, 95).

Permissivität, Bekenntnis, Affektivität, Diagnose (vgl. Frank 1985, 94), dramatische Reaktualisierung (vgl. auch Frank 1985, 103), biographische Rekonstruktion und moralische Bestätigung sind also nicht erst Strukturmerkmale moderner Therapien, sondern schon Komponenten primitiver Heilzeremonien. Diese füllen zudem wie die heutigen (Gruppen-)Therapien "Handlungsvakua" aus (Hahn 1977, 73), wirken der Selbstzentrierung entgegen und zeigen dem Patienten, "daß er für andere noch von Nutzen sein kann" (Frank 1985, 101). Rituale und die mit ihnen verbundenen Deutungen und Weltbilder (Erklärungsschemata) verschaffen darüber hinaus Sicherheit, Halt und den heilsamen Glauben an die Meisterbarkeit der eigenen Probleme (vgl. Frank 1985, 98). Bekenntnisse und Geständnisse spielen dabei eine Schlüsselrolle, weil durch sie chaotische, vage, widersprüchliche und rätselhafte Gedanken und Gefühle "begriffen", objektiviert und isoliert werden (vgl. Frank 1985, 102). Die thematisierte Innenwelt wird schließlich in primitiven wie in modernen Heilverfahren "in einem in sich stimmigen theoretischen System" (Frank 1985, 102) "verortet" und "aufgehoben".

Jedes Heilverfahren (von der Woodoo-Zeremonie bis zur Selbstfindungsgruppe) ist mit mehr oder weniger starken Affekten verbunden. Diese können durch Musik, Tanz, Schocks und andere Techniken hervorgerufen (vgl. Frank 1985, 103) und zu Formen des Außersichseins gesteigert werden, die Bedürfnisse befriedigen und vor allem wegen des mit ihnen verbundenen Distanzverlusts für Beeinflussungen disponieren. Darüber hinaus eignen sich die therapeutischen Affizierungen ebenso wie Geständnisevokationen (vgl. Frank 1985, 102) zur Steigerung der Autorität des Therapeuten. Dessen symbolisch-moralische Position wird auch (in der Kontinuität der Psychoanalyse) durch Rituale der Unterordnung, Infantilisierung und Entweihung verstärkt. Hofstätter berichtet von der "Demütigungsmethode" des sogenannten "Erhard Seminars Training" (EST), das von befragten Teilnehmern überwiegend "positiv" eingeschätzt wurde:

> Sie taten das, obwohl sie sich etlichen Schikanen (wenig Schlaf, Verbot, die Toilette aufzusuchen, Verzicht auf eine Uhr, Sprechen nur mit Erlaubnis des Trainers) unterwerfen müssen, um sich von gutangezogenen, glattrasierten Trainern im Ton absoluter Autorität als <Arschlöcher>, <Scheißkerle>, <Versager> usw. apostrophieren zu lassen. Der Erfinder dieser Demütigungsmethode ist der ehemalige Autoverkäufer WERNER ERHARD (alias JACK ROSENBERG); er gibt sich <mystisch> und verspricht den Teilnehmern eine <neue lebensverändernde Philosophie, die dich zum Boss macht>. Außerdem legt er ihnen das Verbot auf, Details über den Trainingsprozeß zu berichten. Die als <Graduierte> bezeichneten Absolventen des Trainings erhalten damit das Gefühl, einem sehr strengen, elitären Orden anzugehören, dessen <Geheimnisse> nicht verraten werden dürfen (Hofstätter 1986, 225).

Die Demütigungsmethode (vgl. auch Goffman 1973a) zeigt ähnlich wie bestimmte religiöse Veranstaltungen (vgl. Frank 1985, 111), daß das mit dem Ritual verknüpfte Gruppengeheimnis einen sinnstiftenden Distinktionswert besitzt. Simmel beschreibt die "Form" derart distinguierender und sich distinguierender Gruppen, deren Unter- und Abgeschiedenheit Identität erzeugt oder verstärkt:

> Die Scheidung hat hier den Sinn eines Wertausdrucks: man sondert sich ab, weil man sich mit den andern Wesen nicht gemein machen, weil man die eigene Superiorität diesen gegenüber fühlbar machen will. Allenthalben führt dies Motiv zu Gruppenbildungen, welche von denen zu sachlichen Zwecken ersichtlich scharf unterschieden sind. Indem diejenigen, die sich abheben wollen, sich zusammenschließen, entsteht eine Aristokratie, die die Position und das Selbstbewußtsein der Einzelnen durch das Gewicht ihrer Summe stärkt und sozusagen verbreitert (Simmel 1908, 391).

Die therapeutische Gruppe ist eine "gute Gesellschaft", deren Mitglieder sich nicht nur gemeinsam von ihrer Umwelt, sondern auch voneinander unterscheiden und unterscheiden wollen. Den im Therapierahmen manifestierten und spezifizierten sozialen Ungleichheiten, die soziale Ungleichheiten mit sich bringen, widerspricht das therapeutische Ethos der brüderlichen Gleichheit und der individuellen Selbstentfaltung auf der Basis bloßen Menschseins (vgl. Frank 1985, 101). In dieser Situation spielen Rituale eine entscheidende integrative und zielführende Rolle, weil sie rahmenzentrale Ressourcen (z.B. Aufmerksamkeit und Zuwendung) erzeugen und ihre Zuteilung symmetrisieren. Darüber hinaus absorbiert das Ritual "symptomatische" und verfahrensbedingte Ängste (vgl. Frank 1985, 96). Vor allem die Aufhebung von Distanzen (der Berührung, der Mitteilung, der Beobachtung etc.) und die Notwendigkeiten der Selbstexposition erfordern den "formalen" und sichernden Zwang des Rituals (Simmel 1908, 388), das zugleich der Vereinheitlichung des Verhaltens und der Binnenzustände der Mitglieder dient. Das Ritual nivelliert und blockiert "mindestens einige der spontanen und persönlichen Prozesse der Individuen in der Gruppe" (Perls 1976, 47f). Damit schafft es auch die Voraussetzung der Evokation und Konzentration jener "religiösen Stimmung", die Heilkontexte aller Art charakterisiert (vgl. Frank 1985, 107f; Hofstätter 1986, 213f). Fritz Perls beschreibt das Ritual als (Trans-) Formator der Gefühle:

> Wenn man sich einmal dem Ritual hingegeben hat, wird jede andere Tätigkeit als profan abgewertet. Die höchste Konzentration, der vergleichbar, die einem vorherrschenden Lebensbedürfnis zukommt, wird mit feierlichem Ernst und mit Ehrfurcht gefordert und erreicht. Nur eine völlige Anteilnahme der gesamten Person wird jenes religiöse Gefühl der gesteigerten Existenz, der Erhebung, der Integration zur Folge haben (Perls 1976, 47f).

Daß gruppentherapeutische (und gruppendynamische) Veranstaltungen "im Grunde die säkularisierten Konventikel von Glaubensgemeinschaften" sind (Hofstätter 1986, 213f), zeigt sich besonders deutlich an Ritualen wie dem "Gestaltgebet", das unter der Regie des Therapeuten ausgeführt wird. Perls gibt ein (Muster-)Beispiel aus seiner Praxis:

> Dieses Mal will ich sozusagen vom Ende her anfangen. Nämlich mit dem Gestaltgebet. Ich möchte gerne, daß ihr es mir nachsagt, und dann möchte ich gerne, daß einige Paare sehen, was sie mit den Sätzen anfangen können. Das Gestaltgebet geht ungefähr so:
> Ich bin ich,
> Gruppe: Ich bin ich,
> Fritz: Und du bist du,
> Gruppe: Und du bist du.
> Fritz: Ich bin nicht auf dieser Welt, um deinen Erwartungen zu genügen.
> Gruppe: Ich bin nicht auf dieser Welt, um deinen Erwartungen zu genügen.
> Fritz: Und du bist nicht auf dieser Welt, um meinen zu genügen.
> Gruppe: Und du bist nicht auf dieser Welt, um meinen zu genügen.

Fritz: Ich ist Ich,
Gruppe: Ich ist Ich,
Fritz: Und Du ist Du.
Gruppe: Und Du ist Du.
Fritz: Amen. (Gelächter) So, jetzt wollen wir bei einigen Paaren sehen, was sie mit dem Gestaltgebet anfangen können. (Don und Claire kommen nach vorne.) (Perls 1976, 163).

4.2.12 Persönlichkeit und Selbstverwirklichung

Die therapeutische Gruppenmitgliedschaft ist an psychische Dispositionen gebunden, die teilweise gesamtgesellschaftlich generalisiert und erforderlich sind. Ehrlichkeit, psychologisches Feingefühl, Takt, Abstraktions- und Verbalisierungsvermögen (vgl. Frank 1985, 253, 256), Anpassungsfähigkeit (vgl. Frank 1985, 264), Ambiguitäts- und Frustrationstoleranz (vgl. Frank 1985, 256), Rollendistanz, Langsicht, (biographische) Selbstreflexivität, Identifikationsflexibilität, Gelassenheit (vgl. Frank 1985, 264) und andere notwendige Eigenschaften der "Persönlichkeit" des (Gruppen-)Patienten decken sich zumindest im Prinzip mit Habitus, die die moderne Gesellschaft als Ganzes erfordert. D.h.:

> Jede differenzierte Gesellschaft, die soweit entwickelt ist, daß sie zentral nicht mehr ausreichend koordiniert werden kann, muß sich auf Persönlichkeiten als Knotenpunkt sozialer Anforderungen stützen. Das führt zu erhöhten Investitionen in den Einzelnen. Die Dynamisierung seiner Ansprüche wird sozial legitimiert. Es entwickelt sich eine gesteigerte Sensibilität gegenüber persönlichen Verhaltensbedingungen und Schonungsbedürfnissen. Takt, Toleranz und psychologisches Einsichtsvermögen gewinnen ersichtlich an Boden. Die Situationen, in denen man andere grob behandeln und dabei auf die Zustimmung der Umstehenden rechnen kann, nehmen ab. Selbst das Strafrecht und das Strafverfahren werden humanisiert. Die Entwicklung geht nicht den oft angeprangerten Gang vom stolzen Individuum zum Massenmenschen. Sie nimmt den Weg zu bewußter Selbstdarstellung und damit zugleich zu bewußteren Komplexeinstellungen gegenüber dem anderen Menschen als einem besonderen System - einen Weg, den wir mit dem Kennwort Generalisierung der Darstellung zu bezeichnen suchten (Luhmann 1965, 55f).

Die generelle Subjektivität des modernen Menschen (vgl. auch Beck 1986, 206ff; Reck 1981) bildet einerseits eine Art Ressource, die im Kontext der Therapie in Anspruch genommen und weiterentwickelt wird (vgl. Geser 1980, 227f). Die Habitus, die sich im therapeutischen Rahmen "entfalten" (sollen, wollen und müssen) sind andererseits in gewissem Umfang schichtspezifischer Art oder Prägung. So kann die "reflexive Subjektivität", die subtile psychologisch-biographische (Selbst-)Beschreibungen (vgl. Frank 1985, 256), Metakommunikationen (vgl. Roy Turner, 1976, 179f) und Gefühle als "Maßstab der Außenwelt" (Eckert 1982; 1986, 9) erzeugt, nicht von Jedermann erwartet werden (vgl. Frank 1985, 25ff). Entscheidend ist in diesem Zusammenhang, daß der (gruppen-)therapiezentrale "Kult der schöpferischen oder - wie es heute heißt - kreativen Selbstverwirklichung" im Bildungsbürgertum entsteht (Eckert 1986, 13) und daß die damit verbundenen Kreativitäts- und Identitätsbedürfnisse gesellschaftlich systematisch frustriert werden. Die gleichzeitig mit der zunehmenden Subjektivierung "generalisierte Entfremdungserfahrung bringt die Kluft zwischen den erzeugten Selbstentwürfen und einer Gesellschaft zum Ausdruck, die sich über unpersönliche Organisationsstrukturen und Marktmechanismen steuert" (Eckert 1986, 27). Die vor diesem Hintergrund entstandenen Therapiegruppen, die überschüssige psychische Komplexität aufnehmen (vgl. Frank 1985, 254, 266, 273f, 278) und in der Kontinuität der Familie und "sekundärer" Bildungsinstitutionen "sorgfältiges Bilden" (Mente/Spittler 1980, 2 Bde.) bezwecken (vgl. Eckert 1982; 1986, 11f), können dank einer habituellen Konsensualität davon ausgehen, daß ihre Mitglieder sich persönlich engagieren, Verständnis füreinander aufbringen, reziprok Sympathie empfinden und überhaupt mit ausreichender Wahrscheinlichkeit spontan angemessen reagieren (vgl. Frank 1985, 257f).

Nur auf dieser Basis ist es möglich, das Bedürfnis "nach sozialer Anerkennung der eigenen Individualität" (Popitz 1987, 642) zu befriedigen. So setzen sich die "Selbsterfahrungsgruppen" (vgl. Eckert 1983a; Hahn 1982, 429) nicht zufällig überwiegend aus "gebildeten" Individualisten zusammen, die die soziale Bestätigung ihres Selbstbewußtseins suchen (vgl. Popitz 1987, 643) und entsprechende Ansprüche anderer zu erfüllen vermögen. Selbsterfahrungsgruppen und "eigentliche" Gruppentherapien leisten eine moralische (Anerkennungs-)Arbeit, die nach Popitz eine spezifische Gruppenautorität begründet:

> Gruppen dieser Art unterscheiden sich deutlich von Gemeinschaften, in denen der einzelne lediglich Zugehörigkeits-Gewißheit sucht. Sie sind auch nicht zu verwechseln mit den Nirwana-Gruppen, die Befreiung durch Selbstaufgabe, Erlösung von der Last der Individualität versprechen. Die Selbstfindungs-Gruppen sind optimistischer, "positiver". Hier hofft der einzelne zu sich

> selbst zu kommen. Entsprechend die Terminologie des Selbstbezugs: Selbsterfahrung, Identität, Autonomie, Selbstfindung soll durch wechselseitige Hilfe innerhalb der Gruppe, durch eine wechselseitige Anerkennung gelingen, die außerhalb der Gruppe vermißt wird. Daher verstehen sich diese Gruppen häufig als Alternative zur Ehe und zur Eltern-Kind-Beziehung. Doch die Erwartung ist die gleiche. Auch hier soll eine soziale Subjektivität befriedigt werden, die nach gesellschaftlicher Validierung der eigenen Individualität sucht. Auch hier wird eine Vergemeinschaftung der Selbstfindung in Autoritätsbeziehungen auf Gegenseitigkeit versucht (Popitz 1987, 646).

Neben der "Validierung" von (biographischer) Individualität ermöglichen therapeutische und quasi-therapeutische Gruppen eine individualistische Originalitätsverstärkung und eine Selbstoriginalisierung, die Moment von Distinktionsstrategien und Karrieren der "Selbstentwicklung" sein kann (vgl. Eckert 1986, 18). Gleichzeitig generiert das Ethos der (quasi-)therapeutischen Gruppen ein empathisches "Klima", das Organisations- und Marktverhältnisse (Konkurrenz, Anonymität, Selbstentfremdung, Inflationierung von Individualitätssymbolen etc.) umkehrt und der "Sehnsucht nach dem Bleibenden, nach der Ruhe in der Flucht der Erscheinungen" (Eckert 1986, 23) entspricht. Diese (Multi-)Funktionalität verleiht der (Quasi-)Therapiegruppe ein spezifisches existentielles Gewicht, das sich motivierend auswirkt.

4.2.13 Konsense, Konsensfiktionen und Konsentierungen

Konsens ist ein zentrales "Integrationsprinzip" (Geser 1980, 219) aller Kleingruppen. Therapeutische Gruppen sind zwar, vor allem dank des Sonderausführungsrahmens, zunächst relativ dissens- und konfliktimmun, aber auch ihr Bestand und ihre Zielerreichung hängen von Konsensen und Konsentierungen ab, und dies nicht nur im Hinblick auf die Vorzeichen ("Probelauf") und Regelungen des Rahmens (vgl. Rattner 1972, 75f).

Konsens stellt vielmehr auch ein therapeutisches "Medium" dar, das Rattner (in Anspielung auf Freud) auf die Formel bringt: "'Wo Ich war, soll Wir werden!'" (Rattner 1972, 81). Gemeint ist damit unter anderem die gemeinschaftliche und Gemeinschaft stiftende Überwindung von Distanzen und Isolationsgefühlen (vgl. Rattner 1972, 81) durch Kooperation, Bekenntnis, Anteilnahme und "Spiegelung" (Rattner 1972, 82). Das gruppentherapeutische "Wir-Erlebnis" (Rattner 1972, 82), das in mancher Hinsicht dem Wir-Erlebnis des "Stammes" (Elias 1986, 150) ähnelt, aber auch Merkmale der interindividuellen Intimbeziehung (Liebe, Freundschaft, Kameradschaft) trägt (vgl. Hahn 1983, 211), kann dank der Selektivität der Mitgliederhabitus und der therapeutischen Rahmenbedingungen zu einer gemeinschaftlichen "religiösen Stimmung" gesteigert werden, die sich, wie Simmel in bezug auf die "patriarchalische Hausfamilie" schreibt, als eine "kollektiv-psychische Tatsache (...) über den Einzelnen - oder: den Einzelnen über sich selbst - erhebt" (Simmel 1908, 73).

Das "Gefühl" der Übereinstimmung und der Einheit wird von faktischen Konsensen und von "Konsensfiktionen" (Hahn 1983) getragen, die aus einer Reihe von systematischen Gründen hoch stabil sind. Wichtige Rollen spielen in diesem Zusammenhang die Gläubigkeit, die affektive Selbstzentrierung und die Selbstblindheit der Patienten (vgl. Yalom 1974, 253), ihre anomiebedingte Konstanzbedürftigkeit (vgl. Eckert 1983a, 151) und Tendenz zur "bestmöglichen Deutung", die Dominanz vieldeutiger "analoger" Ausdrucksformen (vgl. Watzlawick 1969) und die Art des Hauptthemas, das Hahn wie folgt charakterisiert:

> Handelt es sich (...) um Unterstellungen von "inneren" Tatsachen, also von Motiven, Präferenzen, normativen oder religiösen Überzeugungen, Gefühlen usw., so wächst die Chance fälschlicher Annahmen überproportional. Und das nicht etwa nur deshalb, weil die Möglichkeit absichtlicher Täuschung, von Heuchelei, Lüge, Simulation und Dissimulation größer ist, sondern aufgrund der prinzipiellen Schwierigkeit, sich über Inneres unmißverständlich zu äußern und wegen der Probleme der Selbstdarstellung.
> Aber der steigenden Chance fälschlicher Unterstellungen entspricht die wachsende Unwahrscheinlichkeit der Entdeckung des Irrtums. Auch die systematische Unterstellung eines Dissenses, wie sie einem unausrottbaren Mißtrauen entspräche, führt nicht aus dem Dilemma. Denn auch dieses "Als ob" läßt sich nicht überprüfen (Hahn 1983, 224).

Daß Konsensunterstellungen (vgl. Hahn 1983, 222) im therapeutischen Rahmen ultrastabil sind, dient der Gruppenkohäsion, die ihrerseits zur Stabilisierung des Konsensglaubens beiträgt. Manifeste Dissense und Konflikte können auf dieser Basis mit den Mitteln der (Meta-)Kommunikation, der Überzeugung, der Moralisierung (Vopel/Kirsten 1980, 232), der Pathologisierung und der emotionalen Zuwendung "behandelt" werden. Dabei fungieren Mechanismen der Ausklammerung und Verschleierung (vgl. Vopel/Kirsten 1980, 231ff) neben Prinzipien des "herrschaftsfreien Diskurses". Vopel und Kirsten formulieren das Ideal einer "echten Konsensbildung" im Sinne der Entfaltung der "Kraft des besseren Arguments": "Eine Entscheidung wird getroffen, nachdem alle die Möglichkeit hatten, die verschiedenen Seiten des Problems so ausgiebig zu erörtern, daß sie am Ende darin übereinstimmen, daß die vorgeschlagene Entscheidung die bestmögliche ist" (Vopel/Kirsten 1980, 233). Diese Art der Konsensbildung, die "methodisch" unterstützt werden kann (vgl. Vopel/Kirsten 1980, 228ff), setzt hochgradig übereinstimmende Habitus voraus, die mit kommunikativen Übereinstimmungen und übereinstimmenden Stimmungen die besten Chancen nach sich ziehen, (Rest-)Dissense und Konflikte "abzuarbeiten" oder zu ertragen (vgl. Vopel/Kirsten 1980, 235).

4.2.14 Gefühle

4.2.14.1 Selbstkontrollierte Spontaneität

Gruppentherapeutische und gruppendynamische Veranstaltungen sind Enklaven der Freisetzung, Überwindung, Lockerung, Steigerung und Überformung von Gefühlen. Diese Funktionalität setzt neben den Rahmenbedingungen des therapeutischen Interaktionssystems spezifisch zvilisierte "Persönlichkeiten" voraus, die nicht nur Gefühle "haben", sondern auch Gefühle "gebrauchen" und "managen" (vgl. Dreitzel 1981, 192, 194). Die Fähigkeit zum "situationsangepaßten Emotionsmanagement" (Eckert 1988c, 13), die eine "flächendeckende Affektkontrolle" (Eckert 1988c, 13) dank und mit zivilisatorischem Gewinn ersetzt, erlaubt die Vereinbarung der Alltagslebensführung (vgl. Goffman 1977) mit "emotionalen Ausbruchsversuchen" (Eckert 1988c, 12; Cohen/Taylor 1980) und weniger dramatischen Formen befriedigender Emotionskontrolle und Emotionenpflege. In den entsprechenden Regionen und Marktbezirken lassen sich "heute immer mehr emotionale Zustände aktiv in den Lebenslauf einbauen, wir flanieren gleichsam in den Kolonaden unserer Emotionen und treten - zunächst ganz unverbindlich - in die Spezialitätenläden ein" (Eckert 1988c, 9). Wie andere Zweige der heutigen Emotionskultur und in einer Art Arbeitsteilung mit anderen Techniken des Emotionenmanagements verschafft die Therapie einer kontrollierten Spontaneität (vgl. Dreitzel 1981; 1982; Eckert 1990; Elias 1980, 2 Bde.) "Bühnen", Ausdrucksformen, "Ventile" und "Kanäle", die jenseits bestimmter "symptomatischer" Probleme Bedürfnisse befriedigen.

4.2.14.2 Die Umkehrung der "Homo-clausus-Selbsterfahrung"

Der Mensch, der sich als "verschlossenes System" (Elias 1972, 31) erfährt und aufgrund diverser "Homo-clausus-Anthropologien" (Elias 1972, 19) in dieser Selbsterfahrung "gespiegelt" wird, findet in den therapeutischen Praktiken und Diskursen Möglichkeiten der "Behandlung" und Überwindung von Isolation, Selbstentfremdung und Distanz (vgl. Elias 1972, 18). So offerieren z.B. "Nackt-Marathons" Hilfe für "diejenigen, die im Grunde genommen in ihrem eigenen Selbst eingesperrt sind" (Ruitenbeek 1974, 138). Der intermittierende gruppentherapeutische "Urlaub" vom "Dschungel höflicher Entfremdung (...), in dem der psychische und emotionale Kontakt durch Mauern, versperrte Türen, Bekleidetsein, gesellschaftliche Rollen und eine ganze Reihe anderer Masken verhindert wird" (Ruitenbeek 1974, 141), läßt sich zu einer mehr oder weniger eruptiven, aber stets begrenzten Freisetzung von Gefühlen steigern (vgl. Dreitzel 1981, 195; 1982, 65; Hart u.a. 1983, 134; Ruitenbeek 1974, 133ff; Vopel/Kirsten 1980, 80ff). Deren Ausdruck beruht auf der rahmenspezifischen Außerkraftsetzung und Transformation von Interaktionsnormen (Berührungsverboten, Zensuren etc.) einerseits und auf der Durchbrechung, Blockierung und (oder) Lockerung von habituellen Distanzen ("Abwehrmechanismen") andererseits. Die Methoden, die letzteres bezwecken, implizieren die "Einklammerung" der zeremoniellen "Nomie" und eine Entsubjektivierung des Selbst, die mit einer gewissen moralischen Selbstaufgabe verbunden ist. Man nehme die "Marathon-Methode" zum Beispiel:

> Die Erschöpfung durch den Schlafmangel trägt zweifellos zur Aufgabe sozialer Fassaden bei. Wie ein Marathon-Leiter sagte: "Müde Leute sagen die Wahrheit; sie haben nicht die Kraft, um Spiele zu spielen." Eine 90 Minuten dauernde Sitzung ist nicht lang genug, um Menschen zu zwingen, "ihre Masken abzunehmen" (Yalom 1974, 235).

Die physische Entblößung (vgl. Yalom 1974, 126; Ruitenbeek 1974, 135f) ist ein weiteres Mittel der Dezeremonialisierung und sozialen Infantilisierung des Selbst, dessen damit erleichterte oder induzierte "Regression" (vgl. Ruitenbeek 1974, 141) durch den Therapeuten und die Gruppe als gleichsam erwachsene Instanzen gedeckt wird (vgl. Ruitenbeek 1974, 144).

Physische und (oder) symbolische Nacktheit gehört zu den verfahrenserzeugten Interaktionsbedingungen, die die therapeutische Gemeinschaft als "Beziehungsmarktplatz" und speziell als Feld der sexuellen Anbahnung oder Praxis eignen (vgl. Ruitenbeek 1974, 142f; Dreitzel 1981, 187). Hofstätter zieht in dieser Hinsicht Parallelen zwischen therapeutischen und religiösen Kontexten der "Begegnung":

> Dem amerikanischen Psychoanalytiker A. BURTON haben viele seiner Patienten berichtet, <daß sie nicht nur wegen der Begegnung allein in die Begegnungszentren gehen, sondern wegen der zahlreichen Möglichkeiten zur sexuellen Erfahrung, die dort angetroffen werden. Eines der berühmtesten Begegnungzentren verfügt über Bäder, in denen in der Regel gemischtes Nacktbaden im Anschluß an die Gruppensitzung stattfindet> (A. BURTON, 1973).
> Die Berichte erinnern an die Orgien, die einander in der ausgehenden Antike Christen, Gnostiker und Heiden nachgesagt haben. Das Thema taucht immer wieder auf, wo sich Sekten einer besonders intensiven <Begegnung> verschreiben. Auch von der Bewegung des Wuppertaler Propheten und <Zionsvater> ELIAS ELLER (1690-1750) wird berichtet, sie sei <in die bedenklichste Nähe gnostischer Orgiastik geraten> (G. WERNER, 1956). Später soll ein gewisser ABRAHAM MELCHER eine Neuauflage der Adamiten dazu inspiriert haben, <sich zu ihren Gottesdiensten in paradiesischer Nacktheit zu versammeln> (Hofstätter 1986, 214f).

Weil die Gruppentherapie wesentliche Grenzen der alltäglichen Interaktionsordnung und Habitualität unterläuft, kann sie als "Sauna für die Seele" (Eckert 1988c, 7) fungieren, als Platz und Verfahren einer Entspannung und befriedigenden Anspannung ("Action"), einer emotionalen Zufuhr und einer "Abfuhr" von zivilisatorischem (vgl. Eckert 1988c, 5) und biographisch-individuellem "Seelenmüll" (Rattner 1972, 75). Dessen "Entsorgung" besteht nicht nur im "Ausschwitzen" von Gefühlen, sondern auch in einem kathartischen mit "Lossprechungen" verbundenen (Sich-)"Freisprechen" (Rattner 1972, 75) von isolierenden und kränkenden Geheimnissen (vgl. Rattner 1972, 75). Diese werden normalerweise mit moralisch signifikanten und problematischen Gefühlen (z.B. der Schuld und der "Zerknirschung") vorgetragen, die dadurch, daß die Gruppe die Bekenntnisse "aushört" (Rattner 1972, 75) und moralisch gratifiziert, ihre negative "Valenz" verlieren (vgl. Rattner 1972, 75f). Neben "Beichten" dieser Art und anderen verbalisierenden "Selbstentladungen" stehen nonverbale "Ventilierungen", "Abreaktionen" von diffusen Gefühlen (vgl. Dreitzel 1982, 65; Textor 1990, 252f), die nach ihrer Expression therapeutisch zu reflektieren und mit einem Sinn auszustatten sind, der sie subjektiv günstig zu beeinflussen vermag.

4.2.14.3 Sonderspiegelungen und Kompensationen

Die unter den therapeutischen Rahmenbedingungen manifestierten Gefühle unterscheiden sich von den "Gefühlen, die in bloßer Innerlichkeit erlebt werden" (Dreitzel 1982, 63), nicht nur dadurch, daß sie ausgedrückt werden, sondern auch dadurch, daß ihr Ausdruck legitim, "technisch" formiert und mit sozialen "Sonderspiegeln" verbunden ist. Als Institutionen der Emotionenpflege sind Therapiegruppen "marktgängig", weil sie ein Publikum zur Verfügung stellen und dieses auf Toleranz, Akzeptanz, Wohlwollen und Hilfe einstellen, und zwar selbst gegenüber devianten und schwer zu ertragenden Gefühlen. Therapeutische Gruppen erlauben und gratifizieren zudem das gemeinsame "Aufspüren" von Gefühlen (vgl. Hart u.a. 1983, 116) und das Experimentieren mit Gefühlen (vgl. Dreitzel 1981, 193). In einer Gesellschaft, die überwiegend normativ oder faktisch "emotional neutral" und rationalisiert ist (vgl. Ruitenbeek 1974, 142), kompensieren die (ausgegrenzten) Therapien soziale Grenzen und subjektive Impotenzen der Emotionalität sowie das damit verbundene Fehlen eines "Gefühls für das Sinnlich-Abenteuerliche des Lebens" (Dreitzel 1981, 194). Daß Therapien "sensationelle" Emotionen generieren (vgl. Eckert 1988c, 10) und zugleich alltägliche (Problem-)Emotionen transformieren, macht sie zu Hauptorten der heutigen Gefühlskultur und zu höchst erfolgreichen Anbietern auf dem "Identitätsmarkt" (vgl. Grabherr 1986, 50).

4.2.14.3.1 Angstlust

Therapeutische Veranstaltungen etablieren riskante Situationen (vgl. Balint 1972, 21), denen eine Form des Erlebens entsprechen kann, die nach Balint drei Komponenten aufweist: "a) ein gewisser Betrag an bewußter Angst oder doch das Bewußtsein einer wirklichen äußeren Gefahr; b) der Umstand, daß man sich willentlich und absichtlich dieser äußeren Gefahr und der durch sie ausgelösten Furcht aussetzt; c) die Tatsache, daß man in der mehr oder weniger zuversichtlichen Hoffnung, die Furcht werde durchgestanden und beherrscht werden können und die Gefahr werde vorübergehen, darauf vertraut, daß man bald wieder unverletzt zur sicheren Geborgenheit werde zurückkehren dürfen" (Balint 1972, 20). Diese Befindlichkeit (vgl. Balint 1972, 21ff) entsteht im (gruppen-)therapeutischen Kontext aus dem Bewußtsein *symbolischer* Gefahren, denen man sich aussetzt und die man mit dem Recht der Grenzüberschreitung darstellt; denn hier (wie anderswo) gilt im Prinzip: "*Wir* dürfen aggressiv und destruktiv sein; die Umgebung leistet keinen Widerstand, sondern bietet sich sogar selbst als willige Zielscheibe dar" (Balint 1972, 19). Die von den therapeutischen Gefährdungen potentiell hervorgerufene "Angstlust" (Balint 1972, 21f) oder "action" (Goffman 1971b, 164ff), die einen bestimmten Publikumstyp (vgl. Balint 1972, 22) "bis zum Grade leichter Verrücktheit außer sich" geraten läßt (Balint 1972, 20), wird von einem ganzen Komplex von Vorkehrungen geprägt, der absichert und abfedert. Vor allem der Probelaufrahmen, das therapeutische Ethos und der professionelle "Sozialingenieur" begründen die Erwartung, daß man mit heiler (und geheilter) Haut davonkommt und "alles schließlich doch gut enden wird" (Balint 1972, 21). Auf dieser Basis kann "eine besondere Art des moralischen Spiels" (Goffman 1971b, 260) gespielt werden, das einen "starken Charakter" (Goffman 1971b, 260) erfordert und in "Identitätsabenteuern", wie z.B. peinlichen Selbst- und Fremdthematisierungen, erprobt und bildet.

Die therapeutischen "thrills" (Balint 1972, 21) sind andererseits doppelt problematisch. Zum einen drohen Veralltäglichung und Gratifikationsverlust, wenn nicht "*neue* Reize (...) für alte Gefühle" (Eckert 1988c, 10) beschafft werden (können). Zum anderen besteht die Gefahr der emotionalen Überforderung gerade der besonders therapiebedürftigen Gruppenmitglieder (vgl. Balint 1972, 22). Hinsichtlich der Encounter-Gruppen schreibt Hofstätter (vgl. auch Dreitzel 1982, 65):

> Es kann sein, daß gerade die Personen durch sie am ehesten geschädigt, in negativer Weise beeinflußt oder zur vorzeitigen Beendigung ihrer Teilnahme veranlaßt werden - insgesamt 29 Prozent zum Zeitpunkt T2 und sogar 35 Prozent zum Zeitpunkt T3 -, die am meisten auf Hilfe angewiesen sind. Dem entspricht die Beobachtung aus den Growth-Zentren der USA, daß sich die meisten Klienten (80%) entweder vorher oder gleichzeitig einer psychotherapeutischen Behandlung unterzogen haben (M.A. LIEBERMAN, 1976). Auch wenn man von einer <Therapie für Normale> spricht, ähneln diese <Normalen> doch sehr weitgehend einer Population von Psychotherapie-Patienten.
> Die Encounter-Gruppen, so scheint es, bewirken bei mehr als einem Viertel der Teilnehmer eine emotionale Überreizung (<overstimulation>). Auch das liegt in der Tradition der Sekten, die wegen des in ihren Versammlungen auftretenden exaltiert-nervösen Zitterns als <Quaker> und als <Shaker> bezeichnet wurden (Hofstätter 1986, 223).

4.2.14.4 Die Behandlung der Gefühle

4.2.14.4.1 Expression, Reflexion und Lockerung

Die gruppentherapeutische "Freisetzung von Spannungen, innerem Druck und verdrängten Gefühlen" (Textor 1990, 252) ist im Norm- und Normalfall mit einer Interaktion verbunden, die schon dadurch "beruhigend wirkt" (Textor 1990, 252), daß die Mithandelnden die thematisierten Probleme anhören, als normal reflektieren und Verständnis zeigen (vgl. Textor 1990, 252f). Es sind durch Darstellungen und soziale Spiegelungen veränderte *Bedeutungen* (vgl. Frank 1985), die den emotionalen Problemdruck zu reduzieren und eine Dynamik der Selbststabilisierung (Selbstheilung) in Gang zu setzen vermögen (vgl. Rattner 1972, 75f). Gleichzeitig können therapeutische Distanz- und Stabilitätsgewinne durch die Lockerung von sozial überflüssigen oder störenden "Abwehrmechanismen" (vgl. Rattner 1972, 77) und "rigiden Überich-Forderungen" (Rattner 1972, 79) erzielt und verstärkt werden, sei es mittels sinnzentrierter (Aussprechen, Deuten etc.) oder (und) primär körperorientierter Strategien und Techniken. Die therapeutischen "Körperverwirklichungen" (vgl. Dreitzel 1982, 64), die zum Teil alte Weisheitstraditionen fortsetzen, bezwecken durch die Aufhebung oder Reduzierung von Selbstzwängen Steigerungen der Selbstbeherrschung und des Selbstgefühls. Gegenstand der "Behandlung" sind zum einen "automatisierte" (habituelle) Hemmungen, Distanzen, Schamgefühle, Verlegenheiten usw. Dabei soll "sozusagen eine Zelle isolierter psychologischer Privatheit" geöffnet werden (Ruitenbeek 1974, 135). Zum anderen zielt die Therapie auf den Umbau der Selbst-Ideale und des Selbst-Bildes, um Leiden zu vermeiden und Ich-Autonomie zu steigern. So meint Abraham Maslow: "Wenn ich lernen kann, über die Tatsache, daß mein Arsch herunterhängt oder daß mein Bauch zu weit vorsteht, nicht verlegen zu sein, wenn ich diese Furcht wegwerfen kann und wenn ich diese Abwehrhaltung loswerden kann, dann wird mich vielleicht dieser Akt der Befreiung und der Freiheit befähigen, noch eine ganze Menge anderer Abwehrmaßnahmen wegzuwerfen" (Maslow, zit. n. Ruitenbeek 1974, 135).

4.2.14.4.2 Die Überformung der Gefühle

Der Abbau von Distanzen und "Abwehrmechanismen" ist ein therapeutisches Ziel und eine Voraussetzung der "Einbettung" von Gefühlen in die therapeutische Praxis, die den "entbundenen" Emotionen und der immer schon "ungerichtet und objektlos ausgelebten Sinnlichkeit" (Dreitzel 1981, 195) Raum und Form zu geben vermag. Die therapeutische Kultivierung des Gefühls (vgl. Eckert 1988c, 4) setzt Verfahren und Interpretationen ein (vgl. Textor 1990, 253), die Gefühle sowohl strukturieren und als (selbst-)reflexive Tatsachen konstituieren (vgl. Luhmann 1984, 372; Eckert 1988c, 9) als auch ihr "Aufkommen" steigern, (vgl. Luhmann 1984, 372; Elias 1986, 149; Eckert 1988c, 8f) und "sozialisieren" (vgl. Luhmann 1984, 372; Hellerich 1985). Gefühle sind also Voraussetzungen, "Medien", Objekte und Erzeugnisse der Therapie, die durch emotionengestützte Lernprozesse Selbstkontrollen im Dienste sozialer Tauglichkeit und subjektiver "Selbstverwirklichung" bezweckt. Therapieerfolg heißt mithin (im Grunde in der Tradition Freuds), daß der Patient "verläßliche Wege des *Umgangs* mit seinen Emotionen findet (...) Dieses 'richtige' Emotionale und Soziale Lernen bewirkt den Fortschritt in der Therapie, genauer: Er ist identisch mit Therapie" (Mente/Spittler 1980, Bd. 2, 25). Im einzelnen bedeutet dies: die Selbstwahrnehmung, Definition und Selbstakzeptanz von (problematischen) Gefühlen, die Selbstbildung (Strukturierung) und Selbstransformation (z.B. Desensibilisierung) emotionaler Selbstkontrollen sowie die Entwicklung von Kompetenzen expressiver und verbaler Emotionenkommunikation (vgl. Mente/Spittler 1980, Bd. 2, 29ff).

4.2.14.4.3 Die (Selbst-)Kontrolle der Gefühle

Das Fühlen, Beobachten, Ausdrücken, Mitteilen und Verstehen von Gefühlen ist an Habitus gebunden, die die Therapien teilweise voraussetzen und teilweise erzeugen oder prägen. Vopel und Kirsten formulieren in dieser Hinsicht die folgenden Therapieziele:

a) Selbstwahrnehmung, Selbstbeobachtung und Selbsteinschätzung: Gefühle sollen ins Zentrum der Selbstaufmerksamkeit gerückt, "geweckt" und identifiziert werden (vgl. Vopel/Kirsten 1980, 81, 89). Der Klient wird angehalten, seine Gefühle und deren Ausdruck zu beobachten und zu beurteilen (vgl. Vopel/Kirsten 1980, 110f). Die dazu notwendigen Definitionsmittel erhält er in der Therapie.

b) Sensibilisierung für Darstellungszwänge und Verstehensprobleme: Die Klienten sollen lernen, daß das erwünschte Verstehen von B kontrollierte und beobachterorientierte Selbstdarstellungen von A erfordert. Vopel und Kirsten: "Die stillschweigende Annahme, meine Kommunikationspartner müßten ohne weiteres meine Gefühle, Wünsche und Bedürfnisse erkennen, ist eine der illusionärsten und verderblichsten Hypothesen über zwischenmenschliche Beziehungen" (Vopel/Kirsten 1980, 88).

c) Selbstexpression und Selbstbeschreibung: Aus b) folgt das Lernziel, "Kontakt zu den eigenen Gefühlen zu finden und diese nach spezifischen Prinzipien anderen mitzuteilen" (Vopel/Kirsten 1980, 80). Dies erfordert sprachliche Kategorien, Formulierungsmuster, wie Vergleiche und Metaphern, und Verhaltenstechniken, die im therapeutischen Sozialisationsprozeß zu vermitteln sind (vgl. Vopel/Kirsten 1980, 90). Die Gefühlswelt soll durch die therapeutische "Diskursivierung" sowohl reflektiert (vgl. Hahn 1987c) als auch kommunikabilisiert werden. So gilt es unter anderem zu lernen, "nonverbal Gefühle auszudrücken, z.B. durch die Intensität, mit der wir sprechen, durch den Klang unserer Stimme usw." (Vopel/Kirsten 1980, 82).

d) Empathie und Deutung: Die therapeutische Programmierung kommunikativ-präsentativer Kompetenzen ist mit dem Ziel einer psychologischen Sensibilisierung gegenüber eigenen und fremden Binnenzuständen gekoppelt. Im Bezugsrahmen des internalisierten Deutungsmusters wird dabei zum einen auf Introspektion und zum anderen auf die Fähigkeit Wert gelegt, Ausdruckselemente und Mitteilungen (psychologisch) zu deuten (vgl. Vopel/Kirsten 1980, 81, 85).

e) Selbstzuständigkeit und Selbstverantwortlichkeit: Dem Klienten soll die Einstellung vermittelt werden, für sich selbst zuständig und verantwortlich zu sein (vgl. Vopel/Kirsten 1980, 133). Das bedeutet z.B., davon zu überzeugen, daß er "unangenehme Gefühle nur dann loswerden kann, wenn er sich aktiv mit ihnen auseinandersetzt" (Vopel/Kirsten 1980, 133).

f) Ehrlichkeit und Spontaneität: Im Umgang mit sich und anderen gelten die Maximen, (seine) Gefühle zu erkennen und zu bekennen und als "Autor" seiner Gefühle aufzutreten (vgl. Vopel/Kirsten 1980, 90), und zwar deutlich und ohne unnötige Verzögerungen (vgl. Vopel/Kirsten 1980, 101). Das "technische" Neutralitätsprinzip der Psychoanalyse modulierend, soll vermieden werden, "eigene und fremde Gefühle als angemessen oder unangemessen zu beurteilen" (Vopel/Kirsten 1980, 133) oder zu manipulieren (vgl. Vopel/Kirsten 1980, 133f, 87).

g) Selbstbeherrschung: Die therapeutische Erhebung der Gefühle zum Maßstab der Selbst- und Weltbeurteilung impliziert, soziale "Zwanglosigkeit" und "Selbstzwanglosigkeit" zu postulieren. Gleichzeitig soll eine Perfektion der Selbstkontrolle im Dienst der (emotionalen) Selbstverwirklichung im Dienst der (emotionalen) Selbstverwirklichung erreicht werden (vgl. Vopel/Kirsten 1980, 133). Letzterem entsprechen unter anderem folgende "Rezepte": (Selbst-)Erkenntnis und Akzeptanz des Soseins von Gefühlen, Verzicht auf (Dis-)Simulationen ("maskierte" Expressivität) und Herstellung eines "Gleichgewichts zwischen Spontaneität und Kontrolle" (vgl. Vopel/Kirsten 1980, 134).

4.2.14.5 Das Gruppenklima

Die psychologische "'Gefühlskultur'" (Luhmann 1984, 372; vgl. Eckert 1982, 265f; 1986, 8ff) wird unter den verdichtenden Bedingungen des therapeutischen Interaktionsrahmens durch die jeweiligen interpersonalen Beziehungen spezifiziert und u.U. gefährdet (vgl. Vopel/Kirsten 1980, 180). Vopel und Kirsten gehen von einer "Infektion der Gefühle" aus, die in einem erwünschten wie in einem unerwünschten Sinn (z.B. als "Angst vor emotionaler Ansteckung") wirksam werden kann:

> Was ein Individuum in einer Gruppe tut, wirkt sich auf die anderen Teilnehmer aus, seine Gefühle wirken auf die der anderen ansteckend, und die Bedürfnisse oder die Äußerung dieser Bedürfnisse rufen emotionale Reaktionen bei anderen hervor. Es besteht also eine dauernde Wechselwirkung zwischen den emotionalen Erfahrungen der einzelnen Teilnehmer" (Vopel/Kirsten 1980, 180).*

In der therapeutischen Gruppe soll und kann sich eine Art familiale "Atmosphäre" entwickeln, ein "Klima" der Empathie, der Schätzung des "ganzen Menschen" und der Freundschaft. Konzepte wie "Emotionale Wärme", "Echtheit" und "Mitfühlendes Verstehen" (Mente/Spittler 1980, Bd. 1, 51ff; vgl. Dreitzel 1982, 52) stehen für diese "Stimmungs-" und "Seinsordnung" (Gurvitch"), die ihre Attraktivität ihrer Gegensätzlichkeit zur Umwelt verdankt. "Denn in dem gleichen Prozeß, in dem die Subjektivität als Spezialisierungsfolge institutionalisiert wurde,

---

* Ähnlich sieht Grabherr (1986, 52) im Gruppenklima eine "emergente Leistung systemisch wirkender Gefühlsaustauschprozesse".

haben sich mit der Ausbildung der modernen Wirtschaft, des Staates, der überlokalen Kommunikation immer mehr Handlungsketten spezialisiert" (Eckert 1986, 15), deren "objektive Intransigenz" (Eckert 1986, 16), Anonymität und sinnliche Unfaßbarkeit als Entfremdungen erlebte Grenzen der "Selbstverwirklichung" und "Selbstvergewisserung über Kreativität" darstellen (Eckert 1986, 15). Die Therapiegruppe kann diese Grenzen über das Maß anderer Intimgruppen hinaus aufheben und dank ihres Rahmens zugleich die Zwänge ersparen, mit denen Gruppen wie die Familie ihre Funktionen verknüpfen. So ist eine familienanaloge "Wärme" in Verbindung mit einer kollektiven Umkehrung des "Realitätsprinzips" in ein "regressives" Wunsch- und Spielprinzip möglich, das Hofstätter hinsichtlich der "Selbstfindungsgruppen" folgendermaßen beschreibt:

> Die Regression ermöglicht eine Distanzierung von den Konflikten und Sorgen sowie von der Verantwortung in der Alltagssituation der Teilnehmer: wie Kinder dürfen sie sich ganz auf das 'Hier und Jetzt' der Gruppe beschränken. Sie dürfen und sollen einander - wie Kinder - sagen, was ihnen einfällt und aneinander auffällt, und sie können einen Gutteil ihrer emotionalen Einstellungen auf den Trainer oder auf andere Teilnehmer übertragen.
> Um es kurz zu sagen: Selbstfindungsgruppen haben hypnoseartige Wirkungen! Sie schaffen eine Situation, in der Stimmungen und bloße Vorstellungen die realen Gegebenheiten ersetzen. Darin ähneln sie den Tagträumen, die sich zu illusionären Wunscherfüllungen ausspinnen lassen, wobei sich allerdings auch in symbolischer Form Gefahren und Hindernisse andeuten können. Das Wir-Erlebnis der Gruppenmitglieder und das durch den Trainer repräsentierte Elternbild verbürgen sozusagen die Wirklichkeit der Phantasiewelt (Hofstätter 1986, 226f).

4.2.14.6 Die funktionale Ambivalenz der Gefühle

Therapeutische Gruppen bringen Stimmungen und Gefühle hervor oder zum Vorschein, die wie "Wärme", Achtung, Mitleid, Erleichterung, Dank und Freundschaft (vgl. Neidhardt 1979, 653) als "Steuerungsmedien" (Neidhardt 1979, 650) fungieren, Bedürfnisse befriedigen und Mitgliedschaftsmotive darstellen (vgl. Grabherr 1986, 50). Andererseits steigern die gruppentherapeutischen Interaktionsbedingungen das "natürliche" Emotionschaos (vgl. Grabherr 1986, 53f) und die Wahrscheinlichkeit von Irritationen, "Valenzen" und Dynamiken, die die Gruppe, das Interaktionssystem oder (und) das psychische System diesseits und jenseits des Therapierahmens überfordern (vgl. Elias

1972, 31; Grabherr 1986, 47ff). Darüber hinaus sind therapeutische Gruppen und therapierte Individuen mit dem problemerzeugenden Problem belastet, die Echtheit von Gefühlen zu kommunizieren. Denn:

> Wer sagen kann, was er leidet, findet sich schon nicht mehr ganz in der Situation, die er ausdrücken möchte. So entstehen Sonderprobleme der Inkommunikabilität -nicht der Gefühle schlechthin, aber der Echtheit von Gefühlen-, die soziale Systeme betreffen, aber auch psychisch belastend wirken mögen (Luhmann 1984, 372).

Je (heilungs-)wichtiger Authentizität erscheint, desto drängender wird die Frage ihrer Validierung. Diese dürfte in der Therapiegruppe zum einen zu Dynamisierungen und Eskalationen des (Selbst-)Zweifels und des (Pathologie-)Verdachts führen. Zum anderen ist zu erwarten, daß die Verschärfung von Authentizitäts- und Authentisierungsproblemen den Stellenwert des Körpers als "Organ der Wahrheit" (Hahn 1988e) und als Schlüssel der Selbst- und Fremderkenntnis erhöht (vgl. Eckert 1986, 26).

4.2.15 Wissen

Jede Psychotherapie erfordert, "verwaltet", erzeugt und transformiert Wissenstypen, die mit Moral- und Machtverhältnissen verbunden sind und korrelativ zum Prozeß der Selbst-Transformation relevant werden.

4.2.15.1 Ehrlichkeit und Authentizität

Ehrlichkeit ist die zentrale wissenerzeugende und -verbürgende Maxime des Patienten, von dem (auch) in der Gruppentherapie gefordert wird, alles Identitätsrelevante zu sagen und zu meinen, was er sagt (vgl. Habermas 1981, Bd. 1, 139). Im Gegensatz zum Therapeuten, der seiner Rolle entsprechend eine gewisse (Informations-)Distanz wahrt, soll der Patient (im Prinzip so wie in der Psychoanalyse) die Subjektivität der Informationskontrolle und damit der Wahrung von Autonomie und zeremoniellen Grenzen (vgl. Goffman 1971b) aufgeben, und zwar gegenüber seinesgleichen und gegenüber einem Experten, der sich als Enthüllungs- und Verstehenskünstler versteht. Diese Entprivatisierung, Entidealisierung und Entmystifizierung des Selbst (vgl. Simmel 1908, 349; Goffman 1971b, 64ff) setzt Garantien sozialer Konzequenzenlosigkeit und Achtung voraus.

Nur so sind die rituellen (Selbst-)Antastungen, Schamlosigkeiten und (Selbst-)Entweihungen (vgl. Goffman 1971b, 94ff; 1977, 56; Hahn 1977; Sennett 1985, 168) zu verkraften, die sich aus dem Ehrlichkeitsgebot zwangsläufig ergeben. Die entlastenden Vorzeichen der therapeutischen Interaktion bedeuten aber keineswegs eine totale Zwanglosigkeit, sondern vielmehr Bedingungen der Möglichkeit spezifischer "Ich-Leistungen". Ehrlichkeit ist auch im relativ "repressionsfreien Reservat" der Therapie mit vielfältigen Selbstbeherrschungs- und Selbstdarstellungszwängen verbunden. Um seine Binnenzustände anderen verständlich und akzeptabel zu machen, muß sich der Patient "erkennen", beschreiben und kontrolliert bis virtuos kommunizieren.

Diese Fähigkeiten (bzw. die Fähigkeit, sich diese Fähigkeiten anzueignen) werden ebenso jenseits des therapeutischen Rahmens erworben (vgl. Hahn 1985a, 222) wie die Orientierung an der "Authentizität" des Selbst (vgl. Habermas 1981, Bd. 1, 139), das in seiner zu therapierenden Verfassung als "entfremdet", von "Rollen" und "Masken" verstellt (vgl. Berger et al. 1975, 80f) oder "uneigentlich" gilt (vgl. Trilling 1983, 132ff; Foucault 1973, 550). Luhmann sieht in dieser Deutung und in der entsprechenden Beziehungsform ein Nachfolgemodell der Liebe und meint:

> Der Einfluß der Therapeuten auf die Moral (und der Moral auf die Therapeuten) ist schwer abzuschätzen, sicher aber zu fürchten. Er setzt die labile Gesundheit, die heilungsbedürftige Verfassung des Einzelnen an die Stelle der Liebe und entwickelt für Liebe dann nur noch die Vorstellung einer wechselseitigen Dauertherapierung auf der Basis einer unaufrichtigen Verständigung über Aufrichtigkeit (Luhmann 1982, 211).

4.2.15.2 Geheimnisse

Die Therapie, die die Patienten verpflichtet, die "Wahrheit über ihr Leben auszusagen" (Rattner 1972, 75), kann entlasten und vielleicht die "pathologische Funktion des 'Geheimnissehabens'" (Rattner 1972, 75) außer Kraft setzen. "Man heilt sich, indem man sich der Gruppe eröffnet" (Rattner 1972, 75). Diese Preisgabe des "geistigen Privateigentums", die jenseits des therapeutischen Rahmens als "Vergewaltigung des Ich" (Simmel 1908, 350) empfunden würde, verschafft neben der Befreiung von Geheimnissen (vgl. Goffman 1969, 129), die real oder vermeintlich stigmatisierende Informationen beinhalten (vgl. Goffman 1969, 129; 1971b), eine neue moralische Qualität, die aus der Selbstüberwindung und der Selbstabstoßung des Bekenntnisses erwächst.

Die Bekenntnisse des Patienten verwandeln seine persönlichen Geheimnisse in "anvertraute Geheimnisse" (Goffman 1969, 131) und seine Adressaten in Geheimnisträger, deren Gruppenmitgliedschaft prinzipiell an die Wahrung der anvertrauten Geheimnisse gebunden ist. Die kommunikative Verpflichtungsstruktur der Patienten (Schweigepflicht nach außen, Redepflicht nach innen) weicht insofern von der des Therapeuten ab, als dieser nach außen *professionell* schweigepflichtig ist und im therapeutischen Rahmen "technisch" schweigen darf (vgl. Goffman 1969, 131). Für die Selbstenthüllung (und damit für die Selbstveränderung) der Patienten ist die Erwartung entscheidend, daß die preisgegebenen Geheimnisse geheimgehalten werden. In dieser Verknüpfung von Bekenntnis und Geheimnis, das die Gruppentherapie, wie erwähnt, nur bedingt gewährleisten kann, sieht Alois Hahn ein fundamentales Funktionsprinzip von Institutionen der Selbstthematisierung:

> Immer da, wo Freiwilligkeit der Selbstoffenbarung angestrebt wird, finden sich Kombinationen von Bekenntnis und Geheimnis. Die Beichte, aber auch die Psychoanalyse, sind als verhüllte Enthüllungen die Synthesis zwischen Selbstentblößung und Selbstverdeckung (Hahn 1982, 427).

Indem sich die Patienten einer Gruppentherapie ihre Geheimnisse (gegenseitig) anvertrauen, werden sie von einer Ansammlung "verschlossener Systeme" (Elias 1972) zu einem verschlossenen sozialen System, das als solches zwar typischerweise nicht geheim ist (vgl. Simmel 1908, 289), das aber durch seine Geheimnisse Grenzen zieht. Goffman beschreibt die Geheimnisklasse, um die es hier geht:

> Das sind die Geheimnisse, die den, der sie besitzt, als Mitglied einer Gruppe charakterisiert und die es der Gruppe ermöglichen, sich als anders und getrennt von denen zu fühlen, die »nicht Bescheid wissen«. Die Gruppengeheimnisse geben einem subjektiv empfundenen sozialen Abstand objektiven geistigen Gehalt. Fast alle Informationen in einer gesellschaftlichen Institution besitzen zu einem gewissen Grade diese ausschließende Funktion und können als etwas betrachtet werden, das irgend jemand anderen »nichts angeht« (Goffman 1969, 130).

Als Geheimnisgemeinschaft stellt die therapeutische Gruppe eine Art "back stage" (Goffman 1969) dar, die die ehrliche Thematisierung aller Lebensaspekte ebenso ermöglicht wie "regressive" oder experimentelle "Falsifikationen" alltäglicher

Selbstdarstellungen (vgl. Eckert 1983a, 145; Hahn 1972, 425). Das Dasein in der therapeutischen Gruppe bedeutet also in gewisser Weise "Urlaub" vom Streß des "impression managements" (Goffman 1969; vgl. Eckert 1986, 21). Andererseits geht hier der (Selbst-)Schutz durch die "Interaktionsordnung" des Alltags und die mit ihr verbundene subjektive "Informationspolitik" weitgehend verloren. So wird ein (selbst-)schonungsloser "Blick" auf die eigene Existenz abverlangt, die im Rahmen der "taktlosen" Gruppe von außen zu betrachten, radikal zu "hinterfragen" und im Sinne des therapeutischen (Gegen-)Weltbildes zu reflektieren ist. Dies impliziert die Verletzung diverser Privatheits- und Intimitätsgrenzen, die jenseits des therapeutischen Rahmens existieren. Die therapeutischen Gewinne sind zugleich mit einem spezifischen Verlust von Individualität verbunden; denn das "Geheimnis gibt der Persönlichkeit eine Ausnahmestellung, es wirkt als ein rein sozial bestimmter Reiz, prinzipiell unabhängig von dem Inhalt, den es hütet, aber natürlich in dem Maße steigend, in dem das ausschließend besessene Geheimnis bedeutsam und umfassend ist" (Simmel 1908, 360). Mit der Preisgabe seiner Geheimnisse gibt das Gruppenmitglied eine isolierende und distinguierende Grenze seines Ichs innerhalb von Geheimnisgrenzen auf, die die Beziehungen der Gruppenmitglieder bestimmen und "sekundäre Identitätsgewinne" abwerfen. Denn:

> Solange das Sein, Tun und Haben eines Einzelnen als Geheimnis besteht, ist dessen allgemeine soziologische Bedeutung: Isolierung, Gegensatz, egoistische Individualisation. Hier ist der soziologische Sinn des Geheimnisses ein äußerer: als Verhältnis dessen, der das Geheimnis besitzt, zu dem, der es nicht besitzt. Sobald aber eine Gruppe als solche das Geheimnis als ihre Existenzform ergreift, wird dessen soziologischer Sinn ein innerer: es bestimmt nun die Wechselbeziehungen derer, die das Geheimnis gemeinsam besitzen (Simmel 1908, 372f).

4.2.15.3 Bekenntnis und Erkenntnis

Das therapeutische Transparentmachen des Selbst liegt in der Logik einer "Entwicklung, die begann mit der freiwilligen Selbstenthüllung des einzelnen vor dem zur Geheimhaltung verpflichteten Priester, der seinerseits den allwissenden Gott vertrat: Gläsern soll der Mensch in der Beichte für den Beichtvater werden, wie er es vor Gott ohnehin war" (Hahn 1982, 428). In der Gruppentherapie soll man für den Therapeuten, die Gruppe und sich selbst "gläsern" werden und durch ein mit anderen Praktiken verbundenes Bekennen (vgl. Hahn 1982, 427f), das

Selbstnihilierungen und Selbsterzeugungen (vgl. Goffman 1977, 557ff) impliziert, sein eigentliches Selbst "finden" oder (und) generieren. Die Überzeugung von der Heilsnotwendigkeit ehrlicher und authentischer Bekenntnisse, Motive und Gefühle dürfte dabei ähnlich wie in der Beichte und in der Psychoanalyse dazu führen, daß "Angst als Steuerungsimpuls einsetzbar" wird (Hahn 1982, 411), daß sie Selbstkontrollen und Selbsterforschungen motiviert und die Folgebereitschaft und Lenkbarkeit steigert.

Die therapeutische Gruppe zeichnet sich im Vergleich mit der Individualtherapie dadurch aus, daß Patienten unter der Kontrolle des Therapeuten voreinander bekennen und gegenüber dem jeweiligen Bekenner als wohlwollende Kontrolleure und Helfer auftreten (vgl. Popitz 1987; Sennett 1985). Dabei spielt neben Toleranzen und Achtungserweisen der reziproke und reziprozitätsverdankte Erfahrungsaustausch eine Hauptrolle (vgl. Rattner 1972, 77). So kommt es typischerweise zu dem Schlüsselerlebnis der Normalität und Ähnlichkeit des Elends hinter den "Fassaden" (vgl. Goffman 1969, 23, 129). Deren Aufhebung vermag individuelle und individualisierende Selbststigmatisierungen, Schamängste und Distanzen zu reduzieren:

> Viele Patienten beginnen die Behandlung mit dem Gefühl, sie seien in ihrem Elend einzigartig, nur sie allein hätten bestimmte erschreckende oder ungehörige Probleme, Gedanken, Impulse und Phantasien.
>
> (...)
>
> In der Therapiegruppe, besonders in den Anfangsstadien, bringt die Entkräftung ihrer Gefühle der Einzigartigkeit große Erleichterung.
>
> (...)
>
> Ein Beispiel macht dies anschaulich: Seit vielen Jahren bitte ich Mitglieder von T-Gruppen, bei einer bestimmten Aufgabe mitzuwirken. Die Gruppenmitglieder werden aufgefordert, anonym auf einen Zettel ihr größtes Geheimnis zu schreiben - das Geheimnis, das sie am allerwenigsten geneigt wären, mit der Gruppe zu teilen.
>
> (...)
>
> Was ich besonders herausheben möchte, bezieht sich auf den Inhalt dieser Geheimnisse. Sie erweisen sich als erstaunlich ähnlich, wobei ein paar Hauptthemen vorherrschen. Das wohl am häufigsten anzutreffende Geheimnis ist die tiefe Überzeugung, fundamental unzulänglich zu sein - das Gefühl, daß andere, wenn sie den Betreffenden wirklich sehen könnten, seine Inkompetenz, seine intellektuelle Hochstapelei erkennen würden. An zweiter Stelle steht das tiefe Gefühl interpersonaler Entfremdung (Yalom 1974, 26f).

Wie Yalom sieht Frank in den Blicken "hinter die Kulissen" und in den damit verbundenen Erfahrungen der eigenen Normalität und der Universalität des Elends eine "mächtige therapeutische Komponente" (Frank 1985, 380). "So gut wie alle Mitglieder von Therapiegruppen, auch die nach außen hin sehr erfolgreichen, pflegen anzugeben, einer der größten Vorteile der Gruppenerfahrung sei, daß man von den anderen aus deren eigenem Munde höre, sie hätten ähnliche Probleme oder Schwächen" (Frank 1985, 380f). Diese Erfahrung ermutigt mit dem Selbst zugleich den weiteren gruppeninternen "Fassadenabbau". Darüber hinaus fördert sie die Vergemeinschaftung und damit die Bereitschaft, Risiken einzugehen und Kosten zu tragen (vgl. Frank 1985, 395; Yalom 1974, 26f, 259; Luhmann 1978, 48).

4.2.15.4 Das Bekenntnis als Medium und Leistung

Die Zwänge des Alltagslebens aufhebend oder reduzierend, ermöglicht der (gruppen-)therapeutische Rahmen nicht nur spezifisch therapeutische Selbstenthüllungen, sondern auch Befriedigungen jener "triebhaften Mitteilungsbedürfnisse" (Gehlen 1957, 59), die Gehlen (vor Lasch (1980), Trilling (vgl. 1983) und Sennett (vgl. 1983)) als Charakteristikum des modernen Menschen beschrieben hat. Dessen "Bekenntnislust" (vgl. auch Simmel 1908, 361f; Hahn 1982, 430; Eckert 1982; 1986) findet in der Gruppentherapie geradezu optimale Entfaltungsbedingungen (vgl. Yalom 1974, 83). So ist es kein Zufall, daß Sennett, wenn er von einem gesellschaftlichen "Bekenntnismarkt" spricht, vor allem an (Quasi-)Gruppentherapien denkt:

> Die Vorstellung, menschliche Interaktion sei eine Art von Kartenspiel, bei dem die Spieler Stich um Stich die Karten ihrer Identität ausspielen, ist in unserer Kultur weit verbreitet. Sie zeigt sich in Encounter-Gruppen, T-Gruppen und dergleichen. Sie ist bereits eine der wichtigsten Interaktionsformen, in denen Verheiratete kurzfristige außereheliche Affairen erleben, die mit der klassischen Beschwerde eröffnet werden "Meine Frau (mein Mann) versteht mich nicht...". Der Bekenntnis-Markt hat seine eigene Logik in einer Gesellschaft, die von der Angst beherrscht wird, man habe kein eigenes Selbst, solange man nicht einem anderen davon erzählt (Sennett 1983, 142f).

Sennett zufolge fungieren Bekenntnisse, einer Reziprozitätsnorm und einer Steigerungslogik gehorchend, als "Medien" der Selbsterzeugung, Selbstvergewisserung und Vergemeinschaftung. "Man interagiert mit anderen in dem Maße, wie man ihnen von sich erzählt; je intimer man wird, desto mehr Geständnisse hat man abgelegt" (Sennett 1983, 142). Es liegt auf der Hand, daß diese Form der Intimisierung kontextspezifisch limitiert und mehr oder weniger anomisch ist, d.h. von situativen Gstaltungsleistungen und damit von den agierenden Persönlichkeiten abhängt (vgl. Mente/Spittler 1980, Bd. 1, 63ff; Yalom 1974, 103f, 350ff).

Im (gruppen-)therapeutischen Rahmen kann es relativ leicht zu "Spiralen" der Selbstoffenbarung kommen. Deren Steuerung und Gestaltung als "Bekenntnisspiel" setzt umso mehr Subjektivität, Ich-Leistung und persönliches Vertrauen voraus, je anomischer die Interaktion ist oder wird. In jedem Fall muß man die Erwartung generalisieren, daß der andere seine Freiheit, das Potential seiner Handlungsmöglichkeiten, in den Dienst des Rahmens und der Gruppe stellt und "im Sinne seiner Persönlichkeit handhaben wird - oder genauer, im Sinne der Persönlichkeit, die er als die seine dargestellt und sozial sichtbar gemacht hat" (Luhmann 1973, 40f). Die therapeutische Bekenntnisspirale impliziert insofern eine fortschreitende und sich zunehmend verstärkende Selbstfestlegung und Selbstverpflichtung der Gruppenmitglieder.

4.2.15.5 Wissen und Nichtwissen

Therapeutische "Systemgeschichten" beginnen normalerweise unter der Voraussetzung der wechselseitigen Fremdheit der Akteure. Dies ist einerseits mit Orientierungsschwierigkeiten, Darstellungslasten, Enttäuschungen, Ängsten und anderen Problemen verbunden. Andererseits kann die anfängliche Anonymität entlasten und die Unvoreingenommenheit, die Ehrlichkeit, den "Optimismus" und die Experimentierbereitschaft der Gruppenmitglieder steigern. Auch die dem *Intermittieren* des Interaktionssystems (vgl. Luhmann 1972) verdankte "Entfremdung" erfüllt Funktionen, dient der Regenerierung von Gefühlen und Themen, der Stabilisierung von "Konsensfiktionen" und Mystifikationen sowie der Verzögerung von Gratifikationsverschleiß; denn alle "Verhältnisse intimen Charakters, deren formaler Träger die körperlich-seelische Nähe ist, verlieren den Reiz, ja, den Inhalt ihrer Intimität, sobald das Nahverhältnis nicht, gleichzeitig und alternierend, auch Distanz und Pausen einschließt" (Simmel 1908, 345). Pausen und Distanzen (vor allem die Anonymität jenseits des Interaktionsrahmens) ermöglichen und stützen zudem den gleichsam sakralen Charakter der Gruppeninteraktion. Deren innere Form und Episodenhaftigkeit entspricht einem Menschentyp, der sich durch Beweglichkeit auszeichnet und "Hinterbühnen" als außeralltägliche, aber alltagsbezogene

"Stationen des Subjektivitäts- und Identitätsservices" braucht und gebraucht.

Auch bei anfänglicher Fremdheit und intermittierendem Wiederfremdwerden der Interakteure ist es kaum vermeidlich, daß relevante Bekenntnisse knapp werden. Wenn die intimitäts- und identitätsschöpfende Bekenntnisdynamik zur Erschöpfung des Bekenntnisvorrats führt, "findet auch die Beziehung allzuoft ein Ende; es gibt nichts mehr zu sagen; jeder glaubt zu wissen, woran er beim anderen ist" (Sennett 1983, 142). Mit der Verausgabung der Bekenntnisse gehen (Selbst-)Themen und die "gegenseitige Verborgenheit" (Simmel 1908, 345) verloren, die der "Produktivkraft" der Phantasie und damit der Illusionierung, der Mystifikation, der Hoffnung usw. Raum läßt. Verhältnisse wie die der Gruppentherapie tendieren in diesem Sinne zu einer folgenreichen Überintimisierung. D.h. unter anderem:

> Was wir bis auf den letzten Grund deutlich durchschauen, zeigt uns eben damit die Grenze seines Reizes, und verbietet der Phantasie, ihre Möglichkeiten darein zu weben, für deren Verlust keine Wirklichkeit uns entschädigen kann, weil jenes eben Selbsttätigkeit ist, die durch kein Empfangen und Genießen auf die Dauer ersetzt werden kann.
>
> (...)
>
> Die bloße Tatsache des absoluten Kennens, des psychologischen Ausgeschöpfthabens ernüchtert uns auch ohne vorhergehenden Rausch, lähmt die Lebendigkeit der Beziehungen und läßt ihre Fortsetzung als etwas eigentlich Zweckloses erscheinen. Dies ist die Gefahr der restlosen und in einem mehr als äußeren Sinne schamlosen Hingabe, zu der die unbeschränkten Möglichkeiten intimer Beziehungen verführen, ja, die leicht als eine Art Pflicht empfunden werden - namentlich da, wo keine absolute Sicherheit des eigenen Gefühles besteht, und die Besorgnis, dem Andern nicht genug zu geben, dazu verleitet, ihm zuviel zu geben (Simmel 1908, 356f).

In der Therapiegruppe sind darüber hinaus *psychisch* problematische Wissensüberschüsse (Fremdheitsknappheiten) zu erwarten, und zwar zum einen in bezug auf die leicht verletzliche "ideelle Sphäre" des Ichs, "die Distanz, deren Überschreitung durch eine fremde Persönlichkeit die Ehre kränkt" (Simmel 1908, 349). Zum anderen gefährden die systematisch erfahrungsträchtigen Enthüllungen und Spiegelungen der Therapie jene individuelle Proportion von Wahrheit und Irrtum, derer wir Simmel zufolge "als Basis unseres Lebens bedürfen" (Simmel 1908, 356; vgl. auch Hahn 1983).

> In dieser psychologischen Hinsicht ist der Irrtum der Wahrheit koordiniert: die Zweckmäßigkeit des äußeren wie des inneren Lebens sorgt dafür, daß wir von dem einen wie von dem andren gerade das haben, was die Basis des für uns erforderlichen Verhaltens bildet - natürlich nur im Großen und Ganzen und mit einer weiten Latitüde für Schwankungen und mangelhafte Adaptationen (Simmel 1908, 340).

4.2.16 Achtungsbedürfnisse und Autoritäten

In der therapeutischen Gruppe werden Achtungsbedürfnisse wirksam, die autoritative Macht verschaffen. "Autoritative Macht übt aus, wer die Anerkennungsfixiertheit anderer bewußt zur Steuerung ihrer Einstellung und ihres Verhaltens ausnutzt" (Popitz 1987, 634).

4.2.16.1 Die autoritative Macht des Therapeuten

Psychotherapeuten sind autoritative Machthaber, die durch Achtungsabhängigkeiten, Achtungserweise und Achtungsentzüge steuern und beeinflussen (vgl. Popitz 1987, 633). Die Autorität des Therapeuten, die aus vielen Quellen kommt und Stabilität gewinnt, kann sich bis zur Wunschprojektion des allmächtigen Führers steigern. Die Identifikation des Patienten mit dem Therapeuten hat wesentliche psychische Funktionen und Konsequenzen, die die Gruppe sichert und steigert:

> Der Überlegene ist groß und mächtig, und ich partizipiere daran; indem ich mich füge, stelle ich sowohl die Gewalt des Führers als auch meine Teilhabe an dieser außer Frage. Noch sicherer darf ich dieser meiner Geborgenheit in der Macht des Führers dann sein, wenn die übrigen Angehörigen meiner Gruppe konform gehen oder wenn ich mir zumindest einbilden kann, daß dies der Fall sei (<Unifikation>) (Hofstätter 1986, 169).

Dieser Identifikationsmechanismus, der schon vor dem Beginn der Behandlung in Gang kommen kann, wird zum einen durch die rahmenspezifischen Mystifikationsfaktoren gestützt und angeregt, z.B. durch die eigentümlichen Relationen von Distanz und Sichtbarkeit (vgl. Hofstätter 1986, 196). Zum anderen wächst die Achtung und die Anerkennungsfixierung des Patienten durch die relative Passivität des Therapeuten, in der man mit Sennett ein Grundprinzip der Steigerung autoritativer Macht erkennen kann:

> Dieses Wechselspiel zwischen dem Streben des einen nach Anerkennung und der Teilnahmslosigkeit des anderen zurrt den Knoten fester. Der Überlegene behält die Kontrolle über den Mechanismus der Anerkennung; eine Trennung würde den anderen die ersehnte Anerkennung kosten (Sennett 1985, 127).

Die moralischen Asymmetrien der therapeutischen Beziehung ermöglichen eine "stillschweigende Kontrolle" seitens des Therapeuten (Sennett 1985, 115f) und erlauben zugleich (und dadurch) eine begrenzte Aufhebung der Selbstkontrolle und Unterordnung der Patienten, ohne die Autorität des Therapeuten zu schmälern oder zu gefährden. Im Gegenteil! Indem er sich als Zielscheibe des "Abwehrens", "Ausagierens" und "Abreagierens" zur Verfügung stellt, beweist der Therapeut Überlegenheit und verhindert (kontroll-)"technisch" störende Ressentiments und Distanzierungen; "ähnlich wie die Eingeborenen auf Neuguinea ihr Stammesoberhaupt in regelmäßigen Abständen rituell bedrohen; und nachdem sie ihren »Chef« beleidigt und verleugnet haben, nachdem sie ihre Wut an ihm ausgelassen haben, bleiben sie seine Untertanen" (Sennett 1985, 160).

4.2.16.2 Die Autorität der Gruppe

Neben dem Therapeuten, der in gewissem Sinne über der Gruppe steht, stellt die "Gruppe als Ganzes" (vgl. Popitz 1987, 638; Claessens 1977) eine Autorität dar. Im Rahmen dieser "Gruppenautorität" ist "die soziale Kontrolle allgegenwärtig. (...) Es gibt keinen Kontrollschatten. Die Kontrolle, das Auge des kleinen Großen Bruders ist überall" (Popitz 1987, 638), und es "blickt" auf Menschen, die die "gütige" Autorität der Gruppe suchen, weil diese alltäglich entbehrte Anerkennungen und einen Ausgleich der strukturellen "Unmenschlichkeit der Menschen" (Gehlen 1957, 74) verspricht. Als Instanz der Achtungszuteilung und -entziehung bewirkt und agiert die Gruppe im Zusammenspiel mit den moralischen Valenzen und Interventionen des Therapeuten.

Die moralischen Gefälle, die zwischen der Gruppe und ihrer sozialen Alltagsumwelt einerseits und zwischen der Gruppe und ihren Mitgliedern andererseits bestehen, bilden die Grundlage der "Behandlung" von identitätszentralen und heute offenbar sehr verbreiteten Selbstachtungsproblemen. Die Gruppe schätzt das einzelne Mitglied typischerweise höher ein als es sich selbst (vgl. Yalom 1974, 68), und sie kommuniziert ihm dies. Von den sozialen Rollen (Status) absehend, honoriert sie zugleich das "bloß Menschliche" und steigert irritierenderweise gerade das "Ansehen" dessen, der "destruktive Informationen" über sich offenbart. Der Patient wird aufgrund dieser "kontraintuitiven" Achtungserweise angeregt, seine negative Selbsteinschätzung zu überprüfen und sich neu und besser zu beurteilen (vgl. Yalom 1974, 68). Entscheidend ist in diesem Zusammenhang die strukturelle Verknüpfung der symbolischen Selbsterniedrigung (bzw. Selbstaufgabe) des Patienten (vgl. Goffman 1977, 558f) mit dem "*anschließenden* Angenommenwerden" (Yalom 1974, 56) durch die Gruppe, die damit ihren Charakter als heilungsbringende (Sonder-)Gemeinschaft bestätigt und verstärkt. Eine spezifische moralische Dignität, die auf die Befindlichkeit des Einzelnen zurückwirkt, erwächst der Gruppe auch als Feld "kritischer Ereignisse", deren Manifestation, "Behandlung" und Bewältigung die Trivialität des Alltagslebens umkehrt.

> Die Gruppenmitglieder machen in ihren wöchentlichen Zusammenkünften oft vielfältige Erfahrungen miteinander. Ich habe Gruppen gekannt, die miteinander schwere Depressionen, Psychosen, Eheschließungen, Scheidungen, Abtreibungen, Selbstmorde, Berufswechsel, die Mitteilung innerster Gedanken und Inzest (sexuelle Betätigung unter den Gruppenmitgliedern) erlebt haben. Die Beziehungen werden oft durch bewegende oder gefährliche Abenteuer zementiert. In wie vielen Beziehungen im Leben teilt man eine solche Fülle von wesentlichen Erfahrungen miteinander? (Yalom 1974, 58).

4.2.16.3 Die existentielle Zentralität und Alltagsrelevanz der Therapie

Aufgrund ihres Funktionspotentials und ihrer Autoritätensynthese kann sich die therapeutische Gruppe zur existentiellen Zentralgruppe entwickeln (vgl. Yalom 1974, 57, 66f; Hahn 1972, 418; Claessens 1977, 34f), die die "Spiegel" des Alltagslebens "spiegelt" (vgl. Hahn 1987c, 9f). Damit läßt sich ein sachlicher und moralischer Zusammenhang "sekundär" zurückgewinnen, dessen "primäre" Auflösung modernisierungsimmanent ist. D.h.:

> Er (der moderne Mensch, H.W.) verliert immer mehr die permanente soziale Gruppe, welche ihm der Spiegel seiner Identität ist. Sein Handeln spielt sich weitgehend partiell in flüchtigen Begegnungen, gegeneinander isolierten und funktionsspezifischen Gruppen ab, die jeweils von dem Rest seiner Rollen und seines Daseins nichts wissen, nichts wissen wollen und nichts wissen können. Er wird deshalb von der sozialen Gruppe her nicht mehr zum Ausgleich und zur Harmonisierung seiner sozialen Rollen aufgefordert. (...) Das bedingt einen tiefgreifen-

> den Wandel in dem Selbstverständnis des Individuums. Weil ihm die Gesellschaft das Nach- und Nebeneinander seines Handelns nicht mehr im sozialen Spiegel zur Identität eines Selbst zusammenbindet, tritt ihm sein eigenes Handeln als ein bloßes Bündel von Tätigkeiten gegenüber, aus dem ihm weder die einheitliche Verfassung eines handelnden Selbst, noch die Empfindung einer eigentlichen Verantwortlichkeit dieses Selbst für sein Handeln hervortreten können (Tenbruck 1986, 330).

Die (Gruppen-)Therapie fungiert vor diesem Hintergrund nicht nur als (ver-)bindender "Zentralspiegel", sondern auch als Spender von Verhaltens- und Deutungsmustern (vgl. Oevermann 1973), die das Selbstverständnis und die Lebensführung als Ganzes (re-)orientieren. Im Gegensatz zum "technischen" Interaktionsrahmen, der eine außeralltägliche Welt (der Alltagsreflexion) konstituiert, erzeugen die psychologischen Deutungsrahmen (vgl. Hahn 1972, 418) Sinnzusammenhänge, die ähnlich wie die Schemata der Religion "für sich beanspruchen, auf die Gesamtheit der relevanten Lebenssituationen des Menschen beziehbar zu sein, und die ihm in Situationen der Belastung und Krise eine Stabilisierung seiner Persönlichkeit ermöglichen" (Hahn 1972, 409). Die therapeutischen Sinnangebote zeichnen sich mehr oder weniger durch eine (der Religion überlegene) Lebensnähe und "Operationalisierbarkeit" aus (vgl. Hahn 1977; 1982, 427ff), die Therapeuten und Therapierte in die Lage versetzen, individuelle und situationsspezifische Sinnbedürfnisse zu befriedigen (vgl. Hahn 1982, 429). Die Angepaßtheit und Anpaßbarkeit therapeutischen Sinns und die therapeutisch vorausgesetzte und erzielte Urteilsfähigkeit (vgl. Yalom 1974, 128f) sprechen dafür, daß der Therapierte sozialen Beweglichkeits- und Ausklammerungsanforderungen gerecht wird. Die gruppentherapeutische Sozialisation erscheint gesellschaftlichen (Flexibilitäts-)Anforderungen zudem insofern angemessen, als sie Toleranz, Kontingenzbewußtsein und (Be-)Handlungstechniken vermittelt, die die Ich-Autonomie steigern und wie der (pseudo-) theoretische Therapiesinn als "Kriseninterventionsressourcen" (Eckert 1984) fungieren. Gleichwohl sind sozial und psychisch störende Fixierungen, Übergeneralisierungen und Überidentifikationen nicht auszuschließen. Die Wahrscheinlichkeit solcher Effekte dürfte in Gruppentherapien allerdings aus den genannten strukturellen Gründen weitaus geringer sein als in Individualtherapien vom Typ der Psychoanalyse.

4.2.17 Erleben und Lernen

4.2.17.1 Überraschungen und Erfahrungen

Gruppentherapien sind Generatoren von "Überraschungen", die sich auf der sozialen Ebene der Verbindung der therapeutischen Rahmenbedingungen mit einer Figuration verdanken, die, der "wirklichen sozialen Welt" ähnlich, "Individuen verschiedenen Geschlechts, verschiedener Berufe, Altersstufen, sozio-ökonomischer und Bildungsschichten" usw. zusammenschließt (Yalom 1974, 227). Das vielfältig entlastende und sichernde "Reservat" der Gruppentherapie birgt einen "Mikrokosmos", der vor allem die Wahrscheinlichkeit identitätsrelevanter (Selbst-)Irritationen steigert (vgl. Yalom 1974, 247), die von der Zivilisiertheit und Riskanz des Alltagslebens ausgeschlossen oder gehindert werden. Yalom gibt Beispiele:

> Bei der Art Vorfall, die am häufigsten berichtet wurde, ebenso wie bei den beiden von Frank und Ascher beschriebenen, ging es darum, daß der Patient plötzlich starke Gefühle der Wut oder des Hasses einem anderen Gruppenmitglied gegenüber äußerte. In jedem Fall blieb die Kommunikation erhalten, der Sturm wurde überstanden, und der Patient erlebte ein Gefühl der Befreiung von inneren Hemmungen sowie eine gesteigerte Fähigkeit, seine interpersonalen Beziehungen tiefer zu untersuchen.
>
> (...)
>
> Zum Beispiel lief ein schizoider Patient einem anderen Patienten nach, der in seinem Kummer aus dem Gruppenraum hinausgelaufen war, und tröstete ihn; später berichtete er, wie tief ihn die Erkenntnis berührt habe, daß er sich um einen anderen sorgen und ihm helfen könne. Andere sprachen ähnlich von der Entdeckung ihrer »Lebendigkeit« oder vom Gefühl, mit sich selbst »in Kontakt« zu sein (Yalom 1974, 39).

Während im Alltag Selbstkontrollverluste und intendierte Rahmenbrüche (z.B. affektiver Art) "disziplinarische" Folgen haben, die ebenso wie Risiken das soziale Experimentieren und "Austesten" von Grenzen und Handlungschancen entmutigen, werden in den Gruppentherapien Grenzüberschreitungen und Übernahmen von Risiken im Prinzip gutgeheißen, ja gefordert und positiv sanktioniert. Auf dieser Grundlage ist eine Klasse von Überraschungen zu erzeugen und zu beanspruchen, die das Selbst (re-)stabilisieren und zu (heilsamen) Umstellungen seiner selbst veranlassen. Luhmann spricht in diesem Zusammenhang von "Erfahrung" als "überraschender Information, die strukturell belangvoll ist und zur Umstrukturierung sinnhafter Prämissen der Erlebnisverarbeitung führt in einer je nach den Umständen mehr konkreten oder mehr abstrakten Funktionslage" (Luhmann 1971, 41f). Überraschungen und Erfahrungen sind allerdings generell und gerade im relativ anomischen Kontext der Gruppentherapie hochgradig unkontrollierbar. "Die Selbstverständlichkeiten des einen können die Überraschungen des anderen sein, und das gleiche gilt in der Zeitdimension: ein Buch, das heute schwer verständliche, belanglos umständliche Satzgebilde enthält, kann morgen informativ zünden, wenn die eigenen Erwartungsstrukturen so umgebildet sind, daß es Fragen zu beantworten oder aufzuwerfen vermag" (Luhmann 1971, 41). Die therapeutische Gruppe muß also mit überraschenden Überraschungen und Erfahrungen (auch unheilsamer Art) rechnen und umgehen.

4.2.17.1.1 Ehrlichkeit und Überraschung

Der zentrale gruppentherapeutische Überraschungs- und Erfahrungsgenerator ist die Ehrlichkeitsmoral, die strategische Kalküle ebenso wie Interaktionsrituale (z.B. die Taktregel) außer Kraft setzt und damit zu irritierenden Konfrontationen mit ansonsten verdeckten und verstellten Innenwelten führt. Diese unter den Vorzeichen der Ehrlichkeit zu "entfalten" kann ein Modell darstellen und, unter anderem bedingt durch die Reziprozitätsnorm, "ansteckend" sein. Yalom zeigt im Hinblick auf ein "rahmendeviantes" Mitglied, daß und wie die Ehrlichkeit des einen die Umstellung des anderen auf Ehrlichkeit zu bewirken vermag:

> Alle Versuche, mit der Situation fertig zu werden, waren vergebens. (...) Dann bemerkte der Mitarbeiter, der mit mir zusammen die Gruppe führte, ganz aufrichtig: »Wissen Sie, was mir an Ihnen gefällt? Ihre Angst und Ihr Mangel an Selbstvertrauen. Sie haben hier Angst, genau wie ich; wir haben alle Angst vor dem, was in dieser Woche mit uns passieren wird.« In diesem Augenblick legte der Patient ganz plötzlich seine Fassade ab, und schließlich wurde er ein höchst wertvolles Gruppenmitglied (Yalom 1974, 112).

Ehrlichkeit läßt sich nicht nur als Modell vorführen, sondern auch "operationalisieren" und damit sowohl erleichtern wie mit Druck versehen. So weist ein Therapeut die "Mitglieder an, die 'Runde zu machen', wobei jeder einzelne aufgefordert ist, seine Gefühle gegenüber seinem Nachbarn zur Rechten zu äußern; danach kann jeder seine Reaktion auf das äußern, was ihm gesagt worden ist" (Yalom 1974, 359). Andere Techniken anonymisieren den Absender von Botschaften, um ehrliche Mitteilungen zu erleichtern, die die Kohäsion der Gruppe und damit die Bereitschaft zur Offenheit steigern können. Yalom referiert eine Reihe von methodischen Zwischenstufen auf dem Weg zu einem "herrschaftsfreien Diskurs", in dem sich Innen und Außen tendenziell decken sollen:

> Zum Beispiel ist die Übung mit dem »höchsten Geheimnis« oft ein sehr wirksames Mittel zur Beschleunigung der Interaktion und der Entwicklung von Vertrauen. Jedes Gruppenmitglied erkennt, daß seine am meisten gefürchteten heimlichen Sorgen von den anderen geteilt werden und daß andere seine Gefühle verstehen und sich in sie einfühlen können. Eine weitere Technik (23) besteht darin, daß man jedes Gruppenmitglied auffordert, auf einen Zettel anonym etwas zu schreiben, das es gern einem anderen Mitglied sagen würde, was ihm aber aus irgendeinem Grund nicht möglich war. Die Zettel werden eingesammelt, vom Therapeuten vorgelesen, und die Gruppenmitglieder werden aufgefordert, über die Identität des Absenders und Empfängers jeder Botschaft Mutmaßungen anzustellen (Yalom 1974, 359).

4.2.17.1.2 Aufzeichnungsmedien als Spiegel

Neben den therapeutischen Methoden, die auf der Basis unmittelbarer Interaktion Irritationen produzieren, die Lernprozesse zur Folge haben können, fungieren *Aufzeichnungsmedien* als "Spiegel" der individuellen und kollektiven (Selbst-)Beobachtung, mit denen eigentümliche Lernpotentiale und Lernzwänge verbunden sind. Insbesondere der Videorecorder verschafft in diesem Sinne einen neuen (Ein-)Blick, eine Außen-Perspektive der Selbst- und Fremdbetrachtung. Daneben stellt er eine Art Gedächtnis dar, dessen Speicherungen zwar in gewissem Umfang interpretierbar sind, aber als Verhaltensregistrierungen feststehen und einen objektiven Bezugspunkt der (Selbst-)Reflexion und der (Selbst-)Kontrolle von Interaktionsprozessen abgeben (vgl. Bergmann 1985).

Als eine gewissermaßen neutrale und schonungslose "Drittheit" trägt das Medium dazu bei, die Akteure von sich selbst und voneinander zu distanzieren, die Beobachtung, die Reflexion und den Diskurs zu rationalisieren und zu entlasten. Die mediale Darstellung erleichert es, sich aus der Perspektive der Mithandelnden und der Gruppe zu betrachten, "Diagnosen" nachzuvollziehen und sich zu eigen zu machen. Yalom berichtet von medialen Selbsterschütterungen und Selbsteinsichten, die die

Autorität und Effektivität (z.B. das Feedback) der Gruppe verstärken:

> Oft wird das lange gehegte Selbstbild eines Patienten durch das erste Playback einer Video-Bandaufnahme von Grund auf in Frage gestellt. Es ist nicht ungewöhnlich, daß er sich nun an frühere Reaktionen anderer Mitglieder auf sein Verhalten erinnert und sie akzeptiert; oft begreift er mit dramatischer Wirkung, daß die Gruppe aufrichtig und allenfalls in früheren Konfrontationen allzu beschützend war. Die Gruppe wird nicht länger als eine kritische oder destruktive Instanz erlebt, und der Patient wird möglicherweise zugänglicher für zukünftige Deutungen. Oft kommen tiefgreifende Selbstkonfrontationen vor; man kann sich nicht vor sich selbst verstecken; manchmal geben Patienten im späteren Verlauf abwehrende und inkongruente Fassaden auf. Viele erste Reaktionen auf das Playback betreffen das Vorhandensein oder Fehlen von Sex-Appeal bei Frauen und Männlichkeit bei Männern (30). In späteren Playback-Sitzungen bemerken die Patienten ihre Interaktionen mit anderen, ihr Zurückweichen, die Unangemessenheit ihrer Reaktionen, ihre überwiegende Beschäftigung mit sich selbst, ihre Feindseligkeit oder Distanziertheit. Sie können sich viel besser selbst beobachten und objektiv sein, als wenn sie wirklich in der Gruppen-Interaktion stecken (vgl. Yalom 1974, 369).

Die Medientechnik führt also im Sinne der erwähnten Zivilisationslogik zu neuen Optionen der Steigerung von Selbsttransparenz und Selbstkontrolle.

4.2.17.1.3 Konflikt als Erlebnis und Erfahrung

Die "Ehrlichkeit" des Mediums unterstützt typischerweise die individuelle (Selbst-)Einsicht ebenso wie die Konsensualität und die Kohäsion der Gruppe. Gleichwohl bleibt diese publikums- und rahmenbedingt ein "Forum einer endlosen Folge von Konflikten" (Fengler 1986, 72), die teils "systemproblematisch" und teils erwartete und erwünschte Zugänge der therapeutischen Behandlung sind (vgl. Fengler 1986, 72f). Im Gegensatz zum täglichen Leben, in dem Konflikte aus vielen (z.B. Opportunitäts-)Gründen vermieden oder kaschiert werden (vgl. Goffman 1969, 13), normieren therapeutische Verfahren ein *offenes* Konfligieren und verschaffen damit und mit den darauf bezogenen Behandlungsweisen spezifische Erlebnis- und Lernchancen.

Der Therapeut eignet sich besonders als ("Probelauf-")Objekt eines rücksichtslosen, mit Befriedigungen, "Selbsterfahrungen" und Subjektivierungen verbundenen Konfligierens. "Für viele Menschen gibt es keine lebendigere Art, ihre eigene Integrität und Potenz zu erleben, als durch ein Angreifen der Mächtigen" (Yalom 1974, 261). Auf einer anderen Ebene liegen die Konflikte, die mit der unvermeidlichen Entmystifikation des Therapeuten zusammenhängen. Dessen "Zauber" muß mehr und mehr verschwinden, bis schließlich die *Erfahrung* gemacht wird, daß es tatsächlich weder eine Erlösung noch ein Mysterium gibt (vgl. Goffman 1969, 65). "Ihre Erwartungen (die der Patienten, H.W.) sind so grenzenlos, daß der Therapeut, wie kompetent er auch sein mag, sie enttäuschen muß; allmählich werden seine Grenzen sichtbar, und der Prozeß der Entzauberung beginnt" (Yalom 1974, 260f). Dieser Prozeß wird wie alle Prozesse (in) der Therapie von sinnumwandelnden und identitätenstiftenden Reflexions- und Interaktionsformen fundiert, deren normatives Prinzip "Verstehen" heißt.

> Hier wird mit der Wahl der Formen sozialer Kommunikation ein Allround-Verstehen zelebriert. Es ist die soziale Norm, nichts nicht verstehen zu können, und diese Norm duldet keine anderen Normen neben sich (Luhmann 1986, 114).

4.2.17.2 Soziales Lernen

Im gruppentherapeutischen Rahmen spielt das "soziale Lernen" (durch Interaktion, Kommunikation, Identifikation, Imitation, Sanktion usw.) eine zentrale Rolle (vgl. Mente/Spittler 1980, Bd. 2, 64ff). Dabei ist die prinzipielle Ehrlichkeitsunterstellung, die den Reaktionen der Mithandelnden ein besonderes moralisches Gewicht verleiht (vgl. Frank 1985, 379), ebenso bedeutsam wie das "inhaltliche" Bekenntnis. Diese Art der "Selbstdarstellung", die in der therapiesystemischen Anfangsphase durch "Modellernen" generalisiert wird (Mente/Spittler 1980, Bd. 2, 67), bringt Wissen (z.B. Modelle der Problembehandlung) zum Vorschein, das im Alltag vor allem aufgrund von strukturellen Distanzen und "dramaturgischen" Selbstkontrollen verhüllt bleibt. Die Patienten, die "als 'Zuschauer' am Verhalten anderer und an dessen Konsequenzen teilnehmen" (Mente/Spittler 1980, Bd. 2, 67), haben damit eine einmalige Chance, "am anderen Maß zu nehmen und sich mit ihm in Vergleich zu bringen" (Mente/Spittler 1980, Bd. 2, 81). Dies kann und soll, über bloßes Kopieren hinausgehend, generalisierbare Kompetenz bilden, und zwar durch eine individuell passende Modellauswahl sowie dadurch, daß "das Individuum die Ereignisse, die es aufnimmt, reorganisiert und noch einmal kodiert" (Bandura 1976, 29). Die Prozesse des Modellernens können also "selektiv und gleichsam 'durch Zuschliff' vor sich gehen" (Mente/Spittler 1980, Bd. 2, 82). Therapeutisch zentral sind (Modell-)Lernprozesse auf der Basis von Identifikation, wobei der Lernende "die Welt durch die Augen des Modells sieht und nicht bloß dessen Verhalten unmittelbar nachahmt" (Schein, zit. n. Mente/Spittler 1980, Bd. 2, 64). Dieser Urteilsvermögen implizierende und erzeugende Perspektivenwechsel schlägt sich im "Erfolgsfall" in lebenspraktischen Habitus nieder (vgl. Mente/Spittler 1980, Bd. 2, 65; Yalom 1974, 111).

Der Therapeut spielt eine doppelte Schlüsselrolle als Identifikationsobjekt, nämlich zum einen in Beziehungen zu einzelnen Gruppenmitgliedern und zum anderen als gemeinsames Modell, das Verhaltensstile und Habitualisierungen im Sinne des Therapierahmens programmiert (vgl. Mente/Spittler 1980, Bd. 2, 65; Yalom 1974, 109ff, 96, 21f). Yalom gibt Beispiele:

> Der Gruppenleiter kann, indem er als Modell für das urteilslose Annehmen und Einschätzen der Stärken anderer wie auch ihrer Problemgebiete dient, zur Bildung einer gesundheitsorientierten Gruppe beitragen. Wenn er andererseits seine Aufgabe darin sieht, psychische Krankheiten aufzuspüren, werden ihm die Gruppenmitglieder auch darin folgen (Yalom 1974, 111).

Neben dem normalerweise autoritativ überragenden Therapeuten (vgl. Yalom 1974, 92) stellen die Gruppe, Gruppenmitglieder und Untergruppen Identifikationsobjekte, Modelle und Subjekte der "Verstärkung" dar. Mente und Spittler zitieren als Beispiel für das Lernen durch Verstärkung (Er- oder Entmutigung) einen Patienten, der gegenüber einem Mitpatienten "in der 30. Sitzung einer Therapiereihe sagt: 'Sobald du so einen deiner endlosen Vorträge hälst, in denen du dich weder mit uns beschäftigst noch wirklich über dich selber sprichst, gehe ich immer schon in Dauerschlaf über'" (Mente/Spittler 1980, Bd. 2, 64). Derartige moralisch aufgeladene und gedeckte Reaktionen können als Momente eines Stils stilbildend sein, wenn und in dem Maße wie sich das Gruppenmitglied mit der Gruppe identifiziert (vgl. Yalom 1974, 92).

4.2.17.3 Generelle Kompetenzen

(Gruppen-)therapeutische Verfahren bezwecken ins Jenseits ihres Schonraums transferierbare Kompetenzen (vgl. Mente/Spittler 1980, Bd. 2, 41f), ohne die sie höchstens "bessere Mitglieder von Therapiegruppen geschaffen" haben (Yalom 1974, 128f). Die Erzeugung "genereller Kompetenzen" setzt zunächst die "panoptische" Transparenz und die kommunikative Zu- und

Umgänglichkeit der Patienten voraus, deren (problematische) Individualität es zu erfassen (zu beobachten, zu beschreiben), zu berücksichtigen und zu "behandeln" gilt (vgl. Goffman 1973a, 128). D.h. differentiellen Problemlagen und Persönlichkeiten "angemessene" Strategien zu verfolgen, die einen generell kompetenten Therapeuten erfordern. Yalom gibt Beispiele für notwendige Unterscheidungen, die dem Therapeuten "Urteilskraft" im Erkennen und Handeln abverlangen:

> Wir haben zum Beispiel an anderer Stelle die Bedeutung der Katharsis beschrieben; viele gehemmte Personen ziehen Nutzen daraus, starke Affekte zu erleben und zu äußern. Andere, deren Probleme - beispielsweise Triebsteuerung und große emotionale Labilität - entgegengesetzter Natur sind, können dagegen Nutzen daraus ziehen, intellektuelles Strukturieren zu lernen und die Äußerung ihrer Gefühle zu zügeln. Manche narzißtischen Persönlichkeiten müssen lernen, zu teilen und zu geben (Altruismus), während andere, die sich durch ihre Zurückhaltung und Selbstverleugnung selbst eine Niederlage bereiten, lernen müssen, ihre Rechte zu fordern (Yalom 1974, 101).

Therapien können die Lockerung oder den Abbau (als disqualifizierend) disqualifizierter Gewohnheiten ebenso bewirken wie "positive" Gewohnheitsbildungen (vgl. Gehlen 1957, 105f; Elias 1980, Bd. 2, 317ff; Bourdieu 1982, 727, 734ff), und zwar aufgrund expliziter (formeller) und "geheimer" "Lehrpläne". Deren Verwirklichung, die z.T. Verlernprozesse voraussetzt, braucht konsistente Praxis über längere Zeit (vgl. Mente/Spittler 1980, Bd. 2, 41). Nur durch stilidentische, sich wiederholende und bestätigende Erfahrungen, Erprobungen und "Verstärkungen" sind die "Gewohnheitsapparaturen" (Elias) um- und aufzubauen, über die generalisierbare Kompetenz entsteht. Damit ist "eine Art person- oder gruppenspezifischer Urteilskraft" gemeint (Hahn 1986b, 609), die dank eines Satzes habitueller Dispositionen (vgl. Bourdieu 1987, 107) "eine nahezu unendliche Zahl von Handlungen (erzeugt, H.W.), denen man nachträglich ihre Stilähnlichkeiten ansieht, ohne daß man sie immer vorhersehen könnte" (Hahn 1986b, 609). "Urteilskraft" bedeutet ein "operatives" Klassifikations-, Generierungs- und Strukturierungsvermögen (vgl. Bourdieu 1982, 730; Giddens 1988), eine die Logik des Symptoms genau umkehrende Fähigkeit zum Erkennen und Erzeugen von "feinen Unterschieden" (Gehlen 1957, 105; Bourdieu 1982). Yalom gibt ein Beispiel für eine "symptomatisch" zu nennende Unfähigkeit zu unterscheiden und zu *beurteilen*, was der Fall und was zu tun ist (vgl. auch Cicourel 1973, 173):

> Man nehme den Patienten, der wegen seiner Kindheitserlebnisse mit einem autoritären, distanzierten und strengen Vater dazu neigt, alle anderen männlichen Wesen, besonders solche in Autoritätspositionen, als mit ähnlichen Eigenschaften ausgestattet zu sehen (Yalom 1974, 239).

Die Gruppentherapie ist besonders geeignet, dispositionelle (generelle) Urteilsunfähigkeiten in ihr Gegenteil ("normale" Subjektivität) zu verwandeln, weil sie eine "eingeklammerte" soziale Normalität konstituiert. Diese ermöglicht zum einen "Überraschungen" und Erfahrungen, die "symptomatischer" Inkompetenz entgegenlaufen können und "teleologisch" entgegenzusetzen sind. So lassen sich alltäglich "bewährte" Fehldispositionen und -annahmen "realistisch" und (diagnostisch) gezielt erschüttern. Zum anderen stellt der therapeutische "Mikrokosmos" ein Lern-, Übungs-(Probelauf-) und Stabilisierungsmilieu dar, das die Bildung generalisierbarer Kompetenzen begünstigt (vgl. Mente/Spittler 1980, Bd. 2, 80ff). Hinsichtlich des oben erwähnten Patienten bedeutet dies nach Yalom:

> In der Gruppe macht er vielleicht eine ganz andere emotionale Erfahrung mit einem männlichen Therapeuten und vielleicht einem der männlichen Gruppenmitglieder. Was hat er gelernt? Gut, einmal hat er gelernt, daß nicht alle Männer schreckenerregende Ungeheuer sind; zumindest gibt es einen oder zwei, die es nicht sind. Welchen dauernden Wert hat diese Erfahrung für den Patienten? Wahrscheinlich sehr wenig, wenn die Erfahrung nicht für zukünftige Situationen zu verallgemeinern ist! Durch die Gruppe lernt das Individuum, daß man wenigstens einigen Männern in Autoritätsstellungen trauen kann. Aber welchen? Es muß lernen, zwischen Menschen zu unterscheiden und nicht alle Männer auf vorgefaßte Weise wahrzunehmen. Ein neues Repertoire von Wahrnehmungsfertigkeiten ist erforderlich. Sobald der Patient fähig ist, die notwendigen Unterscheidungen zu machen, muß er lernen, wie man auf einer gleichberechtigten, verzerrungsfreien Grundlage Beziehungen anknüpft. Für einen Menschen, dessen interpersonale Beziehungen verarmt und fehlangepaßt waren, sind dies ungeheure und langwierige Aufgaben, die oft die fortgesetzte Erprobung und Bekräftigung brauchen - welche in der therapeutischen Beziehung verfügbar sind (Yalom 1974, 239).

Neben dem transferentscheidenden (Urteils-)Vermögen zu situativen "Passungen" generieren Therapien Selbstvertrauen, Selbstachtung und "Charakterstärken" (vgl. Mente/Spittler 1980, Bd. 2, 42, 82), die als generalisierte Dispositionen gleichfalls "Performanzen" bedingen (vgl. Bandura 1976, 117; Reck

1981). Die Therapiegruppe vermittelt jenseits dieser "formalen" Persönlichkeitseigenschaften (vgl. Yalom 1974, 89f; Mente/Spittler 1980, Bd. 2, 69) lebenspraktische Verhaltensskripts (vgl. Kruse 1986), deren Vermittlung vom therapeutischen Probelaufrahmen besonders profitiert. So können sich Patienten die Fähigkeit aneignen, "sich bei zukünftigen Arbeitgebern um eine Stellung zu bewerben, oder Jugendliche lernen, wie man ein Mädchen um einen Tanz bittet" (Yalom 1974, 30). Ebenso lassen sich störende Verhaltensanomalien, z.B. bestimmte Tics, die im Alltag aus Takt nicht "rückgemeldet" werden, in der therapeutischen Öffentlichkeit thematisieren, reflektieren und abstellen. So erkennen viele Patienten erst in der Therapiegruppe, "daß sie die verwirrende Tendenz haben, ihren Gesprächspartner nicht anzusehen; daß sie auf andere einen hochmütigen, arroganten Eindruck machen; oder sie hören von einer Reihe anderer sozialer Gewohnheiten, die ohne ihr Wissen ihre sozialen Beziehungen untergraben haben" (Yalom 1974, 30). Derartige "Erfahrungen" und "tiefergehende" Lernprozesse mit Normalisierungsfolgen können "Anpassungsspiralen" in Gang setzen, adaptierende und heilsame "Wechselwirkungen" zwischen dem therapeutisch modifizierten Selbst und "Spiegeln" des täglichen Lebens. Z.B.:

> Während die interpersonalen Verzerrungen des Patienten abnehmen, nimmt seine Fähigkeit zu, lohnende Beziehungen anzuknüpfen. Die Sozialangst nimmt ab, die Selbstachtung steigt, er hat es weniger nötig, sich zu verbergen; andere finden sein Verhalten sympathisch und zeigen dem Patienten immer deutlicher, daß sie ihn billigen und annehmen; das steigert die Selbstachtung noch mehr und ermöglicht weitere Veränderungen. Schließlich erlangt die Anpassungsspirale eine derartige Autonomie und Wirksamkeit, daß eine fachliche Therapie nicht länger notwendig ist (Yalom 1974, 50).

Umgekehrt sind Dissozialisationen, Belastungen und traumatische Erfahrungen im Therapierahmen denkbar, die "Devianzspiralen" nach sich ziehen.

4.2.18 Biographisierungen

4.2.18.1 Formen, Spielräume und Funktionen

Therapien induzieren moralisch signifikante Erfahrungen, die "Lebenswenden" und (oder) "Aufhänger" der Biographisierung darstellen können. Goffman beschreibt die hier gemeinte bivalente Erfahrungsform im Hinblick auf Stigmatisierte: "Ein Lebensereignis kann so ein Doppeltes für den moralischen Werdegang erbringen, zunächst unmittelbare objektive Gründe für einen aktuellen Wendepunkt und später (und leichter zu demonstrieren) ein Mittel zur Begründung einer gegenwärtig eingenommenen Position" (Goffman 1967, 53). In (Gruppen-)Therapien sind verschiedene (Selbst-)Erfahrungen wahrscheinlich (vgl. Frank 1985, 120ff), die, wie etwa schwere "Regressionen", Entstigmatisierungen oder "Selbsterkenntnisse", Umstellungen des Lebens (des Lebenslaufs, der Lebensführung) und (Re-)Biographisierungen zur Folge haben (vgl. Frank 1985, 122f). Letztere resultieren aber vor allem aus Bekenntnissen, die als institutionalisierte Selbstthematisierungen zugleich die therapeutische Interaktion und den Lebenslauf steuern, der gleichsam im Hinblick auf die zukünftigen Bekenntnisse gelebt wird und damit Gestalt annimmt. Yalom gibt ein Beispiel:

> Ein Großteil der Zusammenkünfte der Gesellschaft für Genesung und der Anonymen Alkoholiker ist dem Zeugnisablegen gewidmet. Mitglieder der erstgenannten Gruppe berichten von potentiell belastenden Vorfällen, bei denen sie durch die Anwendung der Methoden ihrer Vereinigung Spannung vermieden haben (Yalom 1974, 26).

Die biographischen Selbstbeschreibungen des therapeutischen "Geständnistieres" (Foucault 1977, 77) führen unter den verfahrensspezifischen Narrations- und Reflexionsbedingungen (vgl. Hahn 1987c; Bühler 1986, 114ff) zum Gesamtentwurf einer personalen Identität (vgl. Bühler 1986, 115). Aus einer "Vielzahl von einzelnen Geschichten" (Bühler 1986, 122; vgl. Goffman 1973a, 112), deren Erzählung die alltäglichen Grenzsetzungen und Grenzziehungen der Selbstdarstellung ignorieren soll, entsteht eine ganzheitliche, diverse Teilbiographien verbindende Lebensgeschichte (vgl. Hahn 1982; Hahn et al. 1986). Andererseits gilt, daß jeder (biographische) Selbstbeschreiber motiviert und gezwungen ist, auszuwählen und zu (trans-)formieren (vgl. Simmel 1908, 341). "Jedes Bild, das ich von mir haben kann, muß eine Selektion aus der Faktizität meines Erlebens und Handelns sein" (Hahn 1987c, 10), und zwar aufgrund von (z.B. "teleologischen") Prinzipien, die Sinn "nehmen" und Sinn "machen". Biographie ist mithin, auch wenn sie sich "an den Rahmen des Lebenslaufs hält, also nicht Ereignisse schlicht 'hinzudichtet' (...), Fiktion" (Hahn 1988d, 51). Diese variiert systematisch mit ihren kontextspezifischen Erzeugungsbedingungen, die unter anderem die selektiven Formen, sozialen Effekte und Funktionen der Biographisierung bestimmen. So werden in der psychiatrischen Anstalt und im psychotherapeutischen Kontext "apologetische" Lebensgeschichten erzählt (vgl. Weinrich 1979), deren Formation jeweils spezifisch konditioniert ist. Goffman beschreibt die Rekonstruktionslogik, um die es hier geht:

> Sobald jemand eine bestimmte Stufe seiner Karriere erreicht hat, läßt sich charakteristischerweise feststellen, daß er ein Bild seines Lebenslaufes - bestehend aus Vergangenheit, Gegenwart und Zukunft - konstruiert, welches die Geschehnisse so abstrahiert, auswählt und umformt, daß seine gegenwärtigen Verhältnisse in einem vorteilhaften Licht erscheinen. (...) Wenn es dem einzelnen gelingt, ein vorteilhaftes Bild seiner gegenwärtigen Situation zu entwerfen, welches das Wirken vorteilhafter persönlicher Eigenschaften in der Vergangenheit sowie eine günstige Zukunftserwartung aufweist, dann kann man von einer »Erfolgs-Story« sprechen. Wenn hingegen die Fakten der Vergangenheit und Gegenwart eines Menschen extrem trostlos sind, dann ist es gewiß für ihn am besten, wenn er zu beweisen sucht, daß er für das, was aus ihm geworden ist, nicht verantwortlich ist und dann kann man von einer »traurigen Geschichte« sprechen (Goffman 1973a, 149).

Biographische (Re-)Konstruktionen können im Dienst einer kommunikativen oder (und) inneren "Selbstsorge" stehen, die, z.B. mit den "Strategien" des Auswählens, Vergessens, Umdeutens und Erfindens, aus der jeweiligen Situation "das Beste macht" (vgl. Strauss 1974, 181f). Ein Beispiel für eine quasitherapeutische Form biographischer Umdeutung liefern die Stigmatisierten, die ihr Schicksal als "Glück im Unglück" definieren (vgl. Goffman 1967, 20f, 54f). Goffmans Analysen psychiatrischer "Fallgeschichten" (vgl. Goffman 1973a, 154) und stigmatisierender Alltagsbiographisierungen zeigen, daß die biographische (Re-)Konstruktion über fast unbegrenzte Spielräume verfügt, die ebenso "tückisch" wie "therapeutisch" genutzt werden können. "Immer dann etwa, wenn das gegenwärtige Verhalten eines Menschen, mit dem wir zu tun haben, uns in seiner Vergangenheit gewisse Handlungen finden läßt, die zusammengenommen etwas über seinen Charakter oder seine Persönlichkeit auszusagen scheinen, aufgrund dessen kaum etwas anderes als eben sein gegenwärtiges Verhalten zu erwarten war, dann haben wir ein rahmenmäßig tückisches Spiel begonnen, das jedes beliebige Bild zu zeichnen erlaubt, und es gibt ja viele starke Beweggründe, diese Kunst anzuwenden" (Goffman 1977, 486f).

4.1.18.2 Transformationen therapeutischer Biographisierung

Die therapeutischen Biographisierungen werden von verfahrenstechnischen und "semantischen" (Sinn-)Tatsachen determiniert (vgl. Hahn 1987c, 11; Hahn et al. 1986). Im Rahmen der Psychoanalyse bedeutet dies: zensurlose Selbstthematisierung, universale Symptomverdächtigung, Pathologiezentrierung, theoriegeleitete "Übersetzung" des biographischen "Materials" anhand "paradigmatischer Lebensgeschichten" (Bühler 1986, 121f) sowie Konsistenzpostulate. Die heute vorherrschenden gruppentherapeutischen Verfahren akzentuieren dagegen kathartische Effekte, moralische "Infusionen", unmittelbare Selbsterlebnisse, "Erfahrungen", Glücksproduktionen, fallweise Sinngebungen, Vergemeinschaftungen und problembezogene Lernprogramme. Im Gegensatz zur Psychoanalyse, die um den Preis "negativer" Therapieerfahrungen (vgl. Goffman 1977, 416ff) und enttäuschungsträchtiger Sinnansprüche das Ziel der (Selbst-)Erkenntnis des Lebenslaufs verfolgt (vgl. Hahn et al. 1989, 8f), "verwenden" neuere (Gruppen-)Therapieformen Biographisierungen eher als "Interventionsressourcen" der Gegenwartsbewältigung, sei es in bezug auf individuelle Probleme (vgl. Hahn 1982, 429f) oder zur Unterstützung der "Gruppendynamik" (Fatzer/Jansen 1980). So kann die Biographisierung der Integration und der Gruppenkohäsion (vgl. Yalom 1974, 143) dienen und in diesem Sinne vom Therapeuten instrumentiert werden. Yalom gibt ein Beispiel:

> Ein Mensch mit königlichem Gebaren, das fast unerträgliche Arroganz und Herablassung spüren läßt, kann plötzlich verständlich und sogar sympathisch erscheinen, wenn man von seinen Einwanderer-Eltern erfährt und von seinem verzweifelten Bemühen, die Erniedrigung seiner Kindheit im Elendsviertel zu überwinden (Yalom 1974, 144).

Daneben wird die biographische Selbstauffassung als ein potentielles Problem verstanden, das durch die gruppenvermittelte Transformation gegenwärtigen Selbsterlebens zu "behandeln" ist. Hinsichtlich der Psychoanalyse, die die problematische Gegenwart als Vergangenheitseffekt deutet, schreibt Yalom:

> Im gewissem Sinn ist es vielleicht nützlicher (und nicht weniger richtig), sich auch zu überlegen, daß die Gegenwart die Vergangenheit bestimmt! Wie Frank (7) uns erinnert, können sich Patienten selbst in längeren Therapien nur einen winzigen Bruchteil ihrer früheren Erlebnisse ins Gedächtnis zurückrufen; sie erinnern sich manchmal selektiv und synthetisieren die Vergangenheit, um eine Übereinstimmung mit ihrer gegenwärtigen Ansicht von sich selbst herzustellen.
>
> (...)
>
> Wenn ein Patient durch eine Therapie sein aktuelles Selbstbild ändert, kann er seine Vergangenheit verändern oder reintegrieren; er wird sich vielleicht lange vergessener positiver Erfahrungen mit seinem Elternteil erinnern (Yalom 1974, 144).

Die Biographisierung kann demnach sowohl Probleme (der "Psycho-" und "Gruppendynamik") lösen als auch ein therapeutisch zu lösendes Problem darstellen. In diesem Sinne zielen neuere (postfreudianische) Techniken therapeutischer Selbstthematisierung nicht auf ein konsistentes und instruktives biographisches Selbstbild, sondern auf die "Abarbeitung", Distanzierung und "Überwindung" von Vergangenheitsaspekten (vgl. Hahn 1982, 429f), die tendenziell zum Stoff einer unverbindlichen "Selbstbearbeitung" und "Selbstgestaltung" werden (vgl. Bühler 1986, 116f). Hahn erkennt darin ein "Modernisierungssymptom":

> War einst die Beichte das Vehikel der Festlegung des Ichs auf seine Inhalte, so stehen die neuen Bekenntnisformen eher im Dienst der Dynamisierung des Selbst angesichts fremderzeugten Anpassungsdrucks. Was man von totalitären Regimes behauptet hat, daß sie ihre Geschichte ständig neu schrieben, das gilt auch für das moderne Individuum und die Inhalte seiner Bekenntnisse. Dieser Wechsel der Selbstdefinitionen wird dann selbst als Teil der Autonomie des Individuums erfahren, das sein Leben (genauer: sein *Privat*leben) schlechthin subjektiv interpretieren kann. In dem Maße, wie unser Ich an objektiv verbindlicher Verpflichtung verliert, wird es für uns zum narzißtisch empfundenen Quellgrund immer neuer, stets interessanter Romane (Hahn 1982, 429f).

In der Logik dieses Prozesses liegt auch die Umkehrung der für die Beichte und die Psychoanalyse charakteristischen Vergangenheitsorientierung (vgl. Luhmann 1971, 57), an deren Stelle zunehmend Ausrichtungen an Gegenwart ("Hier und Jetzt") und Zukunft getreten sind und treten. Dies kann unter anderem als Reaktion auf die identitätsproblematische Tatsache verstanden werden, daß die Zukunft heute "nicht mehr das (ist, H.W.), was auf den Menschen zukommt, sondern jener offene Horizont, in den er selbst sich, seine Richtung wählend, hineinbewegt; die erlebte Gegenwart ist nicht mehr das Beständige, an dem die Zeit vorbeifließt, sondern umgekehrt gerade das, was sich in der Zeit bewegt" (Luhmann 1971, 58). Mit dem hier angedeuteten Wandel des Zeitbewußtseins und mit dem damit verbundenen (Selbst-)Verständnis des Selbst als ein "Projekt" wird zum einen die therapeutische Steigerung des subjektiven Möglichkeits- und Manövrierraums wichtig und aufgewertet. Zum anderen entsteht mit der offener werdenden Zukunft ein ständig erneuerter Bedarf an Sinn, (Selbst-)Legitimation und Orientierung (vgl. Luhmann 1971, 57f; Bühler 1986, 116), dem sich die Therapien ebenso zur Deckung anbieten wie dem Bedarf an aktueller Lebensbegleitung (vgl. Hahn 1982, 429).

5 Die Psychologisierung und Therapeutisierung der Identität in der modernen Gesellschaft

Die therapeutischen Deutungsmuster und Techniken beziehen sich nicht nur auf "symptomatische" Probleme, sondern dienen auch einer gesellschaftlich erzeugten "normalen" Subjektivität, die einerseits die Potentiale der therapeutischen Rahmen mitkonstituiert und nutzt und andererseits von ihnen geprägt wird.

5.1 Entinstitutionalisierungen, Identitätsprobleme und Identitätsmärkte

Der Prozeß der gesellschaftlichen Modernisierung schwächt die identitätsverbürgenden institutionellen Gefüge (der Religion, der Familie, der Geselligkeit usw.), stellt das Individuum auf und in sich selbst, steigert die Anforderungen an die Subjektivität ("Persönlichkeit"), entbindet von traditionalen sozialen Kontrollen (durch Verwandtschaft, Nachbarschaft etc.) und zwingt zu einer Existenz in einer Vielzahl überwiegend gegeneinander isolierter Gruppen. Deren strukturelle Konfiguration eröffnet vielfältige Möglichkeiten des "Identitätenmanagements", z.B. Chancen nach dem Rumpelstielzchen-Prinzip ("Ach wie gut, daß niemand weiß...") viele Leben zu führen (vgl. Hahn 1974, 122f) und Selbste zu "verwirklichen". Die Auflösung sozialer (moralischer) Kontroll- und Orientierungszusammenhänge (vgl. Hahn 1974, 108; Gehlen 1957, 33ff) hat aber auch Identitätsprobleme und Identitätsschöpfungszwänge zur Folge (vgl. Gehlen 1957, 42). D.h., der moderne Mensch kann und muß selbst und aus sich selbst Identität und Sinn gewinnen, als selbstverantwortliches, wählendes und kreatives Subjekt seiner Identität aktiv werden (vgl. Berger et al. 1975, 82).

Auf diesem Boden haben sich die "Identitätsmärkte" entwickelt, auf denen die Therapeuten als Anbieter von Sinn, Autorität, Gemeinschaft, Entlastung, biographischer Ganzheit, Transparenz, Stabilität, (Be-)Achtung, Kommunikationsfreiheit, Lossprechung, Regression und anderem auftreten, woran unter modernen Bedingungen systematisch Mangel herrscht. Der einzelne kann sich auf diesen zunehmend differenzierten Märkten bedürfnisspezifisch "bedienen" und z.B. Verfahren wählen, die statt Orientierung, Gewißheit und Konstanz Experimente,

Überschreitungen und emotionale Sonderzustände in den Vordergrund stellen. Eckert und Winter beschreiben das ebenso aufsplitternde wie diffundierende Feld, auf dem die Therapeuten mit anderen Anbietern konkurrieren bzw. sich die Arbeit teilen:

> Die Trennlinien zwischen Religion, Therapie und Hobby werden in dem Maße unschärfer (Luckmann 1963; Hahn 1974), je weniger die Deutungsmuster hoheitlich verwaltet werden und je mehr das professionelle Monopol der Sinnvermittler durch Do-it-yourself-Bewegungen und Baumärkte für Sinnbausteine unterlaufen werden. Das spirituelle Adreßbuch 1986/87 für den deutschsprachigen Raum enthält über tausend Adressen, das Kursbuch Psychotherapie 1985 enthält knapp 600 verschiedene Therapieformen. Auch viele Sportarten und sogenannte Hobbies haben über meditative oder ekstatische Elemente existentielle Bedeutung (Eckert/Winter 1988b, 33).

5.2 Autonomie und Selbstgestaltung

Der strukturellen Subjektivierung korrespondiert der Aufstieg der Autonomie zum zentralen Wert und Ich-Ideal des modernen Individuums (vgl. Sennett 1985, 143ff; Goffman 1971b, 280ff). Die psychotherapeutischen Verfahren spiegeln und verstärken diese Orientierung, die sich geradezu paradigmatisch im Therapeuten verkörpert (vgl. Sennett 1985, 146), der dem in seiner Autonomie eingeschränkten Patienten Halt und Maß gibt.

Dem Patienten wird eine Moral und Disziplin der Autonomie vermittelt, die eine gesellschaftlich funktionale "Selbstzwangapparatur" vorausgesetzt und fortentwickelt. Dies geschieht im Sinne einer Kultivierung des Selbst, die sowohl sozial "brauchbarer" macht als auch dem Anspruch auf "Selbstverwirklichung" entgegenkommt. D.h.:

> Disziplin bedeutet für uns, die Vielfalt der uns innewohnenden Vermögen so zu organisieren und zu orchestrieren, daß sie ein *zusammenhängendes Ganzes* bilden. Unsere Aufgabe besteht nicht darin, einen Teil unserer Psyche zu zügeln, sondern darin, dem Ganzen eine Form zu geben. Deshalb sind wir bereit, immer größere Bereiche unseres Lebens einer förmlichen Schulung zu unterwerfen. Sex-Handbücher, Anleitungen zu selbstbewußtem Auftreten oder zu einer effektiven Freizeitgestaltung kaufen wir nicht deshalb, weil wir, wie die Viktorianer vielleicht vermutet hätten, daß wir der Begierde, der Raserei oder dem Leichtsinn verfallen wären, sondern weil wir unsere Fähigkeiten entfalten wollen (Sennett 1985, 110f).

Die heutige Selbst-Disziplin ähnelt demnach auf der normativen und auf der praktischen Ebene der antiken, um Autonomie und Selbst-Perfektion besorgten "'Kultur seiner selber'" (Foucault 1986, Bd. 3, 60ff). So wie die alte "Vorschrift, man solle sich um sich selbst kümmern (...), die Form einer Haltung" der Autonomie angenommen hat (Foucault 1986, Bd. 3, 62), so stellen die psychologisch-therapeutischen Varianten der modernen Selbstkultur Modelle und zugleich Lebensstile und Habitusformen dar, in denen ein Selbst "verwirklicht" ist und sich "verwirklicht".

5.3 Subjektivierung und Subjektivismus, Innen- und Außenverarbeitung

Die moderne Be- und Überlastung der Subjektivität macht soziale Räume attraktiv und erforderlich, die wie die Therapie vorübergehend entsubjektivieren, von Identitäts- und Handlungszwängen entlasten, und gleichzeitig subjektive Potentiale und Orientierungen erzeugen (vgl. Gehlen 1957, 59), die "stabile Institutionen" ersetzen können, "die ja im Grunde vorgeformte und sozial eingewöhnte Entscheidungen sind" (Gehlen 1957, 59).

Die therapeutischen Verfahren, die auf der Fähigkeit des Patienten beruhen, sich als Subjekt einzusetzen und zugleich einzuklammern und außer Kraft zu setzen, eröffnen in ihrem Prozeß der (Re-)Subjektivierung Zugänge zur Innenwelt des Subjekts, zum "Homo clausus" (Elias 1972). Das bedeutet nicht nur Aufhebungen von Grenzen der alltäglichen Selbstdarstellung, sondern auch Chancen und Zwänge der "Außenverarbeitung" von Binnenzuständen, die "Produkt der Kulturverhältnisse" sind (Gehlen 1957, 58). Denn:

> ...die Überschwemmung mit fremdgesetzten Reizen und die Affektüberlastung werden durch eine Innenverarbeitung und <Psychisierung> bewältigt, die außenprovoziert ist, ohne es zu wissen. Die Affekte können ja auch gar nicht mehr an der Außenwelt festgemacht werden, weil diese viel zu versachlicht und symbolentleert ist - dazugerechnet den fehlenden Widerstand der rohen Natur, die Stillegung der körperlichen Anstrengung: was sollte anderes folgen, als der <Erlebnisstrom>, der in chronischer Wachheit und Reflexion bewältigt wird? (Gehlen 1957, 58).

Die angeheizten und verfeinerten Gefühls- und Gedankenströme (vgl. Gehlen 1957, 60) finden in den Therapien Freiräume (reflexive) Verfahren und Spezialisten, die auf Individualität und

Individualismus eingestellt sind und dem vereinzelten Individuum intermittierend "Ausstiege" aus sich und "Einstiege" in sich erlauben.

5.4 Psychisierung, Psychologisierung und Psychotherapierung

Die Psychotherapie(-kultur) setzt nicht nur eine spezifische psychische Komplexität sondern auch eine "Psychologisierung" voraus (vgl. Elias 1980, 2 Bde.), ein "psychologisches" Kennen und (Selbst-)Beobachtenkönnen, das mit einem "sekundären" Selbstbezug gekoppelt ist. Das heißt, es gibt Menschen, und nie zuvor gab es mehr, "bei denen ein Gedanke oder ein Gefühl *eo ipso* nicht nur als wirklicher Vorgang, sondern dazu noch als Selbstreiz auftritt, auf den sie wiederum reagieren" (Gehlen 1957, 61f). Diese "Selbstreferenz" ist der Motiv- und Resonanzboden für psychisierend und psychologisierend rückwirksame "Spiegel" wie den psychologischen Roman, in dem therapieanalog "eine noch nie dagewesene Bewußtheit die kleinsten seelischen Besonderheiten unter das Objektiv geraten läßt, wo sie sofort in gegenseitige Reaktionen treten, die auf die empfindlichsten Platten gebannt werden" (Gehlen 1957, 61f). Die allgemeine "staunenswerte Differenzierung des Psychischen" (Gehlen 1957, 61) reflektiert und verstärkt sich heute in einer Reihe von Verfahren, durch die immer individuellere und individualistischere Individuen "ihre Seele ebensowohl entdecken wie produzieren" (Gehlen 1957, 58; Hahn/Leitner/Willems 1986). "Millionen von ich-betonten, selbstbewußten und auf Anreicherung ihres Erlebens bedachte Menschen" (Gehlen 1957, 63) suchen und finden heute soziale Räume, in denen die Seele zu einem Gegenstand der Demaskierung und zu einem "Gegenstand der Fiktion" wird (Gehlen 1957, 64f), die auch und gerade das Idiosynkratische und Banale würdigt und "verarbeitet" (vgl. Hahn 1982, 421f). Die dabei wirksam werdenden Schemata und Methoden nehmen Inneres auf und geben ihm in einer Art Kreislauf Form, vermitteln Muster des Empfindens, Denkens, Wollens usw., die schließlich "sekundäre" innere Tatsachen darstellen. D.h.:

> Die Diffusheit des eigenen Inneren wird ja nicht dadurch aufgehoben, daß "man sich selbst am besten kennt". Vielmehr schaffen erst benennbare Differenzierungen der einzelnen Innenzustände, wie sie der moderne Roman herausarbeitet, jene subtile Landkarte für den Dschungel der Gemütslagen, die es erlaubt, sich in sich selbst zurechtzufinden, über das eigene Innere zu kommunizieren, es zu beeinflussen und es nach Vorbildern zu modeln.

> (...)
> Die Gefühle selbst, soweit sie mehr sind als ein gänzlich unbeschreibbares Gewoge von undifferenzierten Regungen, hängen schon in ihrer Bildung, und d.h.: schon bei ihrer Herauslösung aus diesem "Stimmungsmeer", von vorgängiger Selbstzuwendung ab. Diese aber ist typischerweise auf Modelle, Vorbilder und Übung angewiesen (Hahn 1982, 422f).

Entscheidend erscheint in diesem Zusammenhang, daß die therapeutischen "Innenausstatter" des Selbst auch die optimalen Aus- und Entfaltungsbedingungen des von ihnen (mit-)erzeugten Inneren bieten und damit im Gegensatz zu den meisten Daseinsbereichen stehen, die Verzichte auf persönliche Identitäts- und Moralitätsansprüche erfordern und verlangen (vgl. Luhmann 1978). Mehr denn je hängen heute auch in der Privatsphäre Partizipationsfähigkeit und Handlungserfolg davon ab, daß man sich generell beweglich, grenz- und kontingenzbewußt verhält und sich den diversen Eigenlogiken der Existenzbezirke gemäß darstellt. Der Geselligkeitscode ist *eine* Form der Beschränkung der "Selbstverwirklichung" und der psychologisch-therapeutischen Diskursivierung in der Privatsphäre. Denn:

> Es gehört zum alten Code der Geselligkeit, zu fordern, daß alle Beteiligten, so reden, daß anderen Beteiligten Anschlüsse für eigene Kommunikation offen gehalten und nahegelegt werden. Das heißt konkret: Verbot von Pedanterie und Zurschaustellung eigenen Sonderwissens, häufiger Themenwechsel, Verbot des konfliktauslösenden Widersprechens, Verbot von Witz und Spott auf Kosten Anwesender, und vor allem: Zuhören- und Schweigenkönnen. Diese Normen entmutigen eine zu persönliche Kommunikation, weil sie für andere nicht anschlußfähig ist, und sie unterbinden jeden Versuch, in die >wahren Motive< des anderen hineinzuleuchten (Luhmann 1986, 113).

Das wie immer "gebildete" Selbst hat also Grenzen (Rahmen) zu beachten und seine "Selbstverwirklichung" in passende Bereiche, Beziehungen und Situationen zu verlegen. Dieser Zwang ist u.U. mit Selbstentfremdungen verbunden, die zwar nicht heilbar, aber "behandelbar" sind.

5.5 Der Verlust der religiösen Sinngebung

Die Auflösung religiöser Orientierungen (vgl. Hahn 1974) erzeugt oder steigert die Wichtigkeit der "Selbstverwirklichung" des Individuums, das, an sich selbst glaubend und scheiternd, die Therapeutenpraxis aufsucht. Dies ist umso wahrscheinlicher notwendig, als mit der Religion "ein Kosmos von Welt- und Daseinsverständnis" (Hahn 1974, 26f) schwindet, der die Bewältigung existentieller Krisen und Belastungen ermöglicht(e).

Das unter Leidensdruck stehende Individuum sucht teilweise mit Erfolg in der Therapie, was es der Religion (im engeren Sinne) nicht mehr abnehmen kann. Weil die therapeutischen Angebote individuell anzupassen sind und als Paradiessurrogate, Kriseninterventionsmittel und (Er-)Lösungen von Problemen "lebensnah" fungieren, überbieten sie einerseits die Möglichkeiten religiöser "Seelsorge". Diese vermag andererseits Antworten auf zentrale Sinnfragen (z.B. im Hinblick auf den Tod) zu geben (vgl. Hahn 1987d), die die Therapien höchstens als Fragen "behandeln".

5.6 Ausklammerungen, Ansprüche und Balancierungen

Mit der Legitimation "eines Anspruchs auf 'Selbstverwirklichung' entspricht das Gesellschaftssystem der sozialstrukturellen Außenstellung des Individuums" (Luhmann 1984, 365), also dem Umstand, daß es in keinem der gesellschaftlichen Teilsysteme mehr "aufgeht" und innerhalb der verselbständigten, eigenrational organisierten Funktionsbereiche (der Wirtschaft, des Rechts, der Politik, der Verwaltung usw.) in der Regel sehr eng gefaßte, klar definierte Rollen auszufüllen hat. Diese lassen der Eigeninitiative nur geringe Spielräume und eignen sich kaum für die Definition und "Verwirklichung" persönlicher Identität. "Der Raum, in dem der einzelne nunmehr seine Identität zu gewinnen sucht, verengt sich auf sein Privatleben" (Hahn 1974, 48f), das begrenzt und bedingt Chancen eröffnet, ansonsten "exkommunizierte" psychische Komplexität und Impulsivität zu "entfalten" und zu "bilden".

Die Zonen und Optionen dieser "Selbstverwirklichung" haben sich einerseits vervielfältigt und sind andererseits zunehmend voraussetzungsvoll, spezifisch und leistungsabhängig geworden. Je mehr sich (auch) das Privatleben differenziert, in "Regionen" und Spezialbeziehungen aufspaltet, in die nur noch einzelne Aspekte der persönlichen Identität "eingebracht" werden können, und je mehr sich der Privatmensch zum Privatunternehmer mit individuellen Identitätsprojekten und Investitionszwängen entwickelt, die in Konkurrenzen auf Märkten (z.B. für "persönliche Beziehungen") wirksam werden, desto wichtiger wird die (Quasi-)Therapie als existentieller Sonder- und Meta-Bezirk. In ihm können im Prinzip alle systemrelativ und generell ausgegrenzten Identitätsaspekte "Bühnen" und "Spiegel" finden. Die Therapien bieten sich damit zur Lösung eines "Identitätsproblems" an, das Popitz für ein modernitätsspezifisches und -zentrales Problem hält:

> Es entstehen soziale Subjektivitäten, die keinen gesellschaftlichen Ort der Bestätigung finden, nirgends verstanden werden, nirgends hineinpassen - das unglückliche Bewußtsein in vielerlei Gestalt. Das führt nicht nur zu Außenseiter- und Aussteiger-Problemen im geläufigen Sinne. Die Diskrepanz von sozialer Subjektivität und dem angebotenen Repertoire sozialer Subjekte kann einen systematischen Charakter erhalten. Eine Gesellschaft - wie ich glaube: unsere Gesellschaft - kann einen dominanten Typus sozialer Subjektivität hervorbringen, der seiner Natur nach weder in dieser noch vermutlich in irgendeiner anderen Gesellschaft Realisierungsmuster als soziales Subjekt finden kann (Popitz 1987, 119).

Die therapeutische "Einklammerung" der (moralischen) Vorzeichen des Alltagslebens ermöglicht Tolerierungen und Achtungen "sozialer Subjektivitäten" (z.B. von Stigmatisierten), die in allen anderen Kontexten "Rahmen brechen" oder "aus dem Rahmen fallen". Überdies kann die Therapie das umgekehrte Problem lösen, nämlich vermitteln, woran in der heutigen Gesellschaft "Mangel herrscht: das Gefühl, von anderen respektiert und anerkannt zu werden, obschon man ein 'gewöhnliches Leben' führt" (Sennett 1985, 119).

Die therapeutische Behandlung veranlaßt Selbstthematisierungen, die einerseits sozial ausgegrenzte und nihilierte Selbstaspekte freisetzen. Andererseits fungieren die Therapien nicht nur als "Sammelbecken", "Ventile" und Verfahren der Selbstoffenbarung, sondern auch als Definitoren und "Arrangeure" der "Selbstverwirklichung", die diesseits und jenseits des therapeutischen Rahmens beansprucht wird und zu einem Anspruch führt. D.h. in kognitiv-kommunikativer Hinsicht:

> Das Individuum nötigt sich zur Reflexion und zur Selbstdarstellung (die nie >stimmen< kann). Es kommt damit in Schwierigkeiten, sucht dafür Hilfe und entwickelt den Zusatzanspruch auf verständnisvolle, wenn nicht therapeutische Behandlung seiner Ansprüche. Dieser letzte Anspruch auf Hilfe bei der Fundierung von Ansprüchen ist so absurd, daß es ebenso möglich ist, ihn anzuerkennen, wie ihn abzulehnen (Luhmann 1984, 366).

Der legitime und legitimierte "Anspruch auf 'Selbstverwirklichung'" muß aus den strukturellen Gründen, die ihn herbeigeführt haben, mit einer "operativen" Subjektivität gekoppelt sein, die sich durch Offenheit, Beweglichkeit und Souveränität auszeichnet. Popitz schreibt hinsichtlich der hier gemeinten generalisierten Kompetenz des "Identitätenmanagements":

> Dazu gehört die routinierte Geschicklichkeit des modernen Akteurs, ein komplexes Gefüge von Reflexionsbezügen auf sich selbst und von Ansprüchen an die Gesellschaft zu balancieren, einschließlich der Fähigkeit, jeweils auf den angemessenen Bezug umzuschalten. Die Flexibilität, die gelernt wird, schließt auch die Möglichkeit ein, sich autoritativen Fixierungen relativ leicht zu entziehen. Viele Autoritätsbeziehungen bleiben schwach und sporadisch. Dominanzen können oft relativ schmerzlos gewechselt werden (Popitz 1987, 643).

5.7 Zwänge, Motive und Kompetenzen

Unter diesen Voraussetzungen können Therapien und Quasi-Therapien, wie z.B. die Selbsterfahrungsgruppe, der psychischen "Haushaltsführung" dienen und einen Alltag kompensieren, der mit vielfältigen Zwängen und psychischen Kosten verbunden ist. Vor dem Hintergrund der alltäglichen Lebensbedingungen erscheint die (Quasi-)Therapie in verschiedenen Hinsichten als Gegenwelt: Entscheidend ist, daß sie den alltäglichen Unterlassungs- und Handlungsdurck (vgl. Goffman 1969; 1981b) generell wesentlich vermindert. Ihre lokale, symbolische und normative Entrückung aus der Alltagswelt etabliert einen von Zwängen und Folgen hochgradig freien Spiel-Raum, ein "repressionsfreies Reservat", in dem das normale Festgelegtsein durch Rollen und Handlungen (vgl. Goffman 1981b, 100) auf das "technisch" Notwendige beschränkt ist. Revisionen von Selbstdarstellungen und inkonsistentes Verhalten sind in der Therapie zumindest im Prinzip legitim. Die alltägliche Beobachter- und Beobachtungsorientierung (vgl. Goffman 1969) des Handelns und Selbsterlebens wird damit umgekehrt. An die Stelle des Prinzips "Eindruck" tritt der "Ausdruck" der Innenwelt und die Orientierung an ihr. Dem korrespondiert die Aufhebung und Auflösung von reduktiven Schematisierungen des Selbst und von inneren Selbstzwängen (vgl. Eckert 1983a). Etikettierungen und Stigmatisierungen (vgl. Goffman 1969; Bergmann 1987, 191ff) invertiert die Psychotherapie ebenso wie normative und strategische Selbstbeherrschungszwänge (vgl. Goffman 1973b, 112). Dies impliziert die Aufhebung des zeremoniellen Kodexes der Alltagsinteraktion (vgl. Goffman 1971b) und der vermehrten und verschärften Zwänge zur "dramaturgischen" Selbstvermarktung (vgl. Eckert 1983a, 150; Sennett 1985, 111; Krappmann 1976) zugunsten des "bloß Menschlichen" und "Allzumenschlichen". Dem zeremoniellen Formalismus und dem symbolischen "Kapitalismus" (vgl. Goffman 1969) stellt die Therapie ein "Reich der Freiheit" und der (Reziprozitäts-)Moral gegenüber, in dem ein auf Toleranz, Sympathie und Hilfe eingestelltes Publikum bereit- und beisteht.

Die Zwänge der alltäglichen Lebenspraxis Jedermanns sind nicht nur (latente) Therapiemotive, sondern generieren auch Kompetenzen, die der therapeutische Rahmen voraussetzt und weiterentwickelt. Eine Seite der vielseitig disponierten Subjektivität (vgl. Luhmann 1965, 55f; Geser 1980, 227f), auf der die Alltagswelt ebenso aufbaut wie die Therapie, besteht in jener Art von Zivilisation, die "gutes Benehmen" heißt. Das bedeutet: "Diskretion, Aufrichtigkeit, Bescheidenheit sich selbst gegenüber, Fairness, Beherrschung von Sprache und Motorik, Selbstbeherrschung hinsichtlich Emotionen, Neigungen und Wünschen, Gelassenheit in Streßsituationen usw." (Goffman 1971b, 86). Darüber hinaus referiert der Therapierahmen auf (Selbst-)Darstellungs- und (Selbst-)Beobachtungskompetenzen, die aus den "informationspolitischen" Verhältnissen des Alltagslebens erwachsen (vgl. Elias 1983, 159; 1980, Bd. 2, 370f). Daß eine im weitesten Sinne dramaturgisch-strategische Praxis ("impression management") in einem der Therapie partiell analogen Sinne zivilisiert (Ausdruckskontrollen, Empathie, Selbsterkenntnis, Kontingenzbewußtsein usw. erzeugt) und Zivilisationsgrundlagen schafft, an die die Therapie anzuschließen vermag, zeigt sich unter anderem im Hinblick auf die "Selbsterforschung". Diese kann sowohl eine Funktion des Strebens nach Heilung wie des Versuchs sein zu (dis-)simulieren.

> Auch derjenige, der seine Gefühle zu taktischen Zwecken verbergen will, tut ja gut daran, sich zuvor über sich selbst genauestens klar zu werden. Die Selbstkontrolle setzt insofern Selbsterkenntnis voraus. Der reflexive Blick auf das eigene Ich muß umso schonungsloser ausfallen, je sicherer die Selbstverhüllung vor anderen sein soll (Hahn 1982, 427).

Die Kompetenzen, die der therapeutische Interaktionsrahmen erfordert, werden zum Teil von sozialen Sonderkontexten (vgl. Kuzmicz 1986) erzeugt oder begünstigt. Therapiesystemisch unverzichtbare und weiterentwickelte Dispositionen z.B. "Wahrnehmungsfähigkeit", "Geschicklichkeit" (Goffman 1971b, 19), "Taktgefühl" (Goffman 1971b, 34, 47), hypothetisches Denkvermögen (vgl. Döbert et al. (Hrsg.) 1980, 23ff), Ambiguitätstoleranz, Rollendistanz (vgl. Krappmann 1976), Ausdrucksvermögen, Reziprozitätsbewußtsein und Urteilsfähigkeit sind zwar auch Jedermanns Habitusmomente. Diese werden aber in besonderem Maße und in besonderer Weise in (z.B. beruflichen Karriere-)Kontexten elaboriert, in denen sie zentrale soziale Erfolgsbedingungen darstellen.

5.8 Moral und Identität

Viele moderne Identitätsprobleme, die manifest oder latent zum Gegenstand von Therapien werden, sind wesentlich moralischer Art, d.h. bezogen auf sozial (trans-)formierte (Selbst-)Achtungsbedingungen (vgl. Luhmann 1978, 51). Soziale Tatsachen wie die Heterogenität der Moralvorstellungen und die systematische Reduziertheit von Moralisierungschancen (durch Toleranzgebote, Takt usw.) spielen in diesem Zusammenhang ebenso eine Rolle wie (Selbst-)Achtungsknappheiten, Schuldfragen und Orientierungsprobleme hinsichtlich Ich- oder Beziehungsidealen. Den Therapien erwachsen aus der moralischen Situation des modernen Menschen eine ganze Reihe von Funktionen. So dienen sie als Achtungsspender, der Selbstwert- und Geltungsprobleme aller Art kompensieren kann, und als "Bühne" legitim ungebremster Moralisierung. Ihre Funktionen erfüllen die Therapien im Rahmen einer eigenen Moral, die eine fundamentale Moraltransformation voraussetzt, fortsetzt und "ausdifferenziert".

5.8.1 Ehre und Würde

Die therapeutische Behandlung beruht einerseits auf "Einklammerungen" von Moralvorstellungen durch den Rahmen des sozialen Anlasses, durch die Technik und durch die Deutungsmuster der Psychologisierung (Pathologisierung). Andererseits entspricht die Therapie einem "Humanismus und ganz speziell einer historisch nie dagewesenen Sorge um die Würde" (Berger et al. 1975, 76), die als Moral korrelativ zum Niedergang der Ehre aufsteigt. In dem Maße wie sich im Zuge der Modernisierung die Verbindung zwischen der (Selbst-)Identifizierung des Individuums und seinen institutionellen Rollen auflöst (vgl. Berger et al. 1975, 77ff; Elias 1980, Bd. 2, 398), wird die "bloße Menschlichkeit" als moralischer (Selbst-)Bezugsrahmen wichtiger, der soziale (Rollen-)Status (Image, Prestige) relativiert und fundiert. Die Therapien, insbesondere die Gruppentherapien, forcieren die unspezifische (Selbst-)Wertschätzung des Menschen als Mensch ebenso wie die Lockerung der Identifikation mit Rollen und "'archetypischen Verhaltensmustern'"

(Berger et al. 1975, 79; vgl. Goffman 1971b, 91). In den moralischen "Intensivstationen" der Psychotherapien wird die individuelle "Menschlichkeit hinter und unterhalb der von der Gesellschaft auferlegten Rollen und Normen" (Berger et al. 1975, 79), der "nackte Charakter", der zur Zeit Molières "als komisch bühnenreif war" (Gehlen 1957, 58), garantiert hoch geachtet, und zwar nicht obwohl er nackt ist, sondern *weil* er nackt ist. Die Selbstenthüllung als solche besitzt hier auf der Basis von Würde und ihrer psychologischen Modulationen eine positive moralische Qualität, verschafft im Prinzip unabhängig vom Enthüllten und vom Enthüllenden Achtung. Die zur symbolischen (oder auch physischen) Selbstentblößung veranlassenden (Gruppen-)Therapien kontinuieren radikalisieren und spezifizieren, also die moderne "Welt der Würde".

> Was spezifisch modern ist, ist die Art und Weise, in der die Wirklichkeit dieser wesensmäßigen Menschlichkeit mit den Wirklichkeiten der Gesellschaft in Zusammenhang gebracht wird.
>
> Würde, im Gegensatz zur Ehre, bezieht sich stets auf die aller auferlegten Rollen oder Normen entkleidete, eigentliche Menschlichkeit. Sie gehört zum Ich als solchem, zum einzelnen ohne Rücksicht auf seine Stellung in der Gesellschaft.
>
> (...)
>
> In einer Welt der Würde im modernen Sinn ist die soziale Symbolik, die die Interaktion der Menschen beherrscht, eine Verkleidung. Die Wappenschilder verbergen das wahre Ich. Gerade der nackte Mann, und noch spezifischer der nackte Mann, der seiner Sexualität Ausdruck gibt, ist es der sich selbst wahrer darstellt (Berger et al. 1975, 79-81).

Spontaneität, Authentizität, Ehrlichkeit und Intimität werden mit der therapeutischen (Würde-)Moral zu Selbstverwirklichungsmaßstäben (vgl. Sennett 1983; 1985), die als generalisierte Bezugsrahmen (Selbst-)Entfremdungen nach sich ziehen und die "Persönlichkeit" gefährden können, von der Georg Simmel (1983, 142) sagte, daß sie "von einer gewissen Sphäre von Reserve und Unnahbarkeit umgeben" sei. Als optimale "Welt der Würde" bietet sich jenseits des Alltags die (Quasi-)Gruppentherapie an, wo man von sozialen Trennungen und Distanzen aller Art uneingeschränkt "Mensch" sein kann und lernt, sich als "Mensch" an der eigenen (reflexiv zu spezifizierenden) Individualität zu orientieren. Das Individuum, das an die Stelle von religiösen Moralen, die das Selbst transzendieren (vgl. Hahn 1972, 415f; Goffman 1981b, 42f), sich selbst als "emanzipierte" und zu "emanzipierende" Identität setzt, gerät dabei und dadurch in die problematische Situation, einerseits auf "Selbstdarstellung" verzichten zu sollen (und zu wollen) und andererseits auf Darstellung von Individualität angewiesen zu sein. Je weniger das "Wappenschild" der Ehre gilt (vgl. Berger et al. 1975, 79), desto mehr muß gerade unter den heutigen (Un-) Wissensbedingungen die soziale Anerkennung zu einer Funktion von darstellerischer Ich-Leistung (persönlicher Individualitätsdarstellung) werden und desto fixierter wird das Individuum auf die zu erwerbende Anerkennung anderer "Menschen". Insbesondere auf den "Märkten für persönliche Beziehungen" entstehen damit in der Nachfolge der Ungleichheiten der Ehre und der Chancen, Ehre zu erwerben, neue Identitätsprobleme und Asymmetrien der Achtungsabhängigkeit. Letzterer entspricht ein eigentümliches Machtverhältnis, das auch im Kontext der Gruppentherapie eine Rolle spielt. Generell gilt:

> Ist einer der Beteiligten relativ weniger an die Anerkennung durch den anderen gefesselt, kann er die Überlegenheit relativ größerer Unabhängigkeit jederzeit ausnutzen. Mächtiger, kraft Anerkennung und Anerkennungsentzug mächtiger, ist jeweils der weniger Verletzbare (Popitz 1987, 646).

5.8.2 Die (Trans-)Formation der Schamgefühle

In allen therapeutischen Kontexten generieren Asymmetrien der Achtungsabhängigkeit und der Selbstkontrolle Schamängste, die Steuerungs- und Machtbasen darstellen. In der Gruppentherapie gilt in besonderer Weise, nämlich im Sinne der Normativität der Gruppe, was Sennett hinsichtlich der Genese von Beherrschungschancen durch beschämende Selbstbeherrschung schreibt: "Jemand, der seine Fähigkeiten geordnet und arrangiert hat, der deshalb über Selbstbeherrschung verfügt - diese autonome Person kann andere dadurch disziplinieren, daß sie ihnen Schamgefühle einflößt" (Sennett 1985, 113).

Die Therapien, die auf der Basis ihrer Moralvorstellungen und Moralisierungen Schamgefühle erzeugen, tragen gleichzeitig zum Ab- und Umbau von Schamgefühlen bei. So wird der Patient, der beschämende Momente seiner Biographie bekennt, dafür mit Achtung belohnt und auf vielfältige Weise ermutigt, seine Schamgefühle abzubauen und deren moralische Voraussetzungen zu ändern. Das dem zugrundeliegende Deutungsmuster impliziert das der Ehre entgegengesetzte (Selbst-)Ideal "der 'acceptance' - d.h. einen Menschen nehmen, wie er ist" (Gehlen 1957, 43) und sich selbst (im Rahmen der Entfaltung seiner individuellen "Menschlichkeit") nehmen, wie man ist. Neben dieser (Um-)Orientierung und der generellen Lockerung und Reduktion von "Über-Ich-Forderungen" durch die therapeutische (Moral-)Doktrin sind es Strukturen der "Umkonditionierung" (vgl. Elias 1980, Bd. 2, 403f), wie der psychische Blockaden und Zensuren brechende Stil der Selbstthematisierung, und Erfahrungen, wie das induzierte Erlebnis der Normalität der Abweichung, die Schamgefühlen entgegenwirken und Selbstachtungsgewinne bewirken. Im Kontext der therapeutischen Gruppe ist zudem entscheidend, daß ein "Klima" gesteigerter Intimität und eine gemeinsame Haltung der Empathie entsteht, die dazu führt, daß die Aufmerksamkeit der Gruppenmitglieder Punkte negiert, an deren "Erregung sich jenes peinliche Spiel zwischen Exaggerierung und Herabdrückung des Ichgefühles knüpfen könnte" (Simmel 1983, 146).

Daß therapeutische Gemeinschaften die relative "Schamlosigkeit" anderer Intimgruppen überbieten, die die "gewissen Dinge" der Biographie ausklammern müssen, in denen "das ganze oder das differenzierteste Ichbewußtsein in Frage steht und die uns auch den Intimsten als ein Nicht-Ich empfinden lassen" (Simmel 1983, 146f), hat seinen strukturellen Grund in den therapeutischen Rahmenbedingungen. Diese verstärken die "amoralische" Tendenz der Gruppe, die Simmel wie folgt beschreibt:

> Diese Deutung des Schamgefühles trifft nicht minder mit der Tatsache zusammen, daß es völlig zu versagen pflegt, sobald die Handlung, durch die es sonst provoziert wird, in Gemeinschaft mit vielen anderen Personen geschieht.
>
> (...)
>
> Für die Gruppe, in der der Einzelne verschwindet, ist der Mangel an Schamgefühl bezeichnend.
>
> (...)
>
> Nur das ganz selbständige, für sich verantwortliche Ich gibt den Rahmen ab, innerhalb dessen nun die Betonung und die Herabsetzung seiner selbst in jene charakteristische Reibung miteinander treten können (Simmel 1983, 146f).

Die therapeutische (therapiemoralische) Transformation des Selbst bezieht sich auf psychische Strukturprobleme, die einerseits in einer moralischen Überkomplexität und (oder) Überfixierung des Selbst bestehen. Vor allem Menschen mit hohen und feststehenden Ansprüchen (an sich und die Welt) bzw. Menschen, "die aus persönlichen, verinnerlichten Werthaltungen heraus 'nach Prinzipien' handeln" (Gehlen 1957, 42), sind potentielle "Fälle" therapeutischer Deidentifikation, Deregulation und Flexibilisierung. Dies schließt die "Behandlung" des unendlich vielfältig "gefühlten Gegensatzes unserer Subjektivität gegen eine Norm" mit ein (Simmel 1983, 141). Andererseits (am anderen Ende des Kontinuums moralischer Strukturprobleme des Selbst) erfüllen Therapien Strukturierungsfunktionen und wirken, indem sie ein "Über-Ich" aufbauen oder "aufrichten", innerer Haltlosigkeit, Desorientierung, Diffusion und Schwäche entgegen. Die damit verbundenen "Umbauten" von Erwartungsstrukturen sind allerdings riskant. Denn:

> Erwartungen lassen sich zu Ansprüchen verdichten. Das geschieht durch Verstärkung der Selbstbindung und des Betroffenseins, die man in die Differenz Erfüllung/Enttäuschung hineingibt und damit aufs Spiel setzt. Auch dies ist nahezu voraussetzungslos möglich, allerdings nur mit entsprechend gesteigertem Risiko. Entsprechend ist der Prozeß interner Anpassung an Erfüllungen bzw. Enttäuschungen komplexer und erscheint im System als Gefühl. Im Übergang von Erwartungen zu Ansprüchen erhöht sich die Chance und Gefahr der Gefühlsbildung, so wie man umgekehrt Gefühle abdämpfen kann, wenn man sich auf bloßes Erwarten zurückzieht (Luhmann 1984, 362f).

5.8.3 Achtung und Selbstachtung

G.H. Mead hat gezeigt, daß das personale Identitätsbewußtsein auf der Basis der Fähigkeit, imaginativ in die Rollen anderer zu schlüpfen, von der Gruppe vermittelt wird. "Das, was der einzelne 'ist', erfährt er wie in einem Spiegel (...) zuerst durch die Reaktionen des sozialen Gegenübers auf sein Handeln" (Hahn 1987c, 9). Die Bedeutungen, die die sozialen "Spiegel" reflektieren, bleiben auch nach einer Bildung eines "objektiven Subjekts" identitätsmaßgebend. D.h., daß sich auch die entwickelte "Persönlichkeit" den Reaktionen der relevanten Mithandelnden nur begrenzt entziehen kann. Goffman (1973a) macht deutlich, daß selbst hochgradig "innengesteuerte" Menschen der wirklichkeitssetzenden und (oder) —zersetzenden Kraft der "spiegelnden" Umwelt massiv unterworfen sind:

> Ein inhaftierter Kriegsdienstverweigerer berichtet aus seiner eigenen Erfahrung:
>
> Erwähnen möchte ich hier noch wie eigenartig schwer es mir fällt, mich unschuldig zu fühlen. Ich kann mir ohne weiteres die Auffassung zu eigen machen, daß ich hier für ähnliche Straftaten büße, wie sie den anderen Männern vorgeworfen werden, und ich muß mir von Zeit zu Zeit ins Gedächtnis rufen, daß eine Regierung, die an die Freiheit des Gewissens glaubt, tatsächlich niemanden dafür bestrafen sollte, daß er sie praktiziert. Folglich empfinde ich gegenüber den Zuständen im Gefängnis nicht die

> Empörung eines unschuldig Verurteilten oder Märtyrers, sondern den Ärger eines Schuldigen, der glaubt, seine Strafe sei härter, als er es verdient, und er werde zudem von Leuten bestraft, die selbst nicht frei von Schuld sind (Goffman 1973a, 62).

Goffman beschreibt andererseits das Wirken einer basalen Subjektivität, die sich von Identitätszumutungen verschiedenster Art distanziert und eine Art Spiegel-Management im Dienste der Selbstachtung betreibt. Jedermann verfügt demnach über Fähigkeiten und tendiert dazu, sich sozialen Kontrollen, Beeinflussungs- und Durchdringungsversuchen zu widersetzen, die sein Selbstverständnis und sein Selbstwertgefühl gefährden oder verletzten. Eine wichtige Möglichkeit, "sich den verheerenden psychischen Folgen einer Verinnerlichung und Umkehrung der sozialen Ablehnung in Form der Selbstablehnung zu entziehen" (McCorkle/Korn, zit. n. Goffman 1973a, 62), besteht in der Partizipation an einer gegenkulturellen "Lebensform", wie sie die gruppentherapeutische Kultur darstellt. Diese vermag nicht nur einen sozialen Achtungsmangel auszugleichen, sondern auch zur (Re-)Stabilisierung und Entwicklung einer Selbstachtung beizutragen, "mit der die Teilnehmer sich in begrenztem Umfange von den Fluktuationen des Achtungsmarktes unabhängig machen (oder doch unabhängig fühlen) können und die ihnen das Prätendieren und Inanspruchnehmen von Achtung beim Eintritt in neue soziale Beziehungen erleichtert" (Luhmann 1978, 48).

Die Bedeutsamkeit der Selbstachtung liegt angesichts sozialer "Kurswertprobleme" in ihrer Funktion als innere "Gegenstabilisierung" (Luhmann 1978, 48), die autonomisiert und zugleich (und mit psychischen Gewinnen) die soziale Erfolgswahrscheinlichkeit steigert. Denn: "Wer sich selbst achtet und damit zum Ausdruck bringt, daß er den eigenen Ego/Alter-Synthesen traut, hat die Achtung anderer schon halb gewonnen" (Luhmann 1978, 48) und daher beste Aussichten, Selbstachtung, Selbstvertrauen und Selbstsicherheit zu stützen und zu steigern. Die Bedingungen für die Entfaltung dieser heilsamen Wechselwirkung sind in der modernen Gesellschaft optimal, und zwar aus Gründen des strukturellen "Realitätsverlustes" (vgl. Gehlen 1957) und der damit verbundenen systematischen Beurteilungsunfähigkeit hinsichtlich fremden Tuns und Sein. D.h.: Je weniger man den anderen wahrnimmt, kennt und (oder) zu "evaluieren" vermag, desto mehr gibt man auf seine anscheinende Selbstbeurteilung. Mit den Worten einer Romanfigur Thomas Manns heißt das:

> Es ist Tatsache, alle Welt ist viel zu angelegentlich mit sich selbst beschäftigt, als daß man ernstlich eine Meinung über einen anderen zu haben vermöchte; man akzeptiert mit träger

> Bereitwilligkeit den Grad von Respekt, den du die Sicherheit hast, vor dir selber an den Tag zu legen. Sei wie du willst, lebe wie du willst, aber zeige kecke Zuversicht und kein böses Gewissen, und niemand wird moralisch genug sein, dich zu verachten. Erlebe es andererseits, die Einigkeit mit dir zu verlieren, die Selbstgefälligkeit einzubüßen, zeige, daß du dich verachtest, und blindlings wird man dir recht geben (Mann 1987, 154).

Der Spielraum der (Re-)Generierung und der Darstellung von Selbstachtung, die sozial gleichermaßen vielfältig gefährdet und (z.B. durch Abwesenheit und Takt) geschützt wird, ist natürlich begrenzt. Normen, Rollen, Kontrollen, Transparenzen u.a.m. sind limitierende (Erfolgs-)Bedingungen der Selbstachtungsdarstellung. Ebenso besteht ein realer sozialer Bestätigungsbedarf des Einzelnen, dessen "Selbst-Anerkennung mit sozialer Anerkennung" (Popitz 1987, 637) mehr oder weniger locker, aber kaum auflösbar verknüpft ist. Therapien sind also Selbstachtungsgeneratoren, deren "Transfererfolg" von der sozialen Akzeptabilität und Akzeptiertheit des Patienten abhängt. Dieser kann sich im therapeutischen Rahmen gleichsam moralisch aufladen und (um-)bilden, und zwar in dem Maße, wie er den Therapeuten oder (und) die Gruppe achtet (vgl. Popitz 1987, 633).

Der geachtete Therapeut, der durch den Erweis und den Entzug von Achtung fixiert, steuert und beeinflußt, gehört zu den Spezialisten, die das "Geheimnis der Menschenführung" kennen und nutzen. D.h., er erzeugt die Überzeugung und operiert mit der Überzeugung anderer, "es lohne sich wirklich für sie, wenn *er* Achtung vor *ihnen* empfinde" (Popitz 1987, 633). Die Fixierung an die Achtung der geachteten anderen motiviert hier wie anderswo die An- und Übernahme ihrer Achtungsbedingungen. "Um ihre maßgebende Anerkennung zu erringen, übernehmen wir ihre Perspektiven und Kriterien und bemühen uns zu tun, was sie von uns erwarten" (Popitz 1987, 633).

6 Zusammenfassung und Schluß

Die vorliegende Arbeit verfolgte das Ziel, Voraussetzungen, Strukturen ("innere Logiken") und Funktionen psychotherapeutischer Verfahren herauszuarbeiten. Der Vergleich heterogener Therapieansätze erbrachte einerseits den Nachweis struktureller und funktionaler Übereinstimmungen, Ähnlichkeiten und Kontinuitäten ("kleinste gemeinsame Nenner"), und zwar im Hinblick auf diverse Individualtherapien (Psychoanalyse, konstruktivistische Therapie), Gruppentherapien und Quasi-Gruppentherapien. Andererseits wurden im Bezug auf diese Therapieformen Differenzen der Interaktionssystemtypen, Techniken und Deutungsmuster (Psychologien) bestimmt und auf (Trans-)Formationen ihres psychischen und sozialen "Unterbaus" zurückgeführt. Schließlich ging es darum, das therapeutische Feld als Ganzes in einen zivilisations- und modernitätstheoretischen Zusammenhang zu stellen.

Die Resultate dieser Untersuchung lauten in Thesen:

1. Den psychotherapeutischen Interaktionssystemen liegen am Modell der Arzt/Patient-Beziehung orientierte Rollendefinitionen zugrunde, die im Sinne verfahrenstechnischer Festlegungen von Interaktionsrollen und Selbstbezügen abgewandelt werden.

2. Die therapeutischen Interaktionssysteme und die psychologischen Diskurse implizieren Strukturen, die relativ autonome Sinnwelten hervorbringen und Grenzen ziehen, die Alltagswirklichkeiten teils ausblenden und teils transformieren.

3. Während Individualtherapien (wie die Psychoanalyse) den Patienten sozial "abkoppeln", "technisch" entsubjektivieren und einer tendenziell totalen Kontrolle und Beeinflussung unterwerfen, ermöglicht die therapeutische Gruppe spezifische symmetrische Interaktionen und Vergemeinschaftungen, denen eigentümliche (Selbst-)Kontroll- und Distanzierungschancen der Patienten entsprechen.

4. Die therapeutischen Settings ziehen innere Systemgrenzen, die zum Teil moralisch signifikante Ritualisierungen darstellen. Die Form des Settings determiniert zugleich die "informationspolitischen" Spielräume der Akteure. Jede therapeutische Praxis ist auch eine rollenspezifisch "dramaturgische" Praxis, die den Therapeuten komplementär zur Degradierung des (der) Patienten strategisch privilegiert. Damit wird die Autorität (bzw. das Charisma) des Therapeuten erhalten und gesteigert.

5. Die therapeutischen Verfahren stellen Habitusanforderungen, die die Selektivität der Patientenrekrutierung bestimmen. Neben systematischen Unterschieden der Publikumsselektivität zwischen Individualtherapien einerseits und Gruppentherapien andererseits zeigen sich technik- und deutungsmusterspezifische Rekrutierungslogiken, die teilweise latente (z.B. Distinktions-)Funktionen erfüllen.

6. Das therapeutische Feld ist ein (Teil-)Markt, der sich aufgrund gesellschaftlicher und gruppenspezifischer Bedürfnisse und Kompetenzen konstituiert, differenziert und transformiert. Dem Aufstieg der Gruppentherapien korrespondiert eine "modernisierte", durch Beweglichkeit und Reflexivität ausgezeichnete Subjektivität, die ein individuelles Emotionen- und Identitätenmanagement betreibt. Dabei wird psychische Komplexität in "eingeklammerten" persönlichen Beziehungen entfaltet und aufgebaut.

7. Die psychologischen Deutungsmuster fundieren die therapeutische Interaktion und geben diesseits und jenseits des Therapierahmens individuell spezifizierbaren Sinn. Im therapeutischen Sozialisationsprozeß werden generative Sinnstrukturen ("Schlüssel") internalisiert, die den "Normalfall" zum Autor biographischer und lebenspraktischer Deutungen (Beschreibungen) machen.

8. Therapeutische "Systemgeschichten" sind durch Vorerwartungen bedingt, an die sich interaktionelle Erwartungsbildungen anschließen. Unter der "Regie" des Therapeuten "sedimentieren" sich zunehmend Hintergrundserwartungen des Patienten, die Prämissen seines Verhaltens und seiner Selbstentwicklung darstellen. In diesem Zusammenhang spielen verdeckte und subtile Instruktionen und "Verstärkungen" des Therapeuten eine zentrale Rolle.

9. Therapeutische Beeinflussungen setzen außer dem Verfahrensrahmen spezifische psychische Dispositionen (Achtungsabhängigkeit, Identifikationsbereitschaft, Konditionierbarkeit) voraus. Diese werden von teilweise verfahrenserzeugten Knappheiten (der Orientierung, der Distanz, des Wohlbefindens usw.) gesteigert, die für eine unterschwellige und durch Unterschwelligkeit höchst effektive Beeinflussung disponieren. Im "Reservat" der Therapie findet also eine "repressionsfreie" und "unsichtbare" soziale Kontrolle und Modifikation des Selbst statt, die die Bedingungen ihrer Möglichkeit miterzeugt.

10. Diesem Stil der Beeinflussung korrespondiert eine "technische" Beziehungsdefinition, die den Patienten als Subjekt seiner (Wieder-)Herstellung und den Therapeuten als (neutrales) Instrument vorstellt. Damit werden Distanzierungen prinzipiell sinnlos, "behandelbar" und "verwendbar". In der Psychoanalyse wie in der sich ihr entgegensetzenden konstruktivistischen Therapie wird der "Widerstand" gegen eine Veränderung zu einem entscheidenen Ansatzpunkt für eine Veränderung. Die therapeutische (Wieder-)Herstellung von Subjektivität bedient sich auch darüber hinaus entsubjektivierender Mittel ("Rahmenfallen", "Regressionen", "Blockierungen" usw.).

11. Therapeuten befriedigen und erzeugen im Rahmen ihrer psychologischen und "technischen" Definitionen Sinnbedürfnisse. Dies geschieht auf der Basis von z.T. verfahrensspezifischen "strategischen" Prinzipien. So spielt der Analysand eine explikativ-expressive Hauptrolle, während der Psychoanalytiker als "Seelenlenker" kanonisierte Sinnelemente vermittelt und fallspezifisch anpaßt.

12. Im Vergleich der Psychoanalyse mit neueren Verfahren offenbart sich eine Reihe struktureller Transformationen, die vor dem Hintergrund gesellschaftlicher Wandlungen zu verstehen sind. Dargestellt wurden:

    - ein Bedeutungsverlust und eine Funktionsverschiebung von Bekenntnissen und Biographisierungen,

    - eine Verschiebung der Orientierung von der Vergangenheit auf die Gegenwart und die Zukunft,

    - eine über die psychoanalytische Lockerung des "Über-Ichs" hinausgehende "Dynamisierung" des Ichs,

- eine psychologische (Auto-)"Poetisierung",

- ein Bedeutungsgewinn direkter Selbsterlebnisse, Glücksproduktionen und "positiver" Körpererfahrungen,

- eine tendenzielle Individualisierung und Flexibilisierung der Behandlung.

13. Die diversen therapeutischen Verfahrensweisen und Deutungsmuster geben in gewissem Umfang strukturell analogen Sinn, der sich generell durch eine die Religion überbietende (Fall-)Spezifizierbarkeit und "Lebensnähe" auszeichnet. Die Effektivität therapeutischer Sinngebung resultiert zudem aus ihrer (quasi-)wissenschaftlichen Geltung, die die Psychoanalyse mit existentiell relevanter Orientierung und mit spezifischen Distinktionsgewinnen verbindet. Auf dieser Basis können Sinnprobleme "behandelt" werden, aber auch entstehen.

14. Die Psychoanalyse ist insofern das "Urbild" neuerer individual- und gruppentherapeutischer Verfahren, als sie

- die Selbstenthüllung verhüllt (Geheimnisgrenzen zieht),

- einen Sonderausführungsrahmen etabliert,

- "Anomie institutionalisiert",

- die "Homo clausus-Selbsterfahrung" kompensiert,

- Rahmenbedingungen herstellt, die Suggestionen und Lernprozesse begünstigen,

- den Therapeuten als charismatischen Führer aufbaut,

- die Macht und die Beeinflussung des Therapeuten verdeckt,

- Moral "einklammert" und gleichzeitig moralisch steuert,

- Ich-Autonomie idealisiert, Ansprüche des "Über-Ichs" reduziert und "Abwehrmechanismen" lockert,

- Authentizität und "Selbstfindung" als Prämissen und Ziele setzt und

- Selbstbeherrschung in den Dienst von "Selbstverwirklichung" sowie "Selbstverwirklichung" in den Dienst von Selbstbeherrschung stellt.

15. Die im therapeutischen Feld aufgestiegene (marktgängige) Gruppentherapie unterscheidet sich von der Individualtherapie, formal betrachtet, durch die "Multipolarität" ihres Interaktionssystems und durch den alltagsnahen "Mikrokosmos", den die Patienten bilden. Deren "Figuration" bringt im Zusammenspiel mit dem Therapeuten und unter der Voraussetzung von Systemgrenzen wie dem Sonderausführungsrahmen spezifische Erlebnis-, Erfahrungs- und Handlungspotentiale hervor. Diese werden vor dem Hintergrund von alltäglichen Existenzbedingungen funktional und attraktiv.

16. Individual- und Gruppentherapien zeichnen sich durch unterschiedliche Systemprobleme aus, und zwar hinsichtlich der Patienten auf den Ebenen

    - der Motivierung,
    - der Kostenbewältigung ("negative Erfahrungen"),
    - der Habitusanforderungen,
    - der Ressourcenverteilung,
    - der "Arbeitsteilung",
    - der Affekt- und Konfliktverarbeitung,
    - der Informationskontrolle (Diskretion) und
    - der Kontingenzreduktion.

17. Psychotherapien können einer zivilisatorisch spezifisch voraussetzungs- und effektvollen Emotionenbehandlung dienen, die

    - entdistanziert,
    - eine affektive "Abreaktion" und "Reinigung" bewirkt,
    - "Angstlust" ("Action") erzeugt,

- problematische Bedeutungen von Gefühlen verändert,
- Hemmungen abbaut,
- diffuse Gefühle überformt und
- Selbstkontrollen im Sinne sozialer Handlungskompetenz und "Selbstverwirklichung" herstellt.

Gruppentherapien ermöglichen darüber hinaus

- einen reziproken Austausch von Gefühlen,
- interpersonale Lernprozesse auf der Basis von Gefühlen ("Emotionales Lernen"),
- moralische Gewinne (Geltung, Selbstachtung) durch die Darstellung und Umwandlung von Gefühlen und
- die Entwicklung eines die Selbstveränderung begünstigenden "Gruppenklimas".

18. Psychotherapien sind Geheimnisräume, die

- Ehrlichkeit normieren,
- belastende Geheimnisse freisetzen,
- das alltägliche "impression management" umkehren und kompensieren,
- Überschreitungen symbolischer Grenzen erlauben,
- der "Subjektivitäts-" und "Identitätspflege" (Selbstsorge) dienen.

Gruppentherapien ermöglichen und stimulieren zudem reziproke

- bekenntnisvermittelte Intimisierungen,
- Lernprozesse auf der Basis von Aufrichtigkeit und
- selbstachtungssteigernde Erfahrungen normalen Elends "hinter den Fassaden".

19. Psychotherapeutische Prozesse sind wesentlich moralische Prozesse, d.h. bezogen auf Achtungsbedingungen, Achtungssubjekte und Achtungserweise. Gruppentherapien überbieten die moralische Effektivität von Individualtherapien, weil sie nicht nur durch den Therapeuten sondern auch durch die Autoritäten der Gruppe und einzelner Patienten wirken. Diese Autoritätstypen machen die Gruppentherapie in Verbindung mit anderen Rahmenbedingungen typischerweise zu einem existentiellen "Zentralspiegel".

20. Individual- und Gruppentherapien generieren auf systematisch unterschiedliche Weise Erfahrungen. Gruppentherapien steigern das Erfahrungspotential von Individualtherapien dadurch, daß sie

- reziproke Transparenz normieren,

- Rahmenbrüche unter Gleichen lizensieren,

- ein Forum symmetrischen Konfligierens bilden,

- Lernen am Modell des Mitpatienten ("Zuschauertherapie") ermöglichen,

- lebensnahe "Probeläufe" vor normalen und normalisierenden "Spiegeln" institutionalisieren und (damit)

- ein Lernmilieu darstellen, das die Genese generalisierbarer Kompetenzen fördert.

21. Psychotherapeutische Interaktionssysteme steuern sowohl die Biographisierung als auch den (Innen-)Lebenslauf über Bekenntnisse und Bekenntnisse reflektierende Diskurse. In Gruppentherapien können Biographisierungen auf der Ebene der Patienteninteraktion bzw. der Gruppendynamik als Probleme "behandelt" und als Problemlösungen instrumentiert werden.

22. Das therapeutische Feld ermöglicht die Befriedigung gesellschaftlich erzeugter oder geprägter Bedürfnisse. Das heißt unter anderem:

- "herrschaftsfreie Diskurse",

- "Spiegelungen" sozial (systemisch) ausgegrenzter psychischer Komplexität und Impulsivität,

- Selbstkultivierungen bezüglich sozial belangloser oder stigmatisierter Identitätsmomente,

- Erzeugungen psychischer Ausnahmezustände und

- individuelle (Auto-)Kompensationen" struktureller Dauerbelastungen ("Rollenstreß").

In bezug auf die moralische Identitätsproblematik des modernen Menschen fungiert die Psychotherapie

- als "Spiegel" des "bloß Menschlichen" und des "Allzumenschlichen",

- als (Trans-)Formator von Schamgefühlen und Schamgrenzen,

- als Generator von Achtung und Selbstachtung,

- als Basis der Distanzierung von moralischen Zumutungen und

- als Anreger und Außenhalt von Normalisierungen.

7 Literatur

Adler, H. (1984): Die Rolle des Analytikers im Heilungsprozeß. In: Psyche. 11, S. 993-1022.

Ahlert, R. (1982): Gegen und Nehmen im analytischen Prozess aus dem Blickwinkel der Supervision. In: Analytische Psychologie. Bd. 13 (4), S. 262-267.

Arbeitsgruppe Bielefelder Soziologen (Hrsg.) (1973): Alltagswissen, Interaktion und gesellschaftliche Wirklichkeit. Hamburg.

Argelander, H. (1985): Betrachtungen über die Begründung psychoanalytischer Regeln. In: Friedrich V. (Hrsg.) 1985, a.a.O., S. 11-21.

Ariés, P. et al. (Hrsg.) (1984): Die Masken des Begehrens und die Metamorphosen der Sinnlichkeit. Zur Geschichte der Sexualität im Abendland. Frankfurt/Main.

Ariès, P.; Béjin, A.; Foucault, M. (1982): Die Masken des Begehrens und die Metamorphosen der Sinnlichkeit. Zur Geschichte der Sexualität im Abendland. Frankfurt/Main.

Armstrong, D. (1987): Sagen und Hören: Das Problem der Sicht des Patienten. In: Hahn, A.; Kapp, V. (Hrsg.) 1987, a.a.O., S. 193-207.

Arnold, R. (1983): Deutungsmuster. In: Zeitschrift für Pädagogik, 29. Jg., S. 893-912.

Assmann, A; Assmann, J. (Hrsg.) (1987): Kanon und Zensur. Archäologie der literarischen Kommunikation II.

Assmann, J. (1987): Sepulkrale Selbstthematisierung im Alten Ägypten. In: Hahn, A.; Kapp, V. (Hrsg.) (1987): Selbstthematisierung und Selbstzeugnis: Bekenntnis und Geständnis. Frankfurt/Main.

Auwärter, M.; Kirsch, E.; Schröter, K. (Hrsg.) (1976): Seminar: Kommunikation, Interaktion, Identität. Frankfurt/Main.

Bahrdt, H.P. (1982): Identität und biographisches Bewußtsein. Soziologische Überlegungen zur Funktion des Erzählens aus dem eigenen Leben für die Gewinnung und Produktion von Identität. In: Brednich, W. et al. (Hrsg.) 1982, a.a.O., S. 100-120.

Balint, M. (1972): Angstlust und Regression. Beitrag zur psychologischen Typenlehre. Stuttgart.

Bandura, A. (1976): Lernen am Modell. Stuttgart.

Bartling, G.; Fiegenbaum, W.; Krause, R. (1980): Reizüberflutung: Theorie und Praxis. Stuttgart, Berlin, Köln, Mainz.

Bateson, G. (1985): Ökologie des Geistes. Anthropologische, psychologische, biologische und epistemologische Perspektiven. Frankfurt/Main.

Beck, U. (1986): Risikogesellschaft. Auf dem Weg in eine andere Moderne. Frankfurt/Main.

Becker, V.; Hemminger, H. (1985): Schlußgespräch. In: Hemminger, H.; Becker, V. 1985, a.a.O., S. 413-421.

Beckmann, D. (1972): Die Abhängigkeit des einzelnen von Gruppenprozessen. In: Gruppendynamik 3, S. 62-76.

Beckmann, D. (1977): Übertragungsforschung. In: Handbuch der Psychologie. Klinische Psychologie, Bd. 8, hrsgg. v. Pongratz J., S. 1242-1256.

Beier, C. (1983): Krankheit, Konflikt und soziale Kontrolle: eine empirische Untersuchung subjektiver Sinnstrukturen. Opladen.

Beier, C. et al. (1984): Gesundheitsverhalten und Krankheitsgewinn: zur Logik von Widerständen gegen gesundheitliche Aufklärung. Opladen.

Beier, E.G. (1966): The silent language of Psychotherapy. Social Reinforcement of Unconscious Processes. Chicago.

Béjin, A. (1982): Niedergang der Psychoanalytiker, Aufstieg der Sexologen. In: Ariès, P. et al. (Hrsg.) 1982, a.a.O., S. 226-252.

Bellebaum, A. (Hrsg.) (1985): Helfen und helfende Berufe als soziale Kontrolle. Opladen.

Bellebaum, A. (Red.) (1972): Die moderne Gesellschaft: Formen des menschlichen Zusammenlebens; Familie, Beruf und Freizeit, Verkehr, Wirtschaft und Politik, Umwelt und Planung. Freiburg/Breisgau.

Bentley, E. (1970): Theater and Therapy. In: New American Review, 8, S. 131-152.

Berger, P.L. (1972): Auf dem Weg zu einem soziologischen Verständnis der Psychoanalyse. In: Wehler, H.-U. (Hrsg.), 1972, a.a.O., S. 155-169.

Berger, P.L.; Berger, B.; Kellner, H. (1975): Das Unbehagen in der Modernität. Frankfurt, New York.

Berger, P.L.; Luckmann, T.(1969): Die gesellschaftliche Konstruktion der Wirklichkeit. Frankfurt/Main.

Bergmann, J. (1980): Interaktion und Exploration. Eine konversationsanalytische Studie zur sozialen Organisation der Eröffungsphase von psychiatrischen Aufnahmegesprächen. Dissertation Konstanz.

Bergmann, J. R. (1985): Flüchtigkeit und methodische Fixierung sozialer Wirklichkeit. Aufzeichnungen als Daten der interpretativen Soziologie. In: Bonß, W.; Hartmann, H. (Hrsg.) 1985, a.a.O., S. 299-320.

Bergmann, J. R. (1987): Klatsch: zur Sozialform der diskreten Indiskretion. Berlin, New York.

Bernfeld, S. (1978): Psychoanalyse als Gespräch. In: Psyche, 4, S. 355-373.
Bitter, W. (Hrsg.) (1971): Angst und Schuld in theologischer und psychotherapeutischer Sicht. Stuttgart.
Bléger, J. (1966): Psycho-Analysis of the Psycho-Analytic Frame. In: Int. J. Psycho-Anal., 48, S. 511-519.
Blok, A. (1979): Hinter Kulissen. In: Gleichmann, P. et al. (Hrsg.) 1979, a.a.O., S. 170-194.
Bonß, W.; Hartmann, H. (Hrsg.) (1985): Entzauberte Wissenschaft. Zur Relativität und Geltung soziologischer Forschung. (Soziale Welt, Sonderband 3). Göttingen.
Bonß, W.; Hartmann, H. (Hrsg.) (1985): Entzauberte Wissenschaft. Zur Relativität und Geltung soziologischer Forschung. (Soziale Welt, Sonderband 3). Göttingen.
Böschemeyer, U. (1977): Die Sinnfrge in Psychotherpie und Theologie. Die Existenzanalyse und Logotherapie Viktor. E. Frankls aus theologischer Sicht. Berlin, New York.
Bourdieu, P. (1982): Die feinen Unterschiede: Kritik der gesellschaftlichen Urteilskraft. Frankfurt/Main.
Bourdieu, P. (1987): Sozialer Sinn. Kritik der theoretischen Vernunft. Frankfurt/Main.
Braun, H. (1984): Helfen im Sozialstaat. Zum Verhältnis von "gemeinschaftlichen" Handlungsmustern und "gesellschaftlichen" Problemlösungen. In: Braun, H.; Hahn, A. (Hrsg.): Kultur im Zeitalter der Sozialwissenschaften. Friedrich H. Tenbruck zum 65. Geburtstag. Schriften zur Kultursoziologie, Bd. 4, Berlin, S. 93-111.
Braun, H.; Hahn, A. (Hrsg.): Kultur im Zeitalter der Sozialwissenschaften. Festschrift für F.H. Tenbruck. Berlin.
Brednich, R.W.V. et al. (Hrsg) (1982): Lebenslauf und Lebenszusammenhang: autobiographische Materialien in der volkskundlichen Forschung. Freiburg.
Bühler, K.-E. (1983): Das Schweigen im ärztlich-therapeutischen Gespräch. In: Hahn, P.; Herdieckerhoff, E. 1983, a.a.O., S. 89-99.
Bühler, K.-E. (1986): Die Biographik als integrierendes Element in der Psychotherapie. In: Integrative Therapie 1-3, S. 110-126.
Castel, R. (1976): Psychoanalyse und gesellschaftliche Macht. Kronberg.
Castel, R. (1983): Die psychiatrische Ordnung: das goldene Zeitalter des Irrenwesens. Frankfurt/Main.
Castel, R. (1987): Die Institutionalisierung des Uneingestehbaren und die Aufwertung des Intimen. In: Hahn, A.; Kapp, V. (Hrsg.) 1987, a.a.O., S. 170-180.

Cicourel, A. (1973): Basisregeln und normative Regeln im Prozess des Aushandelns von Status und Rolle. In: Arbeitsgruppe Bielefelder Soziologen (Hrsg.) 1973, a.a.O., S. 147-188.
Claessens, D. (1977). Gruppe und Gruppenverbände. Systematische Einführung in die Folgen von Vergesellschaftung. Darmstadt.
Cohen, S.; Taylor, L. (1980): Ausbruchsversuche. Identität und Widerstand in der modernen Lebenswelt. Frankfurt/Main.
Collins, R. (1988): Theoretical Continuities in Goffman's work. In: Goffman, E.: Exploring the Interaction Order. ed. by Drew, P. Wootton, A., Cambridge, S. 41-63.
Cremerius, J. (1984): Das psychoanalytische Gespräch. In: Stierle, K.; Warning, R. (Hrsg.) 1984, a.a.O., S. 171-182.
Dahmer, H. (1983): Die eingeschüchterte Psychoanalyse. Aufgaben eines psychoanalytischen Forschungsinstitutis heute. In: Lohmann, H.M. (Hrsg), 1983, a.a.O., S. 24-40.
Der Spiegel (1982): Dr. Freud, alle Kassen. Nr. 7, S. 166-183.
Ditton, J. (Hrsg.) (1980): The View from Goffman. London, Basingstoke.
Döbert, R., Habermas, J.; Nunner-Winkler, G. (Hrsg.) (1980): Entwicklung des Ichs. Köln.
Doormaar, M. (1982): Desensibilisierung und Rituale. In: Hardt van der, O. (Hrsg.) (1982), a.a.O., S. 87-96.
Dreitzel, H.-P. (1982): Der Körper in der Gestalttherapie. In: Kamper, D.; Wulf, C. (Hrsg.): Die Wiederkehr des Körpers. Frankfurt/Main.
Dreitzel, H.P. (1980): Die gesellschaftlichen Leiden und das Leiden an der Gesellschaft. Eine Pathologie des Alltagslebens. Stuttgart.
Dreitzel, H.P. (1981): Körperkontrolle und Affektverdrängung. Zum gesellschaftlichen Hintergrund körper- und gefühlsbetonter Therapieformen. In: Integrative Therapie. H. 2-3, S. 179-196.
Dreitzel, H.P. (1982): Der Körper in der Gestalttherapie. In: Kamper, D.; Wulf, Ch. (Hrsg.) 1982, a.a.O., S. 52-67.
Drew, P.; Wootton, A. (ed.) (1988): Erving Goffman. Exploring the Interaction Order. Polity Press. Cambridge.
Drigalski, D.v. (1980): Blumen auf Granit. Eine Irr- und Lehrfahrt durch die deutsche Psychoanalyse. Frankfurt/Main.
Durkheim, E. (1977): Über die Teilung der sozialen Arbeit. Eingel. von Niklas Luhmann. Frankfurt/Main.
Eberenz, R. (1974): Psychoanalyse und Verhaltenstherapie. In: Muck, M. et al. 1974, a.a.O., S. 78-109.
Eckert, R. (1982): Das Messen der Außenwelt an den inneren Sinnvorstellungen. Bewegung der Jugend und organisierte Politik. In: Der Bürger im Staat, Jg. 32, H. 4, S. 264-267.

Eckert, R. (1983a): Sind anomische Prozesse institutionalisierbar? Gedanken zu einigen Voraussetzungen, Funktionen und Folgen von Selbsterfahrungsgruppen. In: Kölner Zeitschrift für Soziologie und Sozialpsychologie, Sonderheft 25, S. 144-155.
Eckert, R. (1983c): Sind anomische Prozesse institutionalisierbar? Gedanken zu einigen Voraussetzungen, Funktionen und Folgen von Selbsterfahrungsgruppen. Unveröffentlichtes Manuskript (Universität Trier).
Eckert, R. (1984): Wer braucht welche Werte. unveröffentlichtes Manuskript. Universität Trier.
Eckert, R. (1986): Selbstverwirklichung und Entfremdung - Zur Genese reflexiver Subjektivität. (unveröffentlichtes Manuskript, Universität Trier).
Eckert, R. (1988c): Freisetzung der Emotionen: Eine Folge technischer Rationalität? (unveröffentlichtes Manuskript, Universität Trier).
Eckert, R.; Vogelgesang, W.; Wetzstein, T.A.; Winter, R. (1989): Videowelten und ihre Fans. Die Bedeutung von Horror- und Pornofilmen für die Konstitution von Spezialkulturen. Forschungsbericht Universität Trier.
Eckert, R.; Winter, R. (1988b): Kommunikationsmedien und die Herausbildung von Spezialkulturen. Beitrag zur Rationalisierung der gegenwärtigen öffentlichen Diskussion. Forschungsprojektbericht, Universität Trier.
Ehrlich, K. (Hrsg.) (1980): Erzählen im Alltag. Frankfurt/ Main.
Eidelberg, L. (1969): Das Gesicht hinter der Maske. Der Arbeitstag eines Psychoanalytikers. Stuttgart.
Ekman, P. (1989): Weshalb Lügen kurze Beine haben. Über Täuschungen und deren Aufdeckung im privaten und öffentlichen Leben. Berlin, New York.
Eliade, M. (1982): Schamanismus und archaische Ekstasetechnik. Frankfurt/Main.
Elias, N. (1972): Soziologie und Psychiatrie. In: Wehler, H.- U. (Hrsg.), 1972, a.a.O., S. 11-42.
Elias, N. (1978): Zum Begriff des Alltags. In: KZfSS, Sonderheft 20, S. 22-29.
Elias, N. (1980): Über den Prozeß der Zivilisation: soziogenetische und psychogenetische Untersuchungen. 2 Bde., Frankfurt/Main.
Elias, N. (1981): Was ist Soziologie? München.
Elias, N. (1983): Die höfische Gesellschaft. Untersuchungen zur Soziologie des Königtums und der höfischen Aristokratie. Darmstadt, Neuwied.
Engelhardt, O. (1979): Die Bedeutung der Interaktionserwartungen von Klienten im Hinblick auf Therapieverlauf und Therapieerfolg. Berlin.

Eysenck, H.J. (1985): Sigmund Freud: Niedergang und Ende der Psychoanalyse. München.
Eysenck, H.J.; Soueif, M. (1979): Eine empirische Untersuchung der Theorie des Sexualsymbolismus. In: Eysenck, H.J.; Wilson, G.D. (Hrsg.) 1979, a.a.O., S.282-288.
Eysenck, H.J.; Wilson, G.D. (Hrsg.) (1979): Experimentelle Studien zur Psychoanalyse Sigmund Freuds. Wien, München, Zürich.
Fatzer, G.; Jansen, H.-H. (1980): Die Gruppe als Methode: gruppendynamische und gruppentherapeutische Verfahren und ihre Wirksamkeit. Weinheim, Basel.
Fengler, J. (1986): Soziologische und sozialpsychologische Gruppenmodelle. In: Petzold, H.; Frühmann, R. (Hrsg.), a.a.O., S. 33-109.
Fiedler, P.A. (Hrsg.) (1981): Psychotherapieziel Selbstbehandlung. Grundlagen kooperativer Psychotherapie. Weinheim.
Field, D. (1978): Der Körper als Träger des Selbst. Bemerkungen zur sozialen Bedeutung des Körpers. In: Kölner Zeitschrift für Soziologie und Sozialpsychologie. Sonderheft 20, S. 244-264.
Findeisen, H. (1983): Die Schamanen: Jagdhelfer und Ratgeber, Seelenfüher, Künder und Heiler. Köln.
Fisch, R. (1980): Widerstand gegen Wandel unter Psychiatern. In: Watzlawick, P.; Weakland, J.H. (Hrsg.) 1980, a.a.O., S.359-369.
Flader, D. (1979): Techniken der Verstehenssteuerung im psychoanalytischen Diskurs. In: Flader, D.; Wodak-Leodolter, R. (Hrsg.) 1979, a.a.O., S. 24-43.
Flader, D. et al. (Hrsg.) (1982): Psychoanalyse als Gespräch. Interaktionsanalytische Untersuchungen über Therapie und Supervision. Frankfurt/Main.
Flader, D.; Giesecke, M. (1980): Erzählen im psychoanalytischen Erstinterview - eine Fallstudie. In: Ehrlich, K. (Hrsg) 1980, a.a.O., S. 209-262.
Flader, D.; Grodzicki, W.-D. (1982): Die psychoanalytische Deutung - eine diskursanalytische Fallstudie. In: Flader, D. et al. (Hrsg.) 1982, a.a.O., S. 138-194.
Flader, D.; Grodzicki, W.-D. (1982): Hypothesen zur Wirkungsweise der psychoanalytischen Grundregel. In: Flader, D. et al. (Hrsg.) 1982, a.a.O., S. 41-95.
Flader, D.; Schröter, K. (1982): Interaktionsanalytische Ansätze der Therapiegesprächsforschung. In: Flader, D. (Hrsg.) et al. 1982, a.a.O., S. 7-15.
Flader, D.; Wodak-Leodolter R. (Hrsg.) (1979): Therapeutische Kommunikation. Ansätze zur Erforschung der Sprache im psychoanalytischen Prozeß. Königstein.
Foucault, M. (1968): Psychologie und Geisteskrankheit. Frankfurt/Main.

Foucault, M. (1973): Wahnsinn und Gesellschaft: Geschichte des Wahns im Zeitalter der Vernunft. Frankfurt/Main.
Foucault, M. (1976a): Überwachen und Strafen. Die Geburt des Gefängnisses. Frankfurt/Main.
Foucault, M. (1976b): Die Geburt der Klinik. Eine Archäologie des ärztlichen Blicks. Frankfurt, Berlin, Wien.
Foucault, M. (1977): Die Ordnung des Diskurses. Frankfurt/Main, Berlin, Wien.
Foucault, M. (1977a): Sexualität und Wahrheit. Bd. 1, Der Wille zum Wissen. Frankfurt/Main.
Foucault, M. (1986): Sexualität und Wahrheit. Bd. 3, Die Sorge um sich. Frankfurt/Main.
Frank, J.D. (1985): Die Heiler. Über psychotherapeutische Wirkungsweisen vom Schamanismus bis zu den modernen Therapien. Stuttgart.
Frankl, V.E. (1975): Ärztliche Seelsorge. Grundlagen der Logotherapie und Existenzanalyse. München.
Freeman, L. (1958): What Happens in Psychoanalysis. New York, Toronto, London.
Freidson, E. (1962). Dilemmas in the Doctor-Patient Relationship. In: Rose, A.M. (Hrsg.), 1962, a.a.O., S. 207-225.
Freud, S. (1975): Schriften zur Behandlungstechnik. Frankfurt/Main.
Friedrich, V. (Hrsg.) (1985): Bruchstellen in der Psychoanalyse: neuere Arbeiten zu Theorie und Praxis. Eschborn.
Frijling-Schreuder, E.C.M. (1979): Übertragung und Gegenübertragung. In Psyche, 33 (7), S. 601-609.
Frohburg, I.; Helm, J. (1972): Zur Analyse der verbalen Therapeutenaktivität. In: Helm, J. (Hrsg.), 1972, a.a.O., S. 173-193.
Garfinkel, H. (1973): Das Alltagswissen über soziale und innerhalb sozialer Strukturen. In: Arbeitsgruppe Bielefelder Soziologen (Hrsg.) 1973, a.a.O., S. 189-214.
Garfinkel, H. (1977): Bedingungen für den Erfolg von Degradierungszeremonien. In: Lüdersen, K.; Sack, F. 1977, a.a.O. S. 31-41.
Gehlen, A. (1957): Die Seele im technischen Zeitalter. Sozialpsychologische Probleme in der industriellen Gesellschaft. Hamburg.
Gerhardt, U. (1976): Krankenkarriere und Existenzbelastung. In: Zeitschrift für Soziologie. Jg. 5, H. 3, S. 215-236.
Geser, H. (1980): Kleine Sozialsysteme: Strukturmerkmale und Leistungskapazitäten. Versuch einer theoretischen Integration. In: Kölner Zeitschrift für Soziologie und Sozialpsychologie, 32, S. 205-239.
Giddens, A. (1988a): Die Konstitution der Gesellschaft. Grundzüge einer Theorie der Strukturierung. Frankfurt, New York.

Giddens, A. (1988b): Goffman as a Systematic Social Theorist. In: Drew, P; Wootton, A. (ed.), 1988, a.a.O., Cambridge, S. 250-279.
Giesecke, M. (1983): Phasen im Ablauf einer Balintgruppensitzung. In: Giesecke, M.; Rappe-Giesecke K. (Hrsg.) 1983, a.a.O., S. 25-39.
Giesecke, M.; Rappe, K. (1982): Setting und Ablaufstrukturen in Supervisions- und Balintgruppen. Ergebnisse einer kommunikationswissenschaftlichen Untersuchung. In: Flader, D. et al. (Hrsg.) 1982, a.a.O., S. 208-301.
Giesecke, M.; Rappe-Giesecke, K. (Hrsg) (1983): Kommunikation in Balintgruppen. Ergebnisse interdisziplinärer Forschung. Stuttgart.
Gill, M.M. (1984): Die Metapsychologie ist keine Psychologie. In: Psyche, 11, S. 961-992.
Giovacchini, P.L. (1972): Interpretation and Definition of the Analytic Setting. In: Giovacchini, P.L. (Hrsg.), 1972, a.a.O., S. 291-307.
Giovacchini, P.L. (Hrsg.) (1972): Tactics and Techniques in Psychoanalytic Therapy. London.
Gleichmann, P.; Goudsblom, J. (Hrsg.) (1984): Materialen zu Norbert Elias' Zivilisationstheorie. Bd. 2. Macht und Zivilisation. Frankfurt/Main.
Gleichmann, P.; Goudsblom, J.; Korte, H. (Hrsg.) (1979): Materialien zu Norbert Elias' Zivilisationstheorie. Frankfurt/Main.
Goeppert, S. (1975): Einige Gedanken zum Deutungsbegriff in der Psychoanalsye unter Berücksichtung der psychoanalytischen Interaktion als Sprechsituation. In: Lüth, P. (Hrsg.) 1975, a.a.O., S. 260-276.
Goffman, E. (1967): Stigma. Über Techniken der Bewältigung beschädigter Identität. Frankfurt/Main.
Goffman, E. (1969): Wir alle spielen Theater. Die Selbstdarstellung im Alltag. München.
Goffman, E. (1971a): Verhalten in sozialen Situationen. Strukturen und Regeln der Interaktion im öffentlichen Raum. Gütersloh.
Goffman, E. (1971b): Interaktionsrituale. Über Verhalten in direkter Kommunikation. Frankfurt/Main.
Goffman, E. (1973a): Asyle. Über die soziale Situation psychiatrischer Patienten und anderer Insassen. Frankfurt/Main.
Goffman, E. (1973b): Interaktion: Spaß am Spiel. Rollendistanz. München.
Goffman, E. (1974): Das Individuum im öffentlichen Austausch. Mikrostudien zur öffentlichen Ordnung. Frankfurt/Main.
Goffman, E. (1977): Rahmen-Analyse. Ein Versuch über die Organisation von Alltagserfahrungen. Frankfurt/Main.
Goffman, E. (1981a): Geschlecht und Werbung. Frankfurt/Main.
Goffman, E. (1981b): Strategische Interaktion. München, Wien.

Goffman, E. (1983): The Interaction Order. In: American Sociological Review, Vol 48, S. 1-17.
Goldberg, C. (1980): Gleichheit in der Psychotherapie? Theorie und Praxis therapeutischer Beziehung. München.
Gonos, G. (1977): "Situation" versus "Frame": The "Interactionist" and the "Structuralist" Analysis of Everyday Life. In: American Sociological Review, Vol. 42, S. 854-867.
Gordon, D. (1986): Therapeutische Metaphern. Paderborn.
Gordon, R. (1973): Reflections on Creation, Therapy and Communication. In: Art Psychotherapy. Vol. 1, S. 109-112.
Görlich, B.; Lorenzer, A.; Schmidt, A. (1980): Der Stachel Freud. Beiträge und Dokumente zur Kulturismus-Kritik. Frankfurt/Main.
Gouldner, A.W. (1984): Reziprozität und Autonomie. Frankfurt/Main.
Grabherr, C. (1986): Identität zwischen Rolle und Norm. Eine empirische Untersuchung in sozialen Gruppen. Dissertation Universität Karlsruhe.
Grathoff, R. (1978): Alltag und Lebenswelt als Gegenstand der phänomenologischen Sozialtheorie. KZfSS, 20. Jg., S. 67-85.
Grathoff, R. (1989): Milieu und Lebenswelt. Frankfurt/Main.
Graumann, C.F. ; Kruse, L. (1978): Sozialpsychologie des Raumes und der Bewegung. In: KZfSS. Sonderheft 20, S. 177-219.
Greenson, R.G. (1982): Psychoanalytische Erkundungen. Stuttgart.
Gross, E.; Stone, G.P. (1976): Verlegenheit und die Analyse der Voraussetzungen des Rollenhandelns. In: Auwärter, M. et al. (Hrsg.) 1976, a.a.O., S. 275-306.
Gross, W.; Zeitel, F. (1978): Gruppentherapie - Hilfe für wen? Ein kritischer Überblick über die neuen Methoden und ihre Anwendungserfolge. Freiburg/Breisgau, Basel, Wien.
Guggenbuehl-Craig, A. (1971): Macht als Gefahr beim Helfer. Basel.
Gumbrecht, H.U.; Pfeiffer, K.L. (1988): Materialität der Kommunikation. Frankfurt/Main.
Gumin, H.; Mohler, A. (Hrsg.) (1985): Einführung in den Konstruktivismus. München.
Habermas, J. (1971): Vorbereitende Bemerkungen zu einer Theorie der kommunikativen Kompetenz. In: Habermas, J.; Luhmann, N., 1971, a.a.O., S. 101-142.
Habermas, J. (1979): Erkenntnis und Interesse. Frankfurt/Main.
Habermas, J. (1981): Theorie des kommunikativen Handelns. 2 Bde., Frankfurt/Main.
Habermas, J.; Luhmann, N. (1971): Theorie der Gesellschaft oder Sozialtechnologie - Was leistet die Systemforschung? Frankfurt/Main.

Habermas, J.; Luhmann, N. (1979): Theorie der Gesellschaft oder Sozialtechnologie - Was leistet die Systemforschung. Paderborn.
Hack, L. (1977): Subjektivität im Alltagsleben. Zur Konstitution sozialer Relevanzstrukturen. Frankfurt.
Haferkamp, H.; Schmid, M. (Hrsg.) (1987): Sinn, Kommunikation und soziale Differenzierung. Beiträge zu Luhmanns Theorie sozialer Systeme. Frankfurt/Main.
Haferkamp, H.; Schmid, M. (Hrsg.) (1987): Sinn, Kommunikation und soziale Differenzierung. Beiträge zu Luhmanns Theorie sozialer Systeme. Frankfurt/Main.
Hahn, A. (1972): Religion. In: Bellebaum, A. (Hrsg.): Die moderne Gesellschaft, Freiburg, Basel, Wien, S. 404-434.
Hahn, A. (1974): Religion und der Verlust der Sinngebung. Identitätsprobleme in der modernen Gesellschaft. Frankfurt/Main.
Hahn, A. (1977): Kultische und säkulare Riten und Zeremonien in soziologischer Sicht. In: Hahn, A. et al.: Anthropologie, Frankfurt/Main, New York, S. 51-81.
Hahn, A. (1982): Zur Soziologie der Beichte und anderer Formen institutionalisierter Bekenntnisse: Selbstthematisierung und Zivilisationsprozeß. In: Kölner Zeitschrift für Soziologie und Sozialpsychologie, 34, H. 3, S. 407-434.
Hahn, A. (1983): Konsensfiktionen in Kleingruppen. Dargestellt am Beispiel von jungen Ehen. In: Neidhardt, F. (Hrsg.): Gruppensoziologie. Perspektiven und Materialen, Köln, S. 210-232.
Hahn, A. (1985b): Sektenfieber. In: Westermanns Monatshefte, 1, S. 32f.
Hahn, A. (1985c): Beichte und Psychoanalyse als Formen der Sinngebung. Trier (unveröffentlicht).
Hahn, A. (1987b): Soziologische Aspekte der Knappheit. In: KZfSS, Nr. 28. S. 119-132.
Hahn, A. (1987c): Identität und Selbstthematisierung. In: Hahn, A.; Kapp, V. (Hrsg.), a.a.O., S. 9-24.
Hahn, A. (1987d): Sinn und Sinnlosigkeit. In: Haferkamp, H.; Schmid, M. (Hrsg.) 1987, a.a.O., S. 155-164.
Hahn, A. (1987e): Die Gesellschaft als System. Theoretische Konzepte in der neueren Soziologie. In: Neue Zürcher Zeitung, 22./23. August, S. 25.
Hahn, A. (1987f): Religiöse Dimensionen der Leiblichkeit. Trier (unveröffentlicht).
Hahn, A. (1988a): Sakramentale Kontrolle. In: Schluchter, W. (Hrsg.): Max Webers Sicht des okzidentalen Christentums. Frankfurt/Main, S. 229-253.

Hahn, A. (1988b): Verständigung als Strategie. (unveröffentlichtes Manuskript). Mittlerweile erschienen in: Haller, M.; Hoffmann-Nowotny, H.-J.; Zapf, W. (Hrsg.) 1989: Kultur und Gesellschaft. Verhandlungen des 24. Deutschen Soziologentags, des. 11. Österreichischen Soziologentags und des 8. Kongresses der Schweizerischen Gesellschaft für Soziologie in Zürich 1988. Frankfurt/Main, New York, S. 346-359.

Hahn, A. (1988d): Biographie und Religion. In: Soeffner, H.-G. (Hrsg): Kultur und Alltag. Soziale Welt, Sonderband 6, S. 49-60.

Hahn, A. (1988e): Kann der Körper ehrlich sein? In: Gumbrecht, H.U.; Pfeiffer, K.L., a.a.O., S. 666-679.

Hahn, A.; Kapp, V. (Hrsg.) (1987): Selbstthematisierung und Selbstzeugnis: Bekenntnis und Geständnis. Frankfurt/Main.

Hahn, A.; Leitner, H.; Willems, H. (1986): Bekenntnisformen und Identitätsentwicklung. 2 Bde, Hagen.

Hahn, A.; Willems, H.; Winter, R. (1991): Beichte und Therapie als Formen der Sinngebung. In: Jüttemann, G.; Sonntag, M.; Wulf, Ch. (Hrsg.): Die Seele. Ihre Geschichte im Abendland, Weinheim.

Haley, J. (1987): Gemeinsamer Nenner Interaktion. Strategien der Psychotherapie. München.

Halifax, J. (1985): Die andere Wirklichkeit der Schamanen: Erfahrungsberichte von Magiern, Medizinmännern und Visionären. Die Wiederentdeckung uralten Wissens von den Kräften der Natur. München.

Halmos, P. (1972): Beichtväter des 20. Jahrhunderts. Psychologen und Lebensberater unter Ideologieverdacht. Zürich.

Hardt van der, O. (1982): Der Gebrauch von Mythen und Ritualen in der Psychotherapie. In: Hardt van der, O. (Hrsg.), a.a.O., S. 15-32.

Hardt van der, O. (Hrsg.) (1982): Abschiednehmen: Abschiedsrituale in der Psychotherapie. München.

Hart, Joseph; Binder, J.; Corriere, R. (1983): Lebendiges Fühlen. Einführung in die Gefühlstherapie. Frankfurt/Main.

Haubl, R. (1982): Gesprächsverfahrenanalyse. Ein Beitrag zur sprachwissenschaftlichen Sozialforschung. Frankfurt.

Heigl, F.S.; Triebel, A. (1977): Lernvorgänge in psychoanalytischer Therapie. Die Technik der Bestätigung - eine empirische Untersuchung. Bern 1977.

Hellerich, G. (1985): homo therapeuticus. Der Mensch im Netz der Helfer. Bonn.

Helm, J. (Hrsg.) (1972): Psychotherapieforschung. Fragen, Versuche, Fakten. Berlin.

Hemminger, H.; Becker, V. (1985): Wenn Therapien schaden. Reinbek.

Herschbach, P.; Klinger, A.; Odefey, S. (1980): Die Therapeut/Klient-Beziehung. Forschungsergebnisse und -perspektiven. Salzburg.
Hofer-Moser, A. (1976): Jeux Dramatiques, eine Gruppenmethode zur Entfaltung individueller kreativer Fähigkeiten. In: Integrative Therapie, 4, S. 190-197.
Hoffmann, S.O. (Hrsg.) (1980): Deutung und Beziehung: kritische Beiträge zur Behandlungskonzeption und Technik in der Psychoanalyse. Frankfurt.
Hofstätter, P. (1986): Gruppendynamik. Kritik der Massenpsychologie. Reinbek bei Hamburg.
Holly, W. (1979): Imagearbeit in Gesprächen: zur linguistischen Beschreibung des Beziehungsaspekts. Tübingen.
Illich, I. (1979): Entmündigende Expertenherrschaft. In: Illich, I. et al. 1979, a.a.O., S. 7-36.
Illich, I.; McKnight, J.; Zola, I.K.; Caplan, J.; Shaiken, H. (1979): Entmündigung durch Experten. Zur Kritik der Dienstleistungsberufe. Reinbek.
Jackson, D.D. (1980): Der Mythos der Normalität. In: Watzlawick, P.; Weakland, J.H. (Hrsg.) 1980, a.a.O., S. 225-235.
Jacobs, A.; Spradlin, W.W. (ed.) (1974): The group as agent of change. Treatment, Prevention, Personal Growth in the Family, the School, the mental Hospital and the Community. New York.
Jahnke, J. (1975): Interpersonale Wahrnehmung. Stuttgart, Berlin, Köln, Mainz.
James, W. (1975): Der Wille zum Glauben. In: Peirce, C.S. et. al. 1975, a.a.O., S. 128-160.
Jameson, F. (1976): On Goffman's Frame Analysis. In: Theory and Society, 3, 119-133.
Janouch, A. (1983): Regeln therapeutischer Gespräche. Eine Analyse der verbalen Strategien von Beratern. Therapeuten in psychologischer Behandlungsinteraktion. Münster.
Jennrich, P. (1985): Die Okkupation des Willens. Macht und Methoden der neuen Kultbewegungen. Hamburg.
Joas, H. (1978): Die gegenwärtige Lage der soziologischen Rollentheorie. Wiesbaden.
Junker, H.; Wassner, R. (1984): Psychotherapeutisch denken. Patient und Therapeut in der analytischen Arbeit. Berlin.
Kadinsky, D. (1969): Der Mythos der Maschine. Aus der Praxis analytischer Psychotherapie. Bern.
Kaminski, G. (Hrsg.) (1986): Ordnung und Variabilität im Alltagsgeschehen. Göttingen, Toronto, Zürich.
Kamper, D.; Wulf, Ch. (Hrsg.) (1982): Die Wiederkehr des Körpers. Frankfurt/Main.
Kamper, D.; Wulf, Ch. (Hrsg.) (1984): Das Schwinden der Sinne. Frankfurt/Main.

Kappus, R. (1982): Vorerwartungen der Patienten auf das Erstinterview ("Wartezimmerperspektiven"), Krankheitstheorien und Behandlungserwartungen von Patienten und deren Beziehung zum Ausgang des psychoanalytischen Erstinterviews. Eine Untersuchung bei psychoneurotischen Patienten. Ulm.

Kendon, A. (1988): Goffman's Approch to Face-To-Face Interaction. In: Goffman, E.: Exploring the Interaction Order. ed. by Drew, P; Wootton, A., 1988, Cambridge, pp. 14-40.

Kennel, K. (1974): Die Entscheidung zur psychoanalytischen Behandlung. In: Muck, M. et al. 1974, a.a.O., S. 108-136.

Kiernan, T. (1976): Psychotherapie. Kritischer Führer durch Theorien und Praktiken. Frankfurt/Main.

Klann, G. (1978): Sprache in der Psychoanalyse. In: Studium Linguistik, 5, S. 52-66.

Klann, G. (1979): Die Rolle affektiver Prozesse in der Dialogstrukturierung. In: Flader, D.; Wodak-Leodolter, R. (Hrsg.) 1979, a.a.O., S. 117-156.

Klauber, J. (1980): Schwierigkeiten in der analytischen Begegnung. Frankfurt 1980.

Kloss, S. (1979): Therapeutisches Handeln und Gesellschaft - unter besonderer Berücksichtung der Machtprozesse in der Psychotherapie. Eine kommunikationstheoretische Analyse. Berlin.

Klüwer, R. (1974): Die Zielsetzung der Psychoanalyse und einiger anderer psychotherapeutischer Verfahren. In: Muck, M. et al. 1974, a.a.O., S. 64-77.

Koerfer, A.; Neumann, Ch. (1982): Alltagsdiskurs und psychoanalytischer Diskurs. Aspekte der Sozialisierung des Patienten in einen >ungewohnten< Diskurstyp. In: Flader, D. (Hrsg.) 1982, a.a.O., S. 96-137.

König, R.; Tönnesmann, M. (Hrsg.) (1970): Probleme der Medizin-Soziologie. Kölner Zeitschrift für Soziologie und Sozialpsychologie, Sonderheft 3. Köln, Opladen.

Krappmann, L. (1971): Soziologische Dimensionen der Identität: strukturelle Bedingungen für die Teilnahme an Interaktionsprozessen, Stuttgart.

Krappmann, L. (1976): Neuere Rollenkonzepte als Erklärungsmöglichkeit für Sozialisationsprozesse. In: Auwärter, M. et al. (Hrsg.) 1976, a.a.O., S. 307-331.

Krüger, W. (1984): Neue Wege der Gruppentherapie. Das Berliner Modell von Josef Rattner. München.

Kruse, L. (1986): Drehbücher für Verhaltensschauplätze oder: Scripts für Settings. In: Kaminski, G. (Hrsg.): a.a.O., S. 135-153.

Kuzmics, H. (1986): Verlegenheit und Zivilisation. Zu einigen Gemeinsamkeiten und Unterschieden im Werk von E. Goffman und N. Elias. In: Soziale Welt, 37. Jg., Heft 4, S. 464-486.
Labov, W.; Fanshel, D. (1977): Therapeutic discourse. Psychotherapy as conversation. New York, San Francisco, London.
Lakoff, R.T. (1980): Psychoanalytic discourse and ordinary conversation. Berkley.
Laplanche, J.; Pontalis, J.-B. (1980): Das Vokabular der Psychoanalyse. 2 Bde., Frankfurt/Main.
Lasch, Chr. (1980): Das Zeitalter des Narzißmus. München.
Leithäuser, T.; Volmerg, B.; Salje, G.; Wutka, B. (1977): Entwurf zu einer Empirie des Alltagsbewußtseins. Frankfurt/Main.
Leitner, H. (1982): Lebenslauf und Identität: die kulturelle Konstruktion von Zeit in der Biographie. Frankfurt/Main.
Lévi-Strauss, C. (1981): Strukturale Anthropologie. Frankfurt/Main.
Lewis, I.M. (1978): Ecstatic Religion. An Anthropological Study of Spirit Possession and Shamanism. Harmondsworth.
Liebau, E. (1987): Gesellschaftliches Subjekt und Erziehung. Weinheim, München.
Lofland, J. (1980): Early Goffman: Style, Structure, Substance, Soul. In: Ditton, J. (ed.), 1980, a.a.O., S. 1-23.
Lohmann, H-.M. (Hrsg.) (1984): Die Psychoanalyse auf der Couch. Frankfurt/Main.
Lohmann, H.-M. (Hrsg.) (1983): Das Unbehagen in der Psychoanalyse: eine Streitschrift. Frankfurt/Main.
Lorenzer, A. (1976): Die Wahrheit der psychoanalytischen Erkenntnis. Frankfurt/Main.
Luhmann, N. (1965): Grundrechte als Institution. Ein Beitrag zur politischen Soziologie. Berlin.
Luhmann, N. (1969): Normen in soziologischer Perspektive. In: Soziale Welt, 20, S. 28-48.
Luhmann, N. (1971): Sinn als Grundbegriff der Soziologie. In: Habermas, J.; Luhmann, N., 1971, a.a.O., S. 25-100.
Luhmann, N. (1972): Einfache Sozialsysteme. In: Zeitschrift für Soziologie, 1, 1972, S. 51-63.
Luhmann, N. (1973): Vertrauen. Ein Mechanismus der Reduktion sozialer Komplexität. Stuttgart.
Luhmann, N. (1978): Soziologie der Moral. In: Luhmann, N.; Pfürtner, S.H. (Hrsg.) 1978, a.a.O., S. 8-116.
Luhmann, N. (1980): Gesellschaftsstruktur und Semantik: Studien zur Wissensoziologie der modernen Gesellschaft. Bd. 1, Frankfurt/Main.
Luhmann, N. (1982): Liebe als Passion: zur Codierung von Intimität. Frankfurt/Main.

Luhmann, N. (1984): Soziale Systeme: Grundriß einer allgemeinen Theorie. Frankfurt/Main.
Luhmann, N. (1986): Systeme verstehen Systeme. In: Luhmann, N.; Schorr, K.E. (Hrsg.) 1986, a.a.O., S. 72-117.
Luhmann, N. (1987): Die Autopoiesis des Bewußtseins. In: Hahn, A.; Kapp, V. (Hrsg.) 1987, a.a.O., S. 25-94.
Luhmann, N. (1987a): Medium und Organisation. Unveröffentlichtes Manuskript. Bielefeld.
Luhmann, N. (1987b): Die Moral des Risikos und das Risiko der Moral. Manuskript.
Luhmann, N. (1988): Die Wirtschaft der Gesellschaft. Frankfurt/Main.
Luhmann, N.; Pfürtner, S.H. (Hrsg.) (1978): Theorietechnik und Moral. Frankfurt/Main.
Luhmann, N.; Schorr, K.E. (Hrsg.) (1982): Zwischen Technologie und Selbstreferenz. Fragen an die Pädagogik. Frankfurt/Main.
Luhmann, N.; Schorr, K.E. (Hrsg.) (1986): Zwischen Intransparenz und Verstehen. Fragen an die Pädagogik. Frankfurt/Main.
Lüth, P. (Hrsg.) (1975): Kommunikation in der Medizin: Aufsätze zu ihrer Theorie und Praxis. Stuttgart.
Lutz, B. (Hrsg.) (1986): Technik und sozialer Wandel. Verhandlungen des 23. Deutschen Soziologentages in Hamburg 1986. Frankfurt/Main, New York.
MacCannel, D. (1983): Erving Goffman (1922-1982). In: Semiotica. Jg. 45, H. 1/2, S. 1-33.
MacIntyre, A. (1987): Der Verlust der Tugend. Zur moralischen Krise der Moderne. Frankfurt/Main.
Mann, T. (1987): Der Wille zum Glück. Frankfurt/Main.
Manning, P.K. (1980): Goffman's Framing Order: Style as Structure. In: Ditton, J. (Hrsg.) 1980, a.a.O., S. 252-284.
Marcus, E.H. (1979): Gestalttherapie. In Verbindung mit geleitetem Bilderleben, neo-Reichianischer Körperarbeit und psychodramatischen Methoden. Hamburg 1979.
Marquard, O.; Stierle K. (Hrsg.) (1979): Identität. München.
Masson, J.M. (1986): Was hat man dir, du armes Kind, getan? Sigmund Freuds Unterdrückung der Verführungstheorie. Reinbek.
Mays, D.T. (ed.) (1985): Negative Outcome in psychotherapy and what to do about it. New York.
McCall, G.J.; Simmons, J.L. (1974): Identität und Interaktion. Untersuchungen über zwischenmenschliche Beziehungen im Alltagsleben. Düsseldorf.
McCarthy, Th. (1980): Kritik der Verständigungsverhältnisse. Zur Theorie der Verständigungsverhältnisse. Frankfurt/Main.
McKnight, J. (1979): Professionelle Dienstleistung und entmündigende Hilfe. In: Illich, I. et al. 1979, a.a.O., S. 37-56.

Menne, K.; Schröter, K. (Hrsg.) (1980): Psychoanalyse und Unterschicht: Soziale Herkunft ein Hindernis für die psychoanalytische Behandlung. Frankfurt/Main.
Mente, A.; Spittler, H.-D. (1980): Erlebnisorientierte Gruppenpsychotherapie: eine wirksame Methode der klienten-zentrierten Behandlung von Verhaltensstörungen. Bd. I. Paderborn.
Mente, A.; Spittler, H.-D. (1980): Erlebnisorientierte Gruppenpsychotherapie: eine wirksame Methode der klienten-zentrierten Behandlung von Verhaltensstörungen. Bd. II. Paderborn.
Mertens, W. (Hrsg.) (1981): Neue Perspektiven der Psychoanalyse. Stuttgart, Berlin, Köln, Mainz.
Miller, Gerald, R. (Hrsg.) (1976): Explorations in international communication, Beverly Hills.
Mitscherlich et al. (Hrsg.) (1967): Der Kranke in der modernen Gesellschaft. Köln.
Moeller, M.L. (1977): Zur Theorie der Gegenübertragung. In: Psyche, 2, S. 142-166.
Moreno, J.L. (1973): Gruppenpsychotherapie und Psychodrama. Stuttgart.
Moser, T. (1976): Lehrjahre auf der Couch. Bruchstücke meiner Psychoanalyse. Frankfurt/Main.
Moser, T. (1984): Kompaß der Seele. Ein Leitfaden für Psychotherapie-Patienten. Frankfurt/Main.
Moser, T. (1987): Der Psychoanalytiker als sprechende Attrappe. Eine Streitschrift. Frankfurt/Main.
Muck, M. (1974): Die psychoanalytische Behandlung und ihre Wirkung. In: Muck, M. et al. 1974, a.a.O., S. 37-44.
Muck, M. (1974): Krankheit, Konflikt und das Konzept der Psychoanalyse. In: Muck, M. et al. 1974, a.a.O., S. 10-36.
Mühlmann, W.E. (1984): Die Metamorphose der Frau. Weiblicher Schamanismus und Dichtung. Berlin.
Neidhardt, F. (1979): Das innere System sozialer Gruppen. In: Kölner Zeitschrift für Soziologie und Sozialpsychologie, 31, S. 639-660.
North, M. (1975): Mythos und Wirklichkeit der Psychotherapie. München.
Nothdurft, W. (1984): "... äh folgendes problem äh ..". Die interaktive Ausarbeitung des Problems in Beratungsgesprächen. Tübingen.
Obholzer, K. (1980): Gespräche mit dem Wolfsmann. Eine Psychoanalyse und die Folgen. Reinbek.
Oevermann, U. (1973): Zur Analyse der Struktur von sozialen Deutungsmustern. (unveröffentlichtes Manuskript).
Olsen, P. (Hrsg.) (1980): Emotionale Stimulation und Überfluten der Gefühle in der Psychotherapie. München.

Paramo-Ortega, R. (1967): Several observations concerning the silence of analysts. In: Jahrbuch für Psychologie, Psychotherapie und medizinische Anthropologie. Vol. 15 (3-4), S. 247-252.

Parsons, T. (1970): Struktur und Funktion der modernen Medizin, eine soziologische Analyse. In: König, R.; Tönnesmann, M. (Hrsg.) 1970, a.a.O., S. 10-57.

Peirce, C.S.; James, W.; Schiller, F.C.S.; Dewey, J. (1975): Texte der Philosphie des Pragmatismus. Stuttgart.

Perls, F. (1976): Grundlagen der Gestalt-Therapie. Einführung und Sitzungsprotokolle. München.

Petermann, F. (Hrsg.) (1977): Psychotherapieforschung. Ein Überblick über Ansätze, Forschungsergebnisse und methodische Probleme. Weinheim, Basel.

Petrilowitsch, N. (Hrsg.) (1972): Die Sinnfrage in der Psychotherapie. Darmstadt.

Petzold, H. (Hrsg.) (1978): Angewandtes Psychodrama in Therapie, Pädagogik und Theater. Paderborn.

Petzold, H.; Frühmann, R. (Hrsg.) (1986): Modelle der Gruppe - in Psychotherapie und psycho-sozialer Arbeit. Bd. 1. Paderborn.

Pies, E. (Hrsg.) (1983): Der lautlose Auszug. Freiburg, Basel, Wien.

Pohlen, M.; Wittmann, L. (1980): >Die Unterwelt bewegen< Versuch über Wahrnehmung und Phantasie in der Psychoanalyse. Frankfurt/Main.

Pohlen, M.; Wittmann, L. (1983): Die Modernisierung der Verhaltenstherapie. Der Fortschritt der >>kognitiven Wende<< als Rückschritt zur Ich-Psychologie? In: Psyche, 11, S. 961-988.

Politzer, G. (1974): Kritik der klassischen Psychologie. Köln.

Popitz, H. (1987): Autoritätsbedürfnisse. Der Wandel der sozialen Subjektivität. In: Kölner Zeitschrift für Soziologie und Sozialpsychologie. Jg. 39, S. 633-647.

Portele, G.; Schmid, B.A. (1976): Brechts Verfremdungseffekt und soziales Lernen. In: Gruppendynamik, 7, S. 454-464.

Preisendank, W. (1984): Können Gespräche mehr oder minder Gespräch sein. In: Stierle, K.; Warning, R. (Hrsg.) 1984, a.a.O., S. 85-87.

Pütz, A. (1980): Therapiemotivation und Selbstkontrolle. Frankfurt/Main.

Rapaport, D. (1973): Die Struktur der psychoanalytischen Theorie. Versuch einer Systematik. Stuttgart.

Rattner, J. (1972): Gruppentherapie. Die Psychotherapie der Zukunft. Bergisch-Gladbach.

Reck, S. (1981): Identität, Rationalität und Verantwortung. Grundbegriffe und Grundlage einer soziologischen Identitätstheorie. Frankfurt/Main.

Remplein, S. (1977): Therapieforschung in der Psychoanalyse. Ergebnisse und Probleme experimenteller Untersuchungen. München, Basel.
Rhode, J.J. (1961): Der Arzt im Spannungsfeld der Gegenwart. Skizzen zur soziologischen Problematik des Arztberufes. In: Soziale Welt, 12, S. 356-369.
Richter, H.-E. (1980): Psychotherapie in der Krise. In: Merkur, 2, S. 136-146.
Ricoeur, P. (1974): Die Interpretation. Ein Versuch über Freud. Frankfurt/Main.
Ricoeur, P. (1977): The question of proof in Freud's psychoanalytic writings. In: J. Am. Psa. Ass., 25, S. 835-871.
Riegel, K.-G. (1985): Konfessionsrituale im Marximus-Leninismus. Graz, Wien, Köln.
Riegel, K.-G. (1987): Öffentliche Schuldbekenntnisse im Marxismus-Leninismus: Die Moskauer Schauprozesse (1936-1938). In: Hahn, A.; Kapp, V. (Hrsg.) 1987, a.a.O., S. 136-148.
Rittner, V. (1982): Krankheit und Gesundheit. Veränderungen in der sozialen Wahrnehmung des Körpers. In: Kamper, D.; Wulf, Ch. (Hrsg.) 1982, a.a.O., S. 40-51.
Rogers, C.R. (1974): Encounter Gruppen. München.
Rose, A.M. (Hrsg.) (1962): Human behavior and social process: an interactionist approach. London.
Rose, S. (1980): Tiefengefühls-Therapie. In: Olsen, P. (Hrsg.) 1980, a.a.O., S. 71-86.
Rothschuh, K.E. (Hrsg.) (1975): Was ist Krankheit? Erscheinung, Erklärung, Sinngebung. Darmstadt.
Rotter, F. (1976): Sozialer und personaler Wandel. Zur Theorie rechtlicher und therapeutischer Verfahren. Stuttgart. S. 135-161.
Rudin, J. (1969): Psychotherapie und religiöser Glaube. In: Rudin, J. (Hrsg.) 1969, a.a.O., S. 63-95.
Rudin, J. (Hrsg.) (1969): Neurose und Religion. Krankheitsbilder und ihre Problematik. Olten, Freiburg/Breisgau.
Ruesch, J. (1973): Therapeutic communication. Toronto.
Ruitenbeek, H.M. (1974): Die neuen Gruppentherapien. Stuttgart.
Sandler, J. (1976): Gegenübertragung und Bereitschaft zur Rollenübernahme. In: Psyche, 30, 1.
Saup, W. (1986): Weiterentwicklungen des Behavior Setting-Konzepts im Rahmen der Barker-Schule. In: Kaminski, G. (Hrsg.): Ordnung und Variabilität im Alltagsgeschehen. Göttingen, Toronto, Zürich, S. 44-60.
Schäfer, A. (1983): Identität und sekundäre Anpassung. Zum theoretischen Bezugsrahmen Erving Goffmans. In: Kölner Zeitschrift für Soziologie und Sozialpsychologie. Jg. 35, H. 4, S. 631-654.

Scheff, T.J. (1980): Das Etikett >>Geisteskrankheit<<. Soziale Interaktion und psychische Störung. Frankfurt/Main.
Schiller, F. (1967): Sämtliche Werke, Bd. 5, hrsgg. von Fricke, G.; Göpfert, H.G., 4. Aufl., München.
Schipperges, H. (Hrsg.) (1978): Krankheit, Heilkunst, Heilung. Freiburg.
Schlieffen, H. Graf v. (1983): Die Grundregel - eine >heilige Regel<? In: Hoffmann, S.O. (Hrsg.) 1983, a.a.O., S. 109-119.
Schmidbauer, W. (1969): Schamanismus und Psychotherapie. In: Psychologische Rundschau, Bd. 20, S. 23-47.
Schmidbauer, W. (1977): Selbsterfahrung in der Gruppe. München.
Schmidbauer, W. (1984): Die hilflosen Helfer. Über die seelische Problematik der helfenden Berufe. Reinbek.
Schneider-Düker, M. (1981): Gruppenpsychotherapie: Methoden und Probleme. München.
Schröter, K. (1974): Psychoanalytischer Dialog und alltägliche Kommunikation. In: Muck, M. et al. 1974, a.a.O., S. 45-63.
Schröter, K. (1979): Einige formale Aspekte des psychoanalytischen Dialogs. In: Flader, D.; Wodak-Leodolter, R. (Hrsg.) 1979, a.a.O., S. 179-186.
Schröter, K. (1980): Spezifische Reaktionen auf das Behandlungsverfahren und die soziale Distanz zum Therapeuten. In: Menne, K.; Schröter, K. (Hrsg.) 1980, a.a.O., S. 59-73.
Schröter, K. (1982): Zur Rekonstruktion der Bedeutungsstruktur von Gesprächssequenzen. In: Flader, D. et al. (Hrsg.), a.a.O., S. 194-207.
Schülein, J.A. (1976): Das neue Interesse an der Subjektivität. In: Leviathan, 1, S. 53-78.
Schülein, J.A. (1978a): Probleme und Risiken selbstreflexiver Institutionen. Am Beispiel der Psychoanalyse. In: Kölner Zeitschrift für Soziologie und Sozialpsychologie, 30, 1978, S. 60-86.
Schülein, J.A. (1978b): Psychoanalyse und Psychoboom. Bemerkungen zum sozialen Sinnkontext therapeutischer Modelle. In: Psyche, 32, 1, S. 420-440.
Schutz, W.C. (1973): Freude. Gruppentherapie, Sensitivitytraining, Ich-Erweiterung. Reinbek bei Hamburg.
Seidler, E. (1975): Traditionelle Riten der Interaktion. In: Lüth, P. (Hrsg.) 1975, a.a.O., S. 147-153.
Seidler, E. (1978): Primärerfahrung von Not und Hilfe. In: Schipperges, H. (Hrsg.) 1978, a.a.O., S. 399-419.
Seidler, P. (1982): Emotionalität im Arzt-Patient-Gespräch. Münster.
Sennett, R. (1983): Verfall und Ende des öffentlichen Lebens. Die Tyrannei der Intimität. Frankfurt/Main.
Sennett, R. (1985): Autorität. Frankfurt/Main.

Simmel, G. (1908): Soziologie. Untersuchungen über die Formen der Vergesellschaftung. Leipzig.
Simmel, G. (1911): Philosophische Kultur. Leipzig.
Simmel, G. (1922): Zur Philosphie der Kunst. Philosophische und kunstphilosophische Aufsätze. Potsdam.
Simmel, G. (1983): Schriften zur Soziologie. Eine Auswahl. hrsgg. v. Heinz-Jürgen Dahme und Ottheim Rammstedt, Frankfurt/Main.
Singer, W. (1983): Wirksam durch Nicht-Handeln. Erfahrungen mit körperorientierter Psychotherapie und chinesischer Weisheit. In: Gruppendynamik, 14, S. 35-46.
Slavson, S.R. (1977): Analytische Gruppentherapie. Theorie und praktische Anwendung. Frankfurt/Main.
Sluzki, C.E.; Verón, E. (1980): Die Doppelbindung als allgemeine pathogene Situation. In: Watzlawick, P.; Weakland, J.H. (Hrsg.) 1980, a.a.O., S. 315-333.
Smale, G.G. (1983): Die sich selbst erfüllende Prophezeiung. Positive oder negative Erwartungshaltungen und ihre Auswirkung auf die pädagogische und therapeutische Beziehung. Freiburg/Breisgau.
Speierer, G.-W. (1976): Dimensionen des Erlebens in Selbsterfahrungsgruppen. Empirische Untersuchung zur klientenzentrierten Gruppenarbeit. (Gruppenpsychotherapie und Gruppendynamik, Beih.; H. 3). Göttingen.
Stern, H. (1983): Die Couch. Ihre Bedeutung für die Psychotherapie. Frankfurt/Main.
Stierle K.; Warning, R. (Hrsg.) (1984): Das Gespräch. München.
Stierlin, H. (1978): Das Tun des Einen ist das Tun des Anderen. Eine Dynamik menschlicher Beziehungen. Frankfurt/Main.
Strauss, A. (1974): Spiegel und Masken. Die Suche nach Identität. Frankfurt/Main.
Strong, P.M. (1988): Minor Courtesies and Macro Structures. In: Goffman, E.: Exploring the Interaction Order. ed. by Drew, P; Wootton, A., 1988, Cambridge, pp. 228-249.
Strotzka, H. (1983): Fairness: Verantwortung und Fantasie. Eine psychoanalytische Alltagsethik. Wien.
Strotzka, H. (Hrsg.) (1979): Fallstudien zur Psychotherapie. München.
Sulloway, F.J. (1982): Freud. Biologe der Seele. Jenseits der psychoanalytischen Legende. Köln-Lövenich.
Swaan de, A. (1979): Zur Soziogenese des psychoanalytischen Settings. In: Gleichmann, P.; Goudsblom, J.; Korte, H. (Hrsg.) 1979, S. 369-406.
Szasz, Th. S. (1982): Der Mythos der Psychotherapie. Wien.
Tenbruck, F. (1986): Geschichte und Gesellschaft. Berlin.
Textor, M. R. (1988): Psychotherapie - Charakteristika und neue Entwicklungen. In: Integrative Therapie, 4, S. 269-280.

Textor, M. R. (1990): Gemeinsamkeiten von Psychotherapieansätzen. In: Integrative Therapie, 3, S. 246-259.
Therstappen, A. (1980): Immunisierungsstrukturen bei Sigmund Freud. Ein Beitrag zur wissenschaftstheoretischen Auseinandersetzung mit Freuds Entwurf der Psychoanalyse. Krefeld.
Thomä, H. (1977): Identität und Selbstverständnis des Psychoanalytikers. In: Psyche, 1, S. 1-42.
Trilling, L. (1983): Das Ende der Aufrichtigkeit. Frankfurt/ Main, Berlin, Wien.
Troemel-Ploetz, S. (1978): Zur Semantik psychoanalytischer Interventionen. In: Studium Linguistik, 5, S. 37-51.
Troemel-Ploetz, S. (1979): "She is just not an open person". Linguistische Analyse einer restrukturierenden Intervention in der Familientherapie. In: Flader, D.; Wodak-Leodolter, R. (Hrsg.) 1979, a.a.O., S. 156-179.
Turner, R. (1976): Einige formale Eigenschaften des therapeutischen Gesprächs. In: Auwärter, M. et al. (Hrsg.) 1976, a.a.O, S. 140-190.
Turner, R.H. (1976): Rollenübernahme: Prozeß versus Konformität. In: Auwärter, M. et al. (Hrsg.) 1976, a.a.O., S. 115-139.
Vaughn, D.R.; Burgoon, M. (1976): Interpersonal Communication in the Therapeutic Setting: Mariah or Messiah? In: Miller, G.R. (Hrsg.), 1976, a.a.O., S. 255-274.
Vogt, R. (1986): Psychoanalyse zwischen Mythos und Aufklärung oder das Rätsel der Sphinx. Frankfurt/Main, New York.
Vopel, K.W. (1974-1977): Interaktionsspiele. 7 Hefte. Hamburg.
Vopel, K.W.; Kirsten, R.E. (1980): Kommunikation und Kooperation. Ein gruppendynamisches Trainingsprogramm. München.
Wachtel, P. (1981): Psychoanalyse und Verhaltenstherapie. Ein Plädoyer für ihre Integration. Stuttgart.
Wahl, H. (1980): Christliche Ethik und Psychoanalyse. Eine kritische Anfrage an das latente Menschenbild. München.
Wassner, R. (1984): Magie und Psychotherapie. Ein gesellschaftswissenschaftlicher Vergleich von Institutionen der Krisenbewältigung. Berlin.
Watzlawick, P. (1982): Die Möglichkeit des Andersseins. Zur Technik der therapeutischen Kommunikation. Bern, Stuttgart, Wien.
Watzlawick, P. (1985): Wirklichkeitsanpassung oder angepaßte "Wirklichkeit"? Konstruktivismus und Psychotherapie. In: Carl Friedrich von Siemens Stiftung (1985): Schriften der Carl Friedrich von Siemens Stiftung (1985): Bd. 10, Einführung in den Konstruktivismus. Oldenburg.

Watzlawick, P.; Beavin, J.H.; Jackson, D.D. (1969): Menschliche Kommunikation: Formen, Störungen, Paradoxien. Bern, Stuttgart, Wien.

Watzlawick, P.; Weakland, J.H. (Hrsg.) (1980): Interaktion. Bern.

Watzlawick, P.; Weakland, J.H.; Fish, R. (1984): Lösungen. Zur Theorie und Praxis menschlichen Wandels. Bern, Stuttgart, Wien.

Weber, M. (1956): Wirtschaft und Gesellschaft. Grundriß der verstehenden Soziologie. 4. rev. Aufl., Tübingen.

Weber, S. (1979): Freud-Legende. Drei Studien zum psychoanalytischen Denken. Olten.

Wedel, B. v. (1984): Zur Bedeutung therapeutischer Erfahrung. Ein Vergleich von erfahrenen und unerfahrenen Therapeuten im Hinblick auf die Handlungsstruktur und das Erfahrungswissen. Kiel.

Wehler, H.-U. (Hrsg.) (1972): Soziologie und Psychoanalyse. Stuttgart.

Weinrich, H. (1979): Rechtfertigung durch Geschichten. In: Marquard, O.; Stierle, K. (Hrsg.) 1979, a.a.O., S. 681-683.

Wetzel, M. (1984): >>Die Leidenschaft der Seinsenthüllung<<. Der Psychoanalytiker und das Unbewußte. In: Lohmann, H.-M. (Hrsg.) 1984, a.a.O., S. 184-199.

Wiedemann, P. (1983): Alltags- und therapeutische Kommunikation im Vergleich. Möglichkeiten zur Aufklärung der Therapeut-Klient-Beziehung. In: Zimmer, D. (Hrsg.) 1983, a.a.O., S. 48-61.

Wilke, H. (1984): Zum Problem der Intervention in selbstreferentielle Systeme. In: Zeitschrift für systemische Therapie. Jg. 7, H. 2, S. 191-200.

Wiltschko, J. (1977): Die interindividuelle Distanz in der therapeutischen Beziehung als Grundproblem der Psychotherapie. Schreibmaschinenfassung, Universität Salzburg.

Wimmer, M. (1982): Der gesprochene Körper. Zur Authentizität von Körpererfahrungen in Körpertherapien. In: Kamper, D.; Wulf, Ch. (Hrsg.) 1982, a.a.O., S. 82-96.

Wodak-Leodolter, R. (1980): Problemdarstellung in gruppentherapeutischen Situationen. In: Ehrlich, K. (Hrsg.) 1980, a.a.O., S. 179-208.

Wodak-Leodolter, R.; Flader, D. (1979): Probleme der Unterschichttherapie. Aspekte einer empirischen Untersuchung therapeutischer Gruppen. In: Flader, D.; Wodak-Leodolter R. (Hrsg), a.a.O., S. 186-208.

Wurm, W. (1982): Psychotherapie als soziale Kontrolle. Beziehungsformen, Behandlungsverläufe, Sozialisationseffekte. Weinheim.

Yablonsky, L. (1977): Gestalt-Therapie und Psychodrama. In: Gruppendynamik, 8, S. 27-32.

Yalom, I.D. (1974): Gruppenpsychotherapie. Grundlagen und Methoden. München.
Yalom, J.D.; Elkin, G. (1975): Chronik einer Therapie. Geschrieben vom Psychotherapeuten und seiner Patientin. Frankfurt/Main.
Zimmer, D. (Hrsg.) (1983): Die therapeutische Beziehung: Konzepte, empirische Befunde und Prinzipien ihrer Gestaltung. Weinheim.
Zola, I.K. (1979): Gesundheitsmanie und entmündigende Medikalisierung. In: Illich, I. et al. 1979, a.a.O., S. 57-80.
Zurhorst, G. (1983): Wie echt können wir leben? In: Psychologie Heute, August 1983, S. 20-29.

GPSR Compliance

The European Union's (EU) General Product Safety Regulation (GPSR) is a set of rules that requires consumer products to be safe and our obligations to ensure this.

If you have any concerns about our products, you can contact us on ProductSafety@springernature.com

In case Publisher is established outside the EU, the EU authorized representative is:

Springer Nature Customer Service Center GmbH
Europaplatz 3
69115 Heidelberg, Germany

Batch number: 10809466

Printed by Printforce, the Netherlands